Hypnose wirkt!

Matthias Rauscher

Hypnose wirkt!

Mit 26 Illustrationen

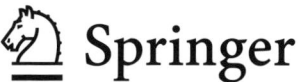 Springer

Matthias Rauscher
Dossenheim, Deutschland

ISBN 978-3-662-50281-5   ISBN 978-3-662-50282-2 (eBook)
DOI 10.1007/978-3-662-50282-2

Die Deutsche Nationalbibliothek verzeichnet diese Publikation in der Deutschen National-
bibliografie; detaillierte bibliografische Daten sind im Internet über http://dnb.d-nb.de abrufbar.

Umschlaggestaltung: deblik Berlin
Zeichnungen: Claudia Styrsky, München

Gedruckt auf säurefreiem und chlorfrei gebleichtem Papier

Springer ist Teil von Springer Nature
Die eingetragene Gesellschaft ist Springer-Verlag GmbH Berlin Heidelberg

Vorwort

Hypnose ist eine sehr alte Heilmethode. Sie wirkt bei vielen Erkrankungen, hilft bei der Bewältigung persönlicher Krisen oder bei der individuellen Leistungssteigerung. Zur Hypnose kam ich eher zufällig. Im Rahmen meiner Fortbildungspflicht als Facharzt für Psychiatrie und Psychotherapie wollte ich 2010 einen Kurs in der Ausbildungsakademie des Krankenhauses, an dem ich damals tätig war, absolvieren. Ich entschloss mich für den „Grundkurs Hypnose" bei Prof. Walter Bongartz. Seitdem lässt mich diese Methode nicht mehr los, fasziniert mich mit ihren Möglichkeiten, und ich baue sie immer wieder in andere Therapieformen mit ein. Meinem Ausbilder und Lehrer Walter Bongartz habe ich eine fundierte und tolle Ausbildung zu verdanken. Er hat mit seiner jahrzehntelangen Erfahrung, seiner speziellen Art zu unterrichten und seiner Freude an dieser Methode maßgeblich dazu beigetragen, die Hypnose für mich zu entdecken.

Der vorliegende Ratgeber richtet sich an interessierte Laien, kann aber auch professionellen Behandlern oder Therapeuten am Anfang ihrer Hypnoseausbildung einen Überblick über die wissenschaftlich anerkannte Methode „Hypnose/Hypnotherapie" geben.

Dieses Buch informiert über die Geschichte der Hypnose und deren Anwendungsmöglichkeiten und hilft bei der Frage, wann und wie Hypnose wirkt. Es möchte eventuelle Vorurteile abbauen. Aufgrund von Ängsten gegenüber der Hypnose ziehen immer noch viele Menschen diese wichtige und äußerst wirksame Heilmethode für sich nicht in Betracht.

Im Kapitel „Selbsthypnose" können Sie erste Erfahrung sammeln und mit ein wenig Übung lernen, sich tief zu entspannen, ihr Selbstvertrauen zu stärken oder Schmerzen zu lindern.

Die dargestellten Ausschnitte aus Hypnosesitzungen in den anderen Kapiteln sollen eine Idee vermitteln, wie Ihr Therapeut bestimmte Techniken anwendet. Sie sind nur gekürzt dargestellt und zur Selbsthypnose weniger geeignet.

Bei der Selbsthypnose bedenken Sie bitte, diese nicht während einer Autofahrt, beim Arbeiten an Maschinen oder bei Tätigkeiten, die eine hohe Konzentration erfordern, zu tun. Anwendungen Ihrerseits erfolgen auf eigene Verantwortung. Eine Haftung für unerwünschte Wirkungen oder Folgen wird nicht übernommen.

Es ist nicht die Absicht des Autors oder des Verlags, individuelle Diagnosen zu stellen oder konkrete Therapieempfehlungen zu geben. Dazu empfehlen wir eine Untersuchung und Beratung bei einem Arzt oder Psychologen mit entsprechender Qualifikation.

Im Buch verwende ich aus Gründen der besseren Lesbarkeit die Begriffe „Hypnotiseur", „Therapeut" und „Behandler" synonym. Für Menschen, die an einer Krankheit leiden, habe ich mich für die Bezeichnung „Patienten" entschieden. Oft wird gerade für Menschen, die sich in einer psychotherapeutischen, sozialpädagogischen oder ähnlichen Behandlung befinden, auch der Begriff „Klient" verwendet.

Spreche ich von dem Patient, beinhaltet dies selbstverständlich auch die weibliche Form.

Matthias Rauscher
Im April 2016

Danksagung

Entsteht ein Buch, sind bei diesem Prozess viele Menschen beteiligt. Bedanken möchte ich mich:

- Bei meiner Frau Renate, die mich immer durch ihre Ideen und ihr liebevolles Verständnis unterstützt.

- Bei meinen Kindern Ellen und Max: Ihr seid tolle Kinder!

- Bei meinen Eltern, die mich auch in Zeiten unterstützt und zu mir gehalten haben, in denen ich an der Medizin zweifelte.

- Bei meinen Patienten für ihre Offenheit mir gegenüber und den Mut, neue Wege auszuprobieren –ich habe viel von ihnen gelernt.

- Bei meinen Freunden, mit denen ich schon so viele schöne Stunden teilen durfte.

Inhaltsverzeichnis

Was ist Hypnose?

Matthias Rauscher

© Springer-Verlag Berlin Heidelberg 2016
M. Rauscher, *Hypnose wirkt!,* DOI 10.1007/978-3-662-50282-2_1

Die direkte Übersetzung des griechischen Wortes „hypnos" bedeutet Schlaf, ein Bewusstseinszustand der bei der Hypnose zwar nicht erreicht werden soll, aber ein Zustand, den man als Trance bezeichnet. Diesen Zustand kennt jeder von uns – es ist z. B. die Phase kurz vor dem Einschlafen, wenn man die Umgebung um sich herum zwar noch wahrnehmen kann, aber doch schon fast im Schlaf ist. Einen tranceähnlichen Zustand erleben Sie auch bei einem guten Tagtraum, wenn Sie mit ihrer Aufmerksamkeit ganz in diesem gefangen sind und Raum und Zeit vergessen. Die Trance ist bei der Hypnose von besonderer Bedeutung und wird später noch ausführlicher besprochen. Ziel der Hypnose ist es nun, diesen Trancezustand mit gewissen Techniken beim Hypnotisierten zu erreichen und ihn dann zur Behandlung von Krankheiten oder Verbesserung des Selbstbewusstseins zu nutzen.

Hypnose ist eine schon seit vielen Jahrtausenden angewandte Heilmethode, die seit einigen Jahrhunderten auch wissenschaftlich untersucht und mittlerweile wissenschaftlich anerkannt ist.

Mit Induktionen (z. B. auf den Atem achten) möchte der Behandler zunächst einen Trancezustand erreichen, um später durch das Erleben von positiven Lebenserfahrungen, hilfreichen inneren Bildern oder Verstärkung von Überzeugungen (sog. Suggestionen) gewünschte Veränderungen zu bewirken. Durch Hypnose wird ein Lernprozess angestoßen, der nicht über den Willen vermittelt wird. Vielmehr erlebt der Hypnotisierte das Lernen und Erfahren von z. B. hilfreichen Gefühlen als unwillentlich – als würde es wie von selbst plötzlich da sein und wirken.

Eine andere Definition besagt, dass Hypnose einfach der Zustand der Trance ist. Die Begriffe Hypnose und Trance werden also häufig synonym verwendet.

Was ist Hypnose?
- Eine seit Jahrtausenden angewandte Heilmethode
- Durch Hypnose entsteht ein Trancezustand
- Positive Lebenserfahrungen werden genutzt
- Ein besonders guter Zugang zu Emotionen ist möglich
- Innere Bilder und andere Kraftquellen (Ressourcen) werden verstärkt
- Lernprozesse werden angestoßen
- Wissenschaftlich anerkanntes Therapieverfahren
- Wirksam bei Stress, vielen Erkrankungen (u. a. Schmerz, Angst, Depression) und zur Stärkung des Selbstvertrauens

Hypnose im Wandel der Zeit

Matthias Rauscher

© Springer-Verlag Berlin Heidelberg 2016
M. Rauscher, *Hypnose wirkt!*, DOI 10.1007/978-3-662-50282-2_2

2.1   Von den Naturvölkern bis zur modernen Wissenschaft

Die durch Hypnose herbeigeführten Trancephänomene werden schon lange von Menschen zur Beeinflussung des Selbstvertrauens oder als medizinisches Heilverfahren genutzt. Und immer noch gibt es Naturvölker, bei denen Trance und Hypnose zentraler Bestandteil ihrer Medizin und anderer Rituale sind. Zum einen kann der Medizinmann sich in Trance versetzen, um die Ursache der Erkrankung zu finden und zu heilen. Zum anderen setzt er die Erkrankten in Trance, um deren Selbstheilungskräfte zu aktivieren. Auch vor bestimmten Ritualen (z. B. über heiße Steine laufen) wurde und wird die Trance zur Reduktion der Schmerzempfindlichkeit genutzt. Noch heute benutzen z. B. die Kung-Buschmänner der Kalahari-Wüste eine durch Tänze induzierte Trance, um auf Feuer laufen zu können und dadurch heilsame Kräfte zu entwickeln.

Als Vorreiter für die Hypnose in der modernen Wissenschaft gilt der am Bodensee geborene und vor 200 Jahren verstorbene Franz Anton Mesmer (1734–1815). Dieser legte seinen Patienten zum einen Magneten auf und wollte dadurch Stockungen der Zirkulation einer magnetischen Energie im Körper beheben, die seiner Einschätzung nach krankheitsauslösend waren. Zum anderen erzeugte er durch Handauflegen und Luftstriche eine hypnotische Trance, mit deren Hilfe er das aus dem Gleichgewicht geratene, kosmische Magnetfeld wieder in Balance bringen wollte. Seine Gegner damals warfen ihm vor, sein Verfahren beruhe nur auf Imagination und Einbildung; formulierten damit aber schon einen wesentlichen Wirkfaktor der Hypnose – das Erleben und Nutzen von hilfreichen inneren Bildern/Vorstellungen (Imaginationen) sowie positiven Überzeugungen. Nun ließ sich seine Theorie des „animalischen Magnetismus" im Laufe der Zeit natürlich nicht aufrechterhalten. Seine Nachfolger suchten aber weiter für eine Erklärung für die immer wieder erfolgreichen Behandlungen. Marquis de Puysegur beschrieb einen Dämmerzustand, der durch Suggestionen erzielt werden konnte. Puysegur war ein Schüler Mesmers und beobachtete, dass bei mesmerischen Behandlungen oft ein schlafähnlicher Zustand auftrat, den er Somnambulismus nannte.

Auch wenn sich die Theorie von Mesmer im wissenschaftlichen Sinne nicht halten konnte, gilt er als Vorreiter der modernen Hypnose. Sein Name floss in die englische Sprache mit ein – dort bedeutet „to mesmerize" faszinieren sowie hypnotisieren.

Im 19. Jahrhundert wurde die Hypnose intensiv in Frankreich durch den Arzt und Neurologen Charcot erforscht. Dieser bezeichnete die Hypnose aber zunächst als einen pathologischen (krankhaften) Zustand. Der Leiter der „Schule von Nancy", Auguste Liebault, betonte zusammen mit Hippolyte Bernheim, dass Hypnose ein natürliches Phänomen ist, das hauptsächlich auf Suggestionen und Imaginationen basiere – also Verstärken von Überzeugungen und das Vorstellen innerer Bilder. Der schottische Arzt und Chirurg James Braid untersuchte das Wechselspiel von Psyche und Körper – ausgelöst durch Hypnose. Er setzte Mitte des 19. Jahrhunderts Hypnose auch erfolgreich zur Schmerzstillung ein, unter anderem in Zusammenhang mit Operationen. 1903 trug der englische Psychotherapeut J. Milne Bramwell durch die Veröffentlichung seines über viele Jahre geschätzten Standardwerks der Hypnose „Hypnose: Ihre Geschichte, Praxis und Theorie" zur Verbreitung dieser Methode bei, auch wenn zu dieser Zeit das allgemeine Interesse an Hypnose deutlich nachgelassen hatte (◘ Abb. 2.1).

Der Begründer der Psychoanalyse – Sigmund Freud – verwendete kurzzeitig Hypnose, seine Einstellung zu ihr blieb ambivalent. In Deutschland war es der Berliner Arzt Johannes H. Schultz, der die erfolgreiche Anwendung der Hypnose bei traumatisierten Soldaten nach dem 1. Weltkrieg sah. Er entwickelt später das autogene Training – ein Entspannungsverfahren, das unter anderem mit Autosuggestionen arbeitet. Schultz gründete 1955 auch die „Deutsche Gesellschaft für ärztliche Hypnose und Autogenes Training".

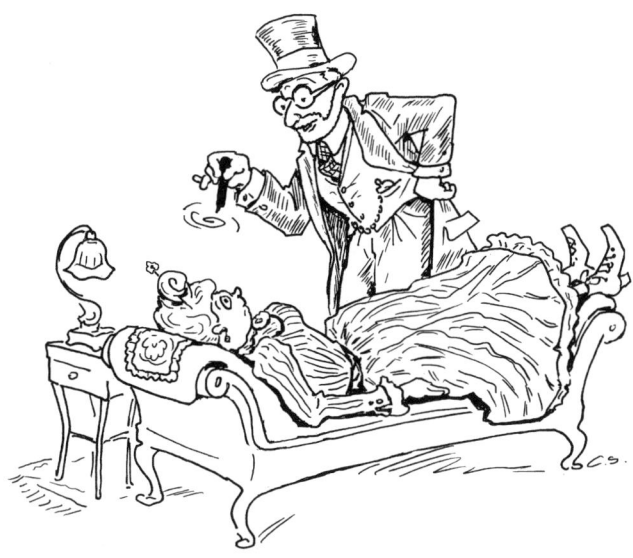

Mitte des 20. Jahrhundert war es der amerikanische Arzt und Psychiater Milton H. Erickson, der eine stark die persönlich vorhandenen Ressourcen (Kraftquellen) des Patienten nutzende Hypnoseform entwickelte. Im Wesentlichen ist es sicherlich ihm zu verdanken, dass die Hypnose als Therapieform wieder an Popularität gewann und ihre Wirkung vermehrt wissenschaftlich untersucht wurde.

Ab Ende der 1970er Jahre wurde Hypnose auch in Deutschland wieder populärer. Erickson gründete die nach ihm benannte „Milton-Erickson-Gesellschaft", die neben anderen Gesellschaften eine fundierte Hypnoseausbildung anbietet. Unter Beteiligung von Walter Bongartz wurde 1982 die „Deutsche Gesellschaft für Hypnose und Hypnotherapie" gegründet. Die „Deutsche Gesellschaft für zahnärztliche Hypnose" folgte 1995 mit Albrecht Schmierer und anderen als Gründer. Professionelle Hypnosegesellschaften gibt es auch in Österreich und der Schweiz (▶ Anhang).

Seit dem Jahr 2006 ist die Hypnose nun auch vom Wissenschaftlichen Beirat Psychotherapie offiziell als empirisch fundierte und wirksame Therapiemethode anerkannt. Zahlreiche Studien der letzten Jahrzehnte (auf die an dieser Stelle nicht weiter eingegangen werden soll) belegten die Wirksamkeit der Hypnose bei der Behandlung von körperlichen und psychischen Leiden. Auch konnten die durch Hypnose herbeigeführten positiven körperlichen Veränderungen nachgewiesen werden (z. B. Erniedrigung des Ruhepuls und des Blutdrucks) – mehr dazu im ▶ Abschn. 2.4. Mittlerweile ist die Hypnose ein anerkanntes und häufig angewandtes Psychotherapieverfahren. Dabei erleben die Patienten vor allem die bei der Behandlung reaktivierten und intensiv erlebten positiven Gefühle als sehr hilfreich. Nach einer Sitzung reicht oft schon der Blick ins Gesicht des Hypnotisierten, um zu sehen, wie tief er Ruhe, Zufriedenheit oder Vertrauen erleben konnte.

2.2 Showhypnose und medizinische Hypnose

Bei der medizinischen Hypnose leiden die Betroffenen an einer Krankheit, an einer Sucht wie dem Rauchen oder an einem geringen Selbstwertgefühl. Ziel bei der Hypnose ist es, die betreffenden Symptome zu heilen oder zumindest zu lindern.

Bei der Show- oder Bühnenhypnose geht es dagegen ausschließlich darum, zu unterhalten und möglichst große Showeffekte zu erzielen. Die vom Unterhalter ausgesuchten Zuschauer melden sich freiwillig und zeigen eine große Offenheit gegenüber der Hypnose sowie dem Hypnotiseur; die Bühnenhypnotiseure haben durchaus eine gutes Gespür, welche Kandidaten aus dem Publikum besonders gut suggestibel, d. h. beeinflussbar sind .Oft nimmt der Unterhalter aber einfach Leute, die er von vorherigen Shows schon kennt. Dabei wendet er auch einige Techniken an, die ebenso bei der medizinischen Hypnose eingesetzt werden. Ob die Kandidaten dann wirklich in der für die Hypnose so wichtigen Trance sind, ist für die Bühne gar nicht mehr so wichtig. Denn alleine durch den Druck dort zu stehen und die gute Bühnenshow nicht verderben zu wollen, werden viele Kandidaten den Anweisungen des „Hypnotiseurs" einfach auch so folgen. Sicherlich gibt es Menschen, die in einer Unterhaltungsshow Hypnose erleben können – meiner Meinung nach aber auf eine sehr ungesunde und durchaus gefährliche Art. Den Effekt der Unterhaltung erzielt der Hypnotiseur vor allem durch den Eindruck, dass die Kandidaten ihm quasi willenlos ausgeliefert sind, dadurch „lustige Dinge" tun müssen und er direkten Zugang zum ominösen Unterbewusstsein hat. An dieser Stelle soll schon betont werden, dass Menschen, die absolut nicht hypnotisiert werden wollen, auch nicht hypnotisierbar sind. Zudem ist es nicht möglich, Menschen durch Hypnose Dinge tun zu lassen, gegen die sie sich beharrlich wehren. Anders als in Deutschland ist die Showhypnose in Ländern wie Schweden oder Israel verboten.

Die Bühnenhypnose sowie auch die Darstellung der Hypnose in bestimmten Filmen (z. B. im James-Bond-Film „Im Geheimdienst ihrer Majestät", in dem hübsche Mädchen unter „Hypnose" für den Bösewicht Verbrechen begehen müssen) führen dazu, dass viele Menschen vor der Hypnose Angst bekommen und sie diese sehr alte, bewährte und wissenschaftlich gut untersuchte Methode für sich kategorisch ausschließen.

2.3   Trance und andere Bewusstseinszustände

Zentraler Bestandteil der Hypnosebehandlung und ein für die Wirksamkeit wesentlicher Bewusstseinszustand ist die sog. Trance. Diese Phänomen ist den meisten Menschen bekannt, wenn sie z. B. einen guten Tagtraum erleben oder sehr fokussiert vom Lesen eines guten Buches gefangen sind und dabei die Umgebung um sich vergessen. In der durch Hypnose erzeugten Trance ist die Aufmerksamkeit auf das innere Erleben gerichtet – das Wahrnehmen von Gefühlen, Bildern und körperlichen Empfindungen. Der logisch-reflektierende Verstand tritt dabei in den Hintergrund. Die Trance unterscheidet sich sowohl vom Wachzustand als auch vom Schlaf – sie nimmt eine Art Mittelstellung ein. Viele Patienten vergleichen die Trance mit der Phase kurz vorm Einschlafen – sie erleben dabei vielleicht schon intensiv innere Bilder, können aber die Außenwelt um sich noch wahrnehmen, wenn z. B. eine Person den Raum betritt. Im Trancezustand ist der Mensch besonders beeinflussbar und es gelingt wesentlich einfacher, innere Kraftquellen (die sog. Ressourcen) oder Überzeugungen (Suggestionen) zu aktivieren. Diese kann der Therapeut nutzen, um beim Raucher z. B. die Anteile zu stärken, die ihn zum Nichtrauchen motivieren. Oder Patienten mit Ängsten können intensiv ein Gefühl von Sicherheit und Vertrauen erleben, welches ihnen ermöglicht, angstbesetzte Situationen wieder aufzusuchen. Neben der Erzeugung eines Trancezustandes von außen durch z. B. den Hypnotiseur können Menschen in der sog. Selbsthypnose von sich aus eine Trance herbeiführen. Auch durch bestimmte Rituale wie exzessives Tanzen oder Singen haben Menschen es schon immer verstanden, sich in Trance zu versetzen. Vielen traditionellen Kulturen diente dafür auch die Einnahme von Drogen.

🔲 **Abb. 2.2** Patient in Trance

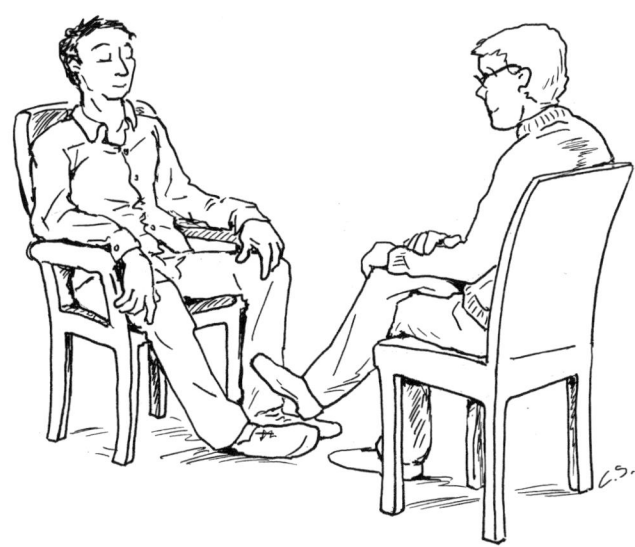

Die meisten von uns sind in der Lage, in einen Trancezustand zu gelangen. Bei der Hypnose ist dabei ein Vertrauensverhältnis zum Hypnotiseur wichtig sowie eine gewisse nach innen gerichtete Aufmerksamkeit und Offenheit, um dem vom Hypnotiseur Gesagten folgen zu können. Auch in Trance behalten wir die Kontrolle über uns und können eine Behandlung jederzeit beenden.

Im Trancezustand kann ein Entspannungszustand, Kraft, Sicherheit oder eine andere Kraftquelle aktiviert werden. Dieser Zustand wird nicht immer gleich sein. Mal nehmen wir in Trance gar nichts um uns herum wahr – kein Geräusch, keine sonst störenden Dinge; sind ganz in unserer inneren Welt. Ein anderes Mal ist die Trance eher wie Entspannung, bei der auch mal die Gedanken abschweifen. Rechnen sie mit unterschiedlichen Tranceerfahrungen. Ein Gut oder Schlecht gibt es hier nicht (🔲 Abb. 2.2).

Eine Trance kann nicht nur durch Hypnose erzeugt werden, sondern sie tritt z. B. auch bei bestimmten Meditationsformen auf, bei denen unser rationales Denken in den Hintergrund tritt. Die Aufmerksamkeit richtet sich dabei entweder nach außen (z. B. auf einen Punkt) oder nach innen (z. B. die Atmung). Trance ist ebenso bei bestimmten Yogaformen erfahrbar, wenn das Ziel nicht nur das körperorientierte Üben, sondern eben auch die fokussierte Aufmerksamkeit ist. Bei traditionellen Heilverfahren wie im Schamanismus wird die Trance zur Aktivierung von Heilungskräften (beim Kranken oder dem Schamanen) genutzt.

Die Trance kann zwar auch zur Erzeugung einer Entspannung eingesetzt werden (z. B. durch das Erleben des letzten Urlaubs am Meer), geht aber darüber hinaus. Patienten formulieren die erzeugte Entspannung oft als Tiefenentspannung. Auch physiologisch unterscheidet sich die Tranceentspannung von anderen Entspannungsverfahren. Ist das Ziel der Behandlung z. B. die Verbesserung des Selbstvertrauens wird der Hypnotiseur weniger eine Entspannung beim Klienten, als vielmehr eine kraftvolle und entschlossene Energie induzieren wollen.

2.4   Veränderungen unter Hypnose

Trance als hilfreicher Bewusstseinszustand ist schon seit Jahrtausenden bekannt. Forscher versuchen schon sehr lange, die Trance auch wissenschaftlich zu erklären. Der oben bereits erwähnte Arzt Franz Anton Mesmer z. B. sah die Ursache des Heilungsprozesses im Magnetismus. Andere vermuteten, dass vor allem die Bereitschaft, sich auf Suggestionen einzulassen, eine wesentliche Voraussetzung für die Erzeugung einer Trance ist. Ein Patient in Trance wirkt von außen betrachtet als jemand, der entspannt ruht oder in einem schlafähnlichen Zustand ist. Es kommt dabei zu vielen subjektiv erlebten wie auch zahlreichen körperlich messbaren Veränderungen. Diese helfen, die Hypnose und den Trancezustand besser zu verstehen.

2.4.1   Subjektive Veränderungen

Patienten berichten, dass sie in Hypnose sehr intensiv die vom Hypnotiseur vorgeschlagenen Bilder oder Suggestionen wahrnehmen können und sie mit ihrer ganzen Aufmerksamkeit dabei sind. Sie nehmen störende Außenreize (z. B. eine laute Straße) kaum mehr wahr bzw. diese verlieren an Bedeutung. Das Ausblenden von Reizen wird bei der Hypnose auch zur Analgesie (also zur Schmerzunterdrückung z. B. bei Operationen oder einer Zahnbehandlung) genutzt: Der Schmerz als störender Reiz wird durch bestimmte Techniken einfach weggeschoben oder abgespalten (Dissoziation).

War die erreichte Trance weniger intensiv, schweifen die Patienten oft mit ihren Gedanken ab und sie denken noch überwiegend rational bei der Hypnose. Sie empfinden dann die Behandlung oft als wenig hilfreich. Die Tranceerfahrung wird sich beim gleichen Patienten im Verlauf der Therapie immer wieder unterscheiden – je nach Thema oder eben der Möglichkeit, seine Aufmerksamkeit konzentriert nach innen zu richten.

Nicht nur das Wahrnehmen innerer Bilder (die sog. visuelle Vorstellung) gelingt in Hypnose besser als im Wachzustand, auch andere Sinneseindrücke können wie real erlebt werden. So berichtete z. B. ein Patient nach einer Entspannungshypnose am Meer – „ich habe die salzige Luft so intensiv gerochen wie damals an der Nordsee." Auch Gefühle können in Trance lebendiger und tiefer wahrgenommen werden.

Werden Patienten nach einer Hypnosesitzung von z. B. 20 Minuten gefragt, wie lange die Sitzung gedauert hat, werden die meisten einen subjektiv deutlich geringeren Zeitraum (von vielleicht nur 5–10 Minuten) angeben. Die verzerrte Zeitwahrnehmung ist ein typisches Kennzeichen der Hypnose. Auch das Körperempfinden kann sich verändern, z. B. fühlten sich Arme oder Beine „irgendwie größer, anders" an. Dies wird von den Patienten meist jedoch nicht als bedrohlich wahrgenommen, vielmehr sehen sie darin einen Faktor für die Wirkung der Hypnose. Eine veränderte Körperwahrnehmung kann der Behandler therapeutisch nutzen, indem ein Patient z. B. durch ein in Trance erlebtes Größenwachstum sich nicht mehr klein und unbedeutend fühlt. Auch über allgemeine Phänomene wie sich entspannt und körperlich leicht fühlen berichten Patienten häufig.

Bezüglich der Erinnerung an das in Hypnose Erlebte können die meisten Hypnotisierten dies nach Beendigung gut wiedergeben. Treten bei einer Hypnose, die z. B. mit Kindheitserinnerungen arbeitet, unangenehme Bilder auf, kann es gut sein, dass Patienten sich im Sinne einer Schutzfunktion nach Ende der Hypnose nicht mehr daran erinnern (sog. Amnesie). Aber auch der gegenteilige Effekt – ein vermehrtes oder sich wieder Erinnern – ist möglich. Diese sog. Hypermnesie wurde immer wieder auch versucht, zu forensischen Zwecken zu nutzen.

Zum Beispiel erhoffte sich die Polizei von Zeugen, dass sie sich in Hypnose wieder an das Autokennzeichen eines Unfallflüchtigen erinnern. Einerseits gelang dies immer wieder, andererseits gibt es sog. „falsche Erinnerungen", d. h. der Hypnotisierte war fest von der Echtheit z. B. eines Autokennzeichens überzeugt, in Wirklichkeit … irrte er sich jedoch.

Eine weitere Veränderung in Trance ist das Auftreten einer Trancelogik. Diese unterscheidet sich von der Logik im Wachzustand dadurch, dass der Hypnotisierte gegenüber Widersprüchen, die er in Trance hört, äußerst tolerant ist. Er hinterfragt diese nicht logisch. So würde der oben beschriebene Patient in der Hypnose nicht hinterfragen, ob er die salzige Luft der Nordsee während einer Entspannungshypnose wirklich riecht – für ihn ist es in diesem Moment der Trance ein reales Erleben.

Die in der Trance veränderte Logik und das Nicht-ständig-hinterfragen-Müssen können in der Behandlung genutzt werden: Patienten mit spezifischen Ängsten (wie Höhenangst) erleben in Hypnose Mut, Vertrauen und Sicherheit, ohne dass sie sich immer wieder selbst versichern „das habe ich noch nie gekonnt, das schaffe ich seit Jahren nicht mehr."

2.4.2 Körperliche Veränderungen

Die bei der Hypnose auftretenden körperlichen Veränderungen können z. B. durch das Messen der Hirnströme (Elektroenzephalografie, kurz EEG genannt) sichtbar gemacht werden. Unter Hypnose treten vor allem Alpha-Wellen auf, die für eine wache Entspanntheit sprechen. In Abgrenzung dazu werden im Wachzustand vor allem Beta-Wellen aufgezeichnet. Zudem kommt es zu einer Zunahme der Theta-Wellen-Aktivität, die vermutlich Ausdruck des Hypnotisierten ist, äußere Reize besonders gut abzuschirmen.

Durch die bei der Hypnose entstehende Tiefenentspannung kommt es auch zu einer Abnahme der Aktivität des allgemeinen Erregungsniveaus (vermittelt durch das sog. sympathische Nervensystem). Dies führt unter anderem zu einem langsameren Pulsschlag, der Blutdruck sowie der Muskeltonus sinken und die Atemfrequenz verringert sich. Da auch die Blutgefäße sich etwas weiten, kann man eine leichte Erhöhung der Körpertemperatur messen. Dass sich durch Hypnose Stress reduzieren lässt, ist auch im Blut messbar: Die Stresshormone Adrenalin und Noradrenalin nehmen während einer Hypnose ab.

Durch Hypnose kommt es noch zu weiteren Veränderungen im Blut: z. B. nimmt der Zahl der weißen Blutkörperchen ab, diese haften aber besser an den Gefäßwänden. Insgesamt ist in hypnotischer Trance die Bereitschaft des Körpers in positiver Weise erhöht, sich durch das Immunsystem mit krankhaften Prozessen auseinanderzusetzen. Das Immunsystem ist dafür verantwortlich, dass der Körper mit Infektionen fertig wird, Wunden heilt oder auch Körperzellen vernichtet, die da nicht hingehören. In der Behandlung von Patienten mit Allergien z. B. ist Hypnose vermutlich durch die unmittelbare Beeinflussung des Immunsystems wirksam. Auch das Verschwinden von Warzen nach einer Hypnosebehandlung und die erfolgreiche Behandlung einer Hautinfektion lassen sich über diesen Zusammenhang erklären.

Veränderungen unter Hypnose
- Fokussierung der Aufmerksamkeit und Ausschalten von Außenreizen
- Bessere Vorstellung innerer Bilder/Wahrnehmen von Sinneseindrücken und Gefühlen
- Erhöhung der allgemeinen Beeinflussbarkeit (Suggestibilität)

— Veränderte Zeit- und Körperwahrnehmung
— Zu- oder Abnahme der Erinnerungsfähigkeit (Hypermnesie – Amnesie)
— Verstandesmäßige Logik tritt in den Hintergrund –Trancelogik dominiert
— Abspaltung unangenehmer Körperreize ist möglich
— Entspannter Wachzustand ist in den Gehirnströmen (EEG) darstellbar
— Erregungs- und Anspannungsniveau nimmt ab – Puls, Blutdruck, Muskeltonus und Atemfrequenz sinken
— Erhöhte positive Bereitschaft des Immunsystems

Techniken der Hypnose

Matthias Rauscher

© Springer-Verlag Berlin Heidelberg 2016
M. Rauscher, *Hypnose wirkt!*, DOI 10.1007/978-3-662-50282-2_3

Allgemein ist für die Hypnosebehandlung eine gesunde Vertrauensbasis zwischen Behandler und dem Hypnotisierten sehr wichtig. Der Patient muss überzeugt sein, dass er sich in guten Händen befindet. Grundvoraussetzung dafür ist eine fundierte Hypnoseausbildung des Therapeuten, wie sie in den im Anhang aufgeführten Ausbildungsinstituten angeboten wird. Ihr Behandler wird Sie am Anfang ausführlich über mögliche Wirkungen und evtl. unangenehme Begleiteffekte der Hypnose (z. B. Müdigkeit nach der Hypnosebehandlung) aufklären. Er sollte Ihre Fragen ausführlich beantworten und auch Grenzen der Behandlungsmöglichkeit aufzeigen. Ich persönlich plane für das Vorgespräch mit Erhebung der Krankheitsvorgeschichte, Klärung der Erwartungen des Patienten an die Hypnose, Aufklärung über die Wirkungsweise der Hypnose mit Möglichkeiten und Grenzen sowie Rückfragen insgesamt eine Stunde ein. Meistens vereinbare ich für die eigentliche Hypnose einen Folgetermin. Durch den zeitlichen Abstand kann sich das Besprochene setzen, die ein oder andere Frage kann noch geklärt werden und die Patienten sind beim zweiten Termin positiv gespannt auf die folgende Hypnosesitzung.

3.1   Ablauf einer Hypnosesitzung

Eine Hypnosesitzung folgt in der Regel immer einem bestimmten Ablauf: Nach dem ausführlichen Vorgespräch, der Einnahme einer bequemen Körperhaltung (Liegen oder Sitzen) und nach Eintreten optimaler Rahmenbedingungen (Ruhe, Decke für Patient, Toilettengang vor der Hypnose) beginnt die eigentliche Hypnose mit der Tranceinduktion. In dieser Phase ist das Ziel, dass der Patient zunächst ein angenehmes Körpergefühl erlebt. Danach beschreibt der Hypnotiseur eine positive Lebenserfahrung mit all den gewünschten Emotionen, die für den Patienten zur Bewältigung seiner Problematik hilfreich sind – z. B. kann ein Raucher in Hypnose sich daran erinnern, wie es sich als Nichtraucher angefühlt hat: frei, gesund, stolz etc. In Verbindung dazu kann der Hypnotiseur weitere, positive Verstärkungen mit einfließen lassen: „Und diese Entschlossenheiten, das Rauchen zu beenden ist immer noch in Ihnen". Nicht immer wird es in dieser Phase nur um positive Gefühle gehen: Bei Patienten mit Angst vor Plätzen mit vielen Menschen wird es im Verlauf der Therapie auch um eine Konfrontation gehen – d. h. sich in der Vorstellung an Orte mit vielen Menschen begeben, die ihm eigentlich unangenehm sind. Jedoch wird er dies mit dem positiven Gefühl von Sicherheit oder Entschlossenheit tun.

Der Therapeut wird sich angemessen Zeit nehmen, die Trance und die Behandlung zurückzunehmen. Dazu gehört auch ein Nachgespräch, in dem der Patient dem Hypnotiseur Rückmeldung über die Sitzung geben kann.

Ablauf einer Hypnosesitzung
- Vorgespräch
- Rahmenbedingungen beachten – bequeme Körperhaltung, Ruhe, angenehmer Abstand zwischen Behandler und Patient
- Einleitung der Hypnose – Tranceinduktion
- Verstärken der Trance, Reaktivierung von positiven Erfahrungen oder Formulieren von hilfreichen Überzeugungen – Ressourcen und Suggestionen
- Rücknahme der Trance
- Nachgespräch und Feedback

Wie schafft es nun der Hypnotiseur konkret einen Trancezustand herbeizuführen, diesen therapeutisch zu nutzen und die Hypnose möglichst so zu beenden, dass sie noch lange nachwirkt?

3.2 Sprache der Hypnose

Das wichtigste Instrument des Hypnotiseurs ist die Sprache. Durch den Ton, die Lautstärke, den Wechsel von Gesagtem und Pausen hilft er dem Patienten, dass sich am Anfang der Sitzung Ruhe, Entspannung, Kraft oder Entschlossenheit einstellen können. Die Art und Weise der Hypnosesprache kann sich dabei unterscheiden. Der Therapeut kann direkte Überzeugungen formulieren: „Sie sind ganz ruhig und entspannt, hören das Meer um sich herum." Oder er versucht indirekt, ein bestimmtes, erwünschtes Erleben zu suggerieren: „Ich weiß nicht, ob Sie sich gerade am Meer oder einem anderen, angenehmen Ort befinden … dort kann sich Ruhe oder auch Entspannung einstellen." Diese Art der Kommunikation (direkte vs. indirekte Sprache/Suggestionen) hat sich in der Geschichte der Hypnose verändert. In den vorangegangenen Jahrhunderten war der Arzt/Behandler eher eine Autoritätsperson, die mit ihrem Wissen, ihrer Technik und eben überwiegend direkter Suggestion die Heilung herbeiführen sollte. Diese direkten Suggestionen werden vor allem bei der klassischen Hypnose eingesetzt. Mitte des letzten Jahrhunderts hat auch das Arzt-Patient-Verhältnis begonnen, sich zu ändern. Die persönlichen Möglichkeiten des Patienten zur Heilung werden vielmehr beachtet und die Erkenntnis, dass der Therapeut Unterstützer bei der Stärkung der Selbstheilungskräfte des Patienten ist. Dieser hat die Möglichkeiten zur Heilung durch innere Kraftquellen, positive Gefühle oder Lebenserfahrungen (Ressourcen) bereits in sich. So gilt es also herauszufinden, was hilft individuell dem Patienten am besten – auch in Verbindung mit dem Verstehen seiner Lebensgeschichte. Dieser Ansatz kommt bei der modernen Hypnotherapie zum Einsatz. Eine Sprache, die viele Möglichkeiten an inneren Bildern, Gedanken, Körperempfindungen und Überzeugungen zulässt, ist dafür sehr hilfreich. Im Übrigen sind sowohl die klassische als auch die moderne Hypnotherapie wirksam. In der Regel wird Ihr Behandler Elemente aus beiden Methoden anwenden (◘ Abb. 3.1).

Beispiel

„Schließen Sie bitte die Augen … Halten Sie einmal den rechten Arm gestreckt … Sie können spüren, wie Ihr rechter Arm schwer wird … Der Arm hat ja auch ein gewisses Eigengewicht … Und stellen Sie sich bitte vor, wie auf dem Arm ein Gewicht liegt oder ein Gewicht am Arm dran hängt … was dazu führen kann, dass Sie Ihren Arm noch schwerer wahrnehmen … und es kann sein, dass sich neben der Schwere Ruhe und eine beginnende Entspannung bei Ihnen einstellen … und auch die Atmung kann dazu beitragen, dass Sie Ruhe und Entspannung noch deutlicher erleben … Eine Ruhe, die Sie kennen und z. B. in Ihrem Urlaub am Meer erfahren … Eine Ruhe, die sich beim Blick aufs Meer einstellen kann … oder wenn Sie dem Rauschen der Wellen zuhören … und dabei den Sand unter den Füßen spüren … vielleicht riecht die Luft salzig … oder die Sonne wärmt angenehm Ihre Haut … möglicherweise genießen Sie es, die Schiffe auf dem Meer zu beobachten … Und die Weite des Meers wahrzunehmen kann dazu führen, dass sich Ruhe und Entspannung in Ihnen weiter vertiefen … Sie sind ruhig und gelassen … ruhig und gelassen … Diese Ruhe können Sie körperlich spüren … Arme und Beine können leicht oder angenehm schwer sein … Und auch innerlich erleben Sie Ruhe und Entspannung … Eine tiefe Ruhe und Entspannung ist in Ihnen."

Neben dem Wechsel von direkter und indirekter Kommunikation gehört zur Sprache der Hypnose, möglichst negative Begriffe oder Verneinungen zu vermeiden. Dies liegt daran, dass das

◘ Abb. 3.1 Patient in Hypnose

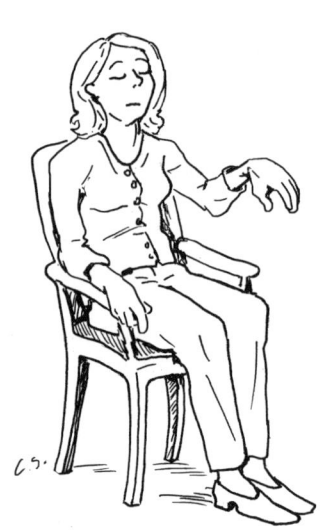

menschliche Bewusstsein sich einen Nichtzustand einfach nicht gut vorstellen kann. Denken Sie in diesem Moment z. B. nicht an eine Zitrone. Natürlich werden Sie gerade jetzt an eine Zitrone denken. Bei Patienten mit Schmerzen im Rücken wird der Therapeut also weniger suggerieren: „Sie haben im Rücken keine Schmerzen mehr". Vielmehr wird er mit dem Patienten zunächst klären, ob ein Gefühl von Wärme schon geholfen hat und vorschlagen: „Sie können spüren, wie eine angenehme Wärme den Rücken durchströmt."

Allgemein versucht der Hypnotiseur viele Sinneseindrücke mit einzubeziehen, da dadurch der Hypnotisierte die Erinnerungen oder neuen Vorstellungen noch lebendiger wahrnehmen kann. Auch wird er wie ein Mantra hilfreiche Überzeugungen häufig wiederholen. Insgesamt werden in der Hypnose eher einfache Sätze gesprochen. Und dafür wird sich Ihr Therapeut viel Zeit nehmen und immer wieder Pausen machen, damit das Gesagte wirken und sich vertiefen kann. Ich persönlich versuche zudem die Sprache des Patienten und seine Wortwahl miteinzubeziehen. Beschreibt mir ein junger Patient z. B. seinen letzten Urlaub als „geil", benutze ich auch diese Formulierung. Eine ältere Dame würde Ihre Urlaubserfahrungen sicherlich anders benennen. Meine Erfahrung ist, dass durch die persönliche Wortwahl des Patienten die Hypnoseerfahrung noch authentischer erlebt wird.

Immer wieder wird der Therapeut während der Hypnose Ihr Unbewusstes ansprechen. Dazu hat jeder eine andere Vorstellung. Für den einen ist es ein mächtiges, verborgenes Wissen, das es gilt für sich nutzbar zu machen. Für den anderen ist es eher eine Instanz, die dem Langzeitgedächtnis entspricht, wo einfach viele Erinnerungen gespeichert sind. Die Überzeugung des Hypnotisierten wird in die Sprache des Behandlers miteinfließen. Ziel ist, dass Patienten in sich eine unbestimmte, mächtige Kraft erleben können, die z. B. heilen kann oder Kraft gegen die Ängste besitzt.

Das Unbewusste

„In Ihnen gibt es eine Instanz … das Unbewusste … eine mächtige und kraftvolle Instanz … die Ihnen hilft … die bevorstehenden Probleme zu lösen … die Ihnen im Alltag zur Verfügung steht. … Auf Ihr Unbewusstes können Sie sich verlassen … es wird Ihnen helfen.

In Ihnen gibt es einen Raum, eine Region … das Unbewusste … in dem ein tiefes Wissen verankert ist … in dem all Ihre Erfahrungen gespeichert sind … auf die Sie zurückgreifen können … Ihr Unbewusstes steht Ihnen zur Verfügung … es weiß die Antwort auf die Frage: Wie kann ich das Problem meistern?"

3.3   Wie man eine Trance induziert

Mit der Tranceinduktion soll der Patient zunächst seine Aufmerksamkeit z. B. auf einen bestimmten Gegenstand, den Arm, die Atmung oder den ganzen Körper richten, um schließlich ein bestimmtes Körpergefühl deutlich zu empfinden. Dieses wird vom Hypnotiseur mit dem gewünschten Gefühlserleben verbunden (z. B. Ruhe, Gelassenheit, Entschlossenheit).

Für die Tranceinduktion hat der Therapeut viele Möglichkeiten. Er wird versuchen, eine Induktion auszuwählen, die zu dem vom Patienten geschilderten Problem sowie auch seinen persönlichen Wünschen passt. Schildert z. B. ein Patient mit Depression sein aktuell geringes Selbstwertgefühl, kann als Induktion das „Fäuste ballen" gewählt werden. Hier macht der Patient die Fäuste ganz stark, er soll diese Stärke im ganzen Körper spüren können. Das Erleben von Stärke könnte man hier schon mit dem Erleben von Entschlossenheit koppeln, um dadurch zu mehr Aktivität anzuregen.

Hat der Behandler bei einem Patienten den Eindruck, er hat noch deutliche Zweifel an der Methode überhaupt, kann er als Einleitung die **Induktion über den Arm** wählen: Der Patient wird im Arm eine körperliche Schwere spüren als Ausdruck dafür, dass sich etwas verändert. Das wird ihm helfen, sich vertrauensvoller auf die Sprache des Hypnotiseurs einzulassen.

Induktion über den Arm

„Halten Sie bitte den rechten Arm etwas hoch und gestreckt, sodass Sie das Gewicht in Ihrem Arm spüren können … Ihr Arm hat ja ein gewisses Eigengewicht … das Sie jetzt ganz deutlich spüren können … je länger Sie den Arm halten, desto schwerer kann Ihr Arm werden … Sie können eine angenehme Schwere im rechten Arm spüren … und stellen Sie sich bitte vor, auf Ihrem Arm liegt ein Gewicht … oder ein Gewicht hängt am Arm dran … sodass diese angenehme Schwere noch etwas mehr werden kann … und neben dieser Schwere im Arm kann sich auch eine beginnende Ruhe einstellen … je schwerer der Arm wird, desto mehr wird in Ihnen der Wunsch entstehen, den Arm auch abzulegen … und so können Sie den Arm ablegen … ganz wie Sie möchten … in dem Tempo, das für Sie angenehm ist … die Schwere, die Sie deutlich im rechten Arm spüren, kann sich auch auf den linken Arm ausbreiten … der Atem hilft, das bei jedem Ein- und Ausatmen die Schwere sich in den linken Arm und auch in die Schultern ausbreitet … Schwere kann sich im Oberkörper, Rücken und Bauch einstellen … eine angenehme Schwere … eine Schwere, die ganz von alleine auch Ruhe mit sich bringt … eine angenehme Schwere und Ruhe ist in Ihnen … die mit Ihrem Atem auch Beine und Füße erreichen kann … sodass im ganzen Körper Ruhe und Schwere erlebbar sind … und diese Ruhe und Schwere können Sie körperlich spüren … ganz deutlich … wie mit jedem Ein- und Ausatmen diese sich vertiefen … eine tiefe Ruhe ist in Ihnen."

Eine klassische Tranceinduktion ist die **Stiftfixation**. Hier betrachtet der Patient intensiv einen in kurzem Abstand vor den Augen gehaltenen Stift. Dabei soll sich der Blick leicht nach oben richten. Durch die konzentrierte Aufmerksamkeit auf den Stift werden nach einer gewissen Zeit die Augen müde, der Stift verschwimmt als Bild und der Hypnotiseur kann das Betrachten des Stifts mit vielen Emotionen koppeln (◘ Abb. 3.2).

Stiftfixation

„Betrachten Sie bitte die Spitze des Stifts … die Augen brauchen sich nicht mehr zu bewegen … den Stift einfach fixieren … ja, genau so … und Sie bemerken vielleicht, wie Ihre Augen blinzeln … sich mit der Zeit etwas trocken oder feucht anfühlen … müde werden … all das sind natürliche Reaktionen, die helfen … dass sich Ruhe und Gelassenheit einstellen können … es mag sein, dass der Stift

◼ **Abb. 3.2** Stiftfixation

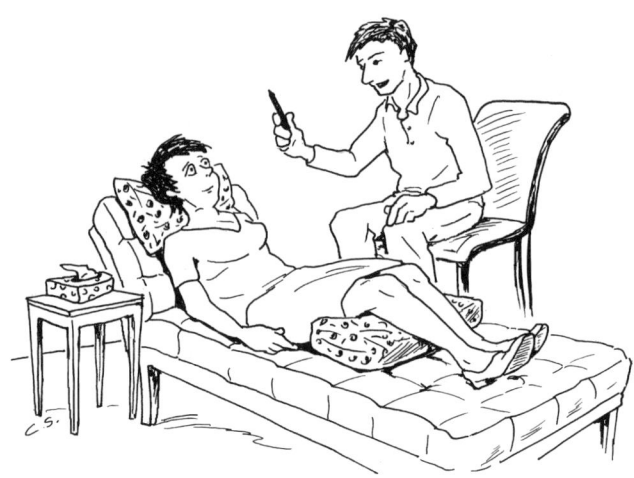

die Farbe wechselt … Sie den Stift verschwommen sehen … und richten Sie bitte weiter den Blick auf den Stift … so wie die Augen ruhig den Stift betrachten, so kann sich auch in Ihnen eine beginnende Ruhe einstellen … eine Ruhe, die auch mit dem Atemrhythmus spürbar ist … die Atmung wird ruhiger und ruhiger … und während Sie den Stift betrachten, die Augen allmählich müde werden … die Augenlider sich schwer anfühlen … kann sich dieses Erleben von Ruhe und Gelassenheit weiter vertiefen … folgen Sie bitte mit den Augen dem Stift (Anmerkung: Therapeut senkt den Stift ab) … und Sie können die Augen jetzt schließen … sehen vielleicht Farben oder andere Bilder … und die angenehme Müdigkeit in Ihren Augen kann Ruhe und Gelassenheit mit sich bringen … eine Ruhe, welche die Tendenz hat, sich auszubreiten … sodass jeder Bereich Ihres Körpers mit Ruhe und Gelassenheit erfüllt ist … und auch innerlich können Sie Ruhe und Gelassenheit deutlich spüren … in Ihnen ist Ruhe und Gelassenheit … Sie sind ruhig und gelassen."

Bei Kindern wird oft eine ähnliche Methode angewandt, die „Farbenkontrastmethode." Hier betrachtet ein Patient eine kleine vors Gesicht gehaltene weiße Karte mit zwei Komplementärfarben (z. B. gelb und blau). Im Laufe der Betrachtung verändern sich die Konturen, die Farben verschwinden, vielleicht entstehen andere Bilder.

Eine weitere Induktion ist die **Handlevitation** – der Hypnotisierte kann Leichtigkeit im Arm erleben und dieser wird wie durch einen Ballon, der am Arm befestigt ist langsam von der Oberfläche nach oben gezogen. Die zunächst vor allem körperlich empfundene Leichtigkeit kann mit einem Gefühl der inneren Leichtigkeit zusammengebracht werden. Beides ist z. B. für Patienten mit Schmerzen oft hilfreich oder auch bei Menschen, die an Bruxismus leiden (Knirschen der Zähne). Hier kann die Leichtigkeit vom Arm in den Mund-Kiefer-Bereich verschoben werden. Die körperliche Spannung in diesem Bereich nimmt dadurch ab.

Häufig wird auch der Atem genutzt, um eine Trance zu induzieren. Dieser kann im Alltag schnell helfen, Anspannung oder beginnende Angst/Panik zu reduzieren.

Atem beobachten

„Nehmen Sie am Anfang einmal ein, zwei tiefe Atemzüge … ja, genau so … und stellen sich bitte vor … wie bei jedem Ausatmen, Sie eine unangenehme Spannung, die es in Ihnen vielleicht noch gibt … einfach ausatmen … einfach mal bewusst ausatmen … und bei jedem Einatmen kann Entspannung und Gelöstheit in den Körper kommen … gut … nun können Sie den Atemrhythmus einfach beobachten … egal wie schnell oder langsam Ihr Atemrhythmus gerade ist … Ihren Atem beobachten, der natürlich schon da war, bevor Sie auf ihn geachtet haben … Ihr Atem ist immer da … zuverlässig vorhanden … Sie können den Atem vermutlich besonders gut im Oberkörper wahrnehmen … wie sich Ihr Brustkorb leicht hebt und senkt … oder auch im Bauch … wie bei jedem Ein-und Ausatmen sich Ihr Bauch angenehm hebt und senkt … und wenn Sie einmal darauf achten, können Sie Ihren Atemrhythmus ebenso in den Schultern leicht spüren … auch hier ist das Ein- und Ausatmen wahrnehmbar … während Sie Ihren Atem so beobachten, mag sich ganz von alleine auch Entspannung und Gelöstheit einstellen … die sich bei jedem Ein- und Ausatmen weiter vertiefen kann … selbst in den Ellenbeugen und Handgelenken können Sie den Atem ganz leicht spüren … auch in diesem Bereich ist Ihr Atem da … vorhanden … und im Rücken … im oberen, mittleren und unteren Rückenbereich … können Sie Ihren Atemrhythmus beobachten … spüren … wie sich auch hier zunehmend Entspannung und Gelöstheit einstellen … eine tiefe, angenehme Entspannung und Gelöstheit."

Durch die **Vorstellung, ein Bild in seinen Händen zu halten** und zu betrachten kann eine Hypnose ebenfalls begonnen werden. Hier soll der Hypnotisierte sich erinnern, wie z. B. das Vertrauen zu einem geliebten Menschen sich anfühlt; in welcher Situation war es besonders intensiv.

Nicht immer soll in der Induktion Ruhe, Entspannung oder Gelöstheit angesprochen werden. Oft ist es sinnvoll mit einem Erleben von Kraft und Stärke zu beginnen.

Stärkeinduktion

„Ballen Sie bitte die Hände zu Fäusten und spüren einmal die ganze Kraft, die in Ihren Fäusten liegt … bitte, kräftig die Fäuste ballen … ja, ganz fest … und spüren Sie diese Kraft … diese Kraft können Sie in den Händen spüren … und die Fäuste bitte einmal lösen … nachspüren wie sich diese Kraft nun anfühlt … ballen Sie jetzt die Hände innerlich zu Fäusten … sodass Sie diese Kraft in sich spüren können … die da ist … zu Ihnen gehört … dann auch innerlich die Fäuste wieder lösen … und erleben, wie diese Kraft sich ausbreiten kann … von den Händen zu den Unterarmen … nehmen Sie bitte hier einmal ganz bewusst diese Kraft, die sich von den Händen her ausbreitet wahr … genau … diese Kraft können Sie auch in den Oberarmen … den Schultern … dem Rücken spüren … setzen Sie sich ruhig bewusst aufrecht hin, sodass auch Ihre Haltung Kraft und Entschlossenheit ausdrückt … und diese Kraft und Entschlossenheit kann sich mit jedem Ein-und Ausatmen weiter vertiefen … sodass Sie noch deutlicher Kraft und Entschlossenheit spüren … nun sind Kraft und Entschlossenheit auch im Oberkörper und Bauch … den Beinen und Füßen … Kraft und Entschlossenheit gehören zu Ihnen … können Sie körperlich deutlich wahrnehmen … und auch in Ihnen gibt es diese Kraft … die Ihnen hilft, Ziele zu erreichen … und Sie können diese Entschlossenheit spüren, mit der Ihnen ein klares Nein gelingt … wann auch immer Sie im Alltag Kraft und Entschlossenheit brauchen … Sie stehen Ihnen zur Verfügung … diese Kraft und Entschlossenheit sind ein Teil von Ihnen … Sie können diese abrufen … werden da sein … darauf können Sie sich verlassen."

Es gibt weitere zahlreiche Möglichkeiten zur Einleitung einer Hypnose. In der Regel wird Ihr Therapeut Ihnen im Laufe der Behandlung einige Induktionen vorstellen und auch Sie werden mitentscheiden, welche für Sie am hilfreichsten sind, um in einen Trancezustand zu gelangen.

3.4   Hilfreiche positive Erfahrungen und Ressourcen nutzen

Die klinische Erfahrung zeigt, dass im Trancezustand besonders leicht positives Erleben herbeigeführt werden kann. Denn durch Trance ist ein sehr guter Zugang zu Gefühlen und Bildern

◘ Abb. 3.3 Prüfung geschafft!

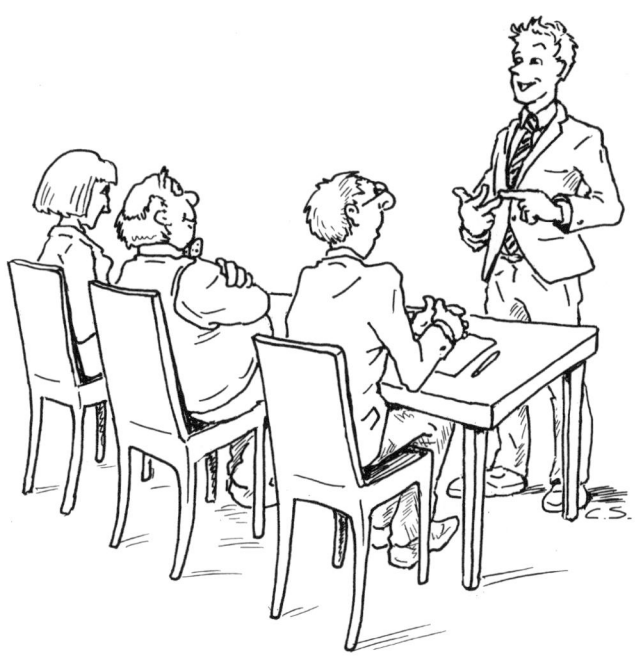

möglich. Dabei ist das erste Ziel, positive Gefühle, Gedanken, Erinnerungen oder Körperempfindungen zu verstärken. Ihr Behandler wird zunächst im Vorgespräch mit Ihnen klären, in welchen Lebenssituationen Sie z. B. schon mal eine Krise überwunden haben. In welchem Lebensabschnitt waren Sie besonders glücklich, was hat geholfen, wie waren die Kontakte zu Menschen? Ziel ist also, das in Ihnen vorhandene Potenzial zu nutzen. Als Ressource kann man die bereits bestehenden Fähigkeiten bezeichnen, die durch eine Krise oder Belastungen aktuell vielleicht verdeckt sind, aber als Kraftquelle immer noch vorhanden und genutzt werden können. Diese Kraftquelle soll der Patient in Hypnose emotional und körperlich wieder deutlich erleben können. Ein Beispiel dazu zeigt das ▶ Fallbeispiel Ressourcennutzung (◘ Abb. 3.3).

Was aber kann bei Menschen als Ressource genutzt werden, die in ihrem Leben viele Schicksalsschläge hinnehmen mussten, die sich einfach kaum an positive Erfahrungen erinnern? Hier kann der Therapeut auf Wünsche, Träume oder auch Figuren aus einem Film zurückgreifen: „So wie der Schauspieler in dem Film … würde ich gerne sein." Oder der Hypnotisierte erlebt erfolgreich eine Situation in der Zukunft, als ob er sie schon erfolgreich gemeistert hat. Zum Beispiel können Raucher, die noch keine erfolgreiche rauchfreie Zeit hatten so ein Erleben als Nichtraucher schon erfahren. In Hypnose kann auch suggeriert werden, dass sich z. B. die Körpergröße verändert und sich Patienten dadurch „groß und stark" fühlen können.

Wichtig ist –wie wir im Kapitel zu den Krankheitsbildern noch sehen werden – im Verlauf der Behandlung den Bezug zur Realität herzustellen. Also bei Menschen, die sich eine Verbesserung ihres Selbstbewusstseins wünschen, sich in Hypnose bereits als erfolgreich erleben können, dieses Erleben in Alltagssituationen zu übertragen: z. B. von seinem Chef mehr Gehalt zu fordern oder sich trauen, eine Frau beim Einkaufen anzusprechen.

Ressourcen lassen sich nicht nur in der Vergangenheit finden, sondern auch in der Gegenwart. Vielleicht besteht die benötigte Ressource in Ihrer aktuellen Beziehung, in der Sie Nähe und Vertrauen erleben können.

Fallbeispiel Ressourcennutzung

Ein 24-jähriger Betriebswirtschaftsstudent kam zu mir, weil er eine mündliche Prüfung total verbockt hatte. Obwohl gut vorbereitet, fielen ihm Antworten, die er eigentlich wusste, nicht mehr ein. Er verhaspelte sich beim Sprechen, trat insgesamt unsicher auf und verspürte eine Unsicherheit, die er bis dahin nicht kannte. Er fiel durch die Prüfung und musste diese nun wiederholen. Vor dieser Prüfung hatte er mittlerweile eine massive Prüfungsangst entwickelt. Im Vorgespräch erzählte der Student von einer mündlichen Abiturprüfung, in der er mit seinem Wissen brillieren konnte, er während der Prüfung ruhiger und ruhiger wurde, weil es einfach gut lief. Schon beim Erzählen war die Sicherheit in seinem Auftreten

damals zu spüren und auch der Stolz, den er empfand, als er das Prüfungsergebnis erfuhr. Diese Erfahrung einer erfolgreich absolvierten Prüfung erlebte er nun in der ersten Hypnosesitzung erneut, in dem ich ihm als Hypnotiseur dabei half, die mündliche Abiturprüfung wie in Realität noch einmal abzulegen; und zwar mit den hilfreichen Gefühlen von Selbstsicherheit, angemessener Ruhe, positiver Anspannung sowie Stolz. Dazu machte ich eine Aufnahme auf CD, sodass er auch zu Hause diese positive Erfahrung üben und wiederholen konnte. In den nächsten Sitzungen sollte der Patient zunächst die erfolgreiche Prüfung erinnern, bis die oben genannten positiven Ressourcen wieder lebendig und verfügbar waren.

Mit diesem Erleben ging er dann in seiner Vorstellung in die bevorstehende Prüfungssituation. Hier ist es wichtig, sich während der Hypnose immer wieder zu versichern, ob der Patient auch in der schwierigen Situation noch seine Selbstsicherheit, sein ruhiges Auftreten, spüren kann. Es wird also eine Verbindung hergestellt zwischen der positiven Erfahrung einer mündlichen Prüfung und seiner Prüfungsangst. Man könnte auch sagen – Ressource und Problem solange zusammenbringen, bis das vermeintliche Problem nicht mehr als solches erlebt wird und seinen bedrohlichen Charakter verliert.
Nach 5 Sitzungen bestand der Student im Übrigen seine mündliche Prüfung erfolgreich.

Ressourcen
Positive Gefühle – Gedanken – Körperempfindungen
- Mut, Sicherheit, Kraft, Vertrauen, Stolz, Kontrolle, sich wertvoll erleben, Geborgenheit, Klarheit, Ruhe, Verlässlichkeit, Wut/Aggression, sich beschützt fühlen, Gelassenheit, Kompetenz, sich frei und unabhängig spüren, Lebendigkeit
Aktivierung durch
- Lebenserfahrungen, aktuelle Beziehungen, Religion, Träume, sich als Schauspieler in einer bestimmten Rolle fühlen, Kontakt zu Tieren, Rituale, innere Begleiter (z.B. Schutzengel), verändertes Körperleben (größer werden), Naturbilder (sich wie ein Fels in der Brandung fühlen), bildhafte Geschichten – Metapher, Märchen, Mythen

3.5 Verstärken von positiven Überzeugungen – Suggestionen

Neben der Anwendung von Ressourcen gilt das Formulieren von Suggestionen als wichtiges Wirkprinzip der Hypnose. Suggestion kann als eine Überzeugung bezeichnet werden, die bereits in einer Person angelegt ist und z.B. durch das Aussprechen in Hypnose verstärkt wird. Dies gelingt aber nur, wenn der Betroffene die Suggestion auch zulässt. Suggestionen sind auch ohne Hypnose möglich. So kann der Hinweis eines Lehrers „Aus dir wird bestimmt mal ein erfolgreicher Sportler" über Jahre als Motivation dienen. In Erinnerung bleiben uns vor allem Suggestionen, die uns emotional sehr berührt haben. Suggestion spielt auch beim Plazeboeffekt eine Rolle, wenn z. B. ein Medikament gegen ein bestimmtes Leiden wirkt, obwohl es gar keinen Wirkstoff enthält. Hier spielt der Glaube des Patienten an die Wirkung des Scheinmedikaments eine wesentliche Rolle. Leider gibt es auch negative Suggestionen wie „Aus dir wird doch eh nichts", die ebenfalls eine nachhaltige Wirkung erzielen und Teil der Therapie sein können. Hier soll der Betroffene dann eine sog. korrigierende Erfahrung machen: „Sich stolz fühlen" und erleben, wie die negative Suggestion an ihm abprallt, diese gegen seine jetzige, positive Überzeugung nichts ausrichten kann; mehr dazu ▶ Abschn. 4.2 –Hypnose zur Stärkung von Selbstvertrauen.

In der Hypnose werden vom Therapeuten ausschließlich positive Suggestionen verwendet. Ziel der Suggestionen ist weniger, innere Bilder zu erzeugen, sondern vielmehr, den Betroffenen direkt mit kurzen, klaren Sätzen anzusprechen. Auch dadurch kann sehr effektiv ein hilfreiches emotionales Erleben erzeugt werden.

Suggestionen zur Stärkung des Selbstbewusstseins

„Die Kraft und Entschlossenheit, die Sie jetzt in den Fäusten spüren können, überträgt sich auch auf Ihr Inneres … Sie sind entschlossen … und lösen die anstehenden Probleme … Sie schaffen das … Ihr Selbstbewusstsein ist wieder da … Sie vertrauen den Möglichkeiten, die sich Ihnen bieten … entschlossen und bestimmt gehen Sie Ihren Weg … ruhig und entschlossen … Sich seiner Fähigkeiten bewusst sein und dadurch selbstsicher auftreten … All das wird das Gefühl der Sicherheit in Ihnen noch verstärken … Sie sind mit sich im Reinen … Sie erreichen Ihre Ziele."

Die oben genannten Suggestionen nennt man direkte Suggestionen, weil sie klar und deutlich –auch in der Sprache – ein bestimmtes Erleben induzieren. Auch in der Formulierung abgeschwächte Suggestionen sind möglich: „Die Ruhe, die Sie jetzt erleben ist wie ein Fundament, auf dem sich Ihr Erleben – ich schaffe das – gründet." Der Therapeut kann ebenso Bilder aus der Natur miteinbeziehen und dadurch innere Überzeugungen verstärken: „Und Sie betrachten die Bäume im Wald – Sie(sie) sind stark und sicher." *Sie* bezieht sich hier auf die Bäume und auf den Patienten.

Am Ende der Hypnose kann der Behandler auch eine Überzeugung mit einfließen lassen, durch welche das Erlebte auch nach Beendigung der Hypnose weiter wirkt: „Und die Ruhe, die Sie jetzt erleben, steht Ihnen auch im Alltag zur Verfügung."

3.6   Vertiefen der Trance, Umdeuten von Symptomen und weitere Techniken

Ist durch das Erzeugen positiver innerer Bilder oder durch direkte Suggestionen ein Erleben von z. B. Ruhe und Entspannung schon gelungen, kann dies durch häufiges Wiederholen der Schlüsselwörter „Ruhe und Entspannung – ruhig und entspannt" weiter **vertieft** werden. Dazu kann der Therapeut auch von 1 bis 10 zählen.

„Und wenn ich jetzt von 1 bis 10 zähle, kann sich diese Ruhe und Entspannung noch weiter vertiefen … 1 … Ruhe und Entspannung ist in Ihnen … 2 … eine tiefe Ruhe und Entspannung … 3 … Sie können Ruhe und Entspannung deutlich wahrnehmen … 4 … diese Ruhe gehört zu Ihnen … Ruhe und Entspannung … 5 … können Sie körperlich spüren … 6 … und innerlich … 7 … Eine angenehme … tiefe Ruhe und Entspannung … 8 … sind in Ihnen … 9 … verlässlich da … 10."

Eine Vertiefung der Trance ist auch durch indirekte Formulierungen möglich.

„Und ich weiß nicht, wie tief Sie gerade die Erfahrung von Gelassenheit erleben können … es wird eine Tiefe sein, die genau für Sie richtig ist … eine Gelassenheit, die sich vielleicht noch deutlicher … intuitiv zeigen möchte."

Hier kann der Hypnotiseur zusätzlich eine bildliche Szene mit einstreuen: „Mit jedem Schritt … diese Gelassenheit noch deutlicher erleben … aktiv … Schritt für Schritt hinein in diese angenehme Gelassenheit … die sich bei jedem Schritt noch vertiefen kann."

Wichtig ist die Sprache des Therapeuten, die durch einen tiefen Rapport die gewünschte Wirkung noch steigern kann.

Neben Ruhe, Entspannung oder Gelassenheit kann jedes andere, als Ressource gewünschtes Gefühlserleben auf diese Weise vertieft werden.

Beim **Umdeuten von Symptomen** (Reframing) wird in Trance ein unangenehmes Symptom angesprochen, um dann umgedeutet zu werden. Dies führt zu einer anderen, positiveren Bewertung eines unangenehmen Symptoms wie z. B. das Hören eines Pfeiftons beim Tinnitus.

„Und dieses Pfeifen, das Sie hören, kann Sie an Vogelgezwitscher erinnern … wie Sie es von Ihrem Garten her kennen … diese Lebendigkeit und Freude, die das Trällern der Vögel gerade im Frühjahr mit sich bringt … die unterschiedlichen Töne und Melodien … die Vögel zu beobachten … wie sie ganz aufgeregt und doch leicht von Ast zu Ast hüpfen … und durch ihr Pfeifen Freude ausdrücken … über die Sonne … und die Nahrung, die sie wieder leichter finden können."

Störende Umgebungsgeräusche bei der Hypnosebehandlung selbst können ebenso positiv mit eingebaut werden: „Das Vorbeirauschen der Autos ist wie das Rauschen der Wellen am Meer … die Wellen … die durch ihren Rhythmus … eine kraftvolle Ruhe ausdrücken."

Oder ein Herzklopfen in angstbesetzter Situation ist „Ausdruck dieser Kraft, die in Ihnen ist … dieser Lebendigkeit … mit der Sie sich dieser Situation stellen können."

Bei den bisherigen Techniken wurden die Hypnotisierten in Trance mehr oder weniger direkt angesprochen: „Und Sie können eine tiefe Gelassenheit wahrnehmen … eine Gelassenheit, die Ihnen zur Verfügung steht … auf die Sie zurückgreifen können." In **Märchen** oder bei **Metaphern** muss der Therapeut den Hypnotisierten nicht unmittelbar mit in die Trancesprache einbeziehen. Dieser erlebt vielmehr indirekt, wie z. B. beim Märchen vom „Drei Nüsse für Aschenbrödel" dieses nach vielen Entbehrungen und ungerechter Behandlung, vom Prinzen gerettet, doch noch Glück und Freude findet. Symbolisch kann das Märchen für Hoffnung stehen. Ein depressiver Patient kann so durch das Zuhören in Trance auch bei sich wieder Hoffnung spüren. Märchen und Metapher werden besonders häufig in der Hypnose von Kindern verwendet.

Beim **Symbolisieren** von Symptomen können hilfreiche Bilder entstehen, die genutzt und im Verlauf verändert werden können. Zum Beispiel kann sich ein Rückenschmerz wie ein Brennen, ein Feuer anfühlen, das ungezügelt lodert und vielleicht außer Kontrolle gerät. In der Hypnosebehandlung wird versucht, durch hilfreiche innere Bilder das Feuer (den Schmerz) zu löschen. Vielleicht braucht der Betroffene Hilfe beim Löschen (z. B. durch sein Familie), von der er sich wenig unterstützt erlebt.

Fühlen sich depressive Patienten „wie in einem tiefen Loch", kann daraus sich eine Szene entwickeln, wie die Betroffenen dieses Loch verlassen – mit Hilfe einer Leiter, Hilfe von außen, magischen Kräften. Vielleicht bedeutet das Loch aber auch Rückzug – aus Kränkung oder dem Wunsch nach Stille.

Es gibt zahlreiche weitere Techniken, die bei der Hypnose Anwendung finden. So kann bei der **Stellvertretertechnik** z. B. die Kraft eines Baums oder das Vertrauen der Möwen beim Flug stellvertretend aktiviert und schließlich auch beim Hypnotisierten erlebt werden: „Dort am Meer zu sein … die Möwen zu betrachten … wie sie voller Vertrauen vom Wind getragen werden … die Möwen … Sie (Anmerkung: bezieht sich auf die Möwen und den Hypnotisierten) sind voller Vertrauen … fühlen sich getragen."

Damit der Therapeut während der Hypnose sich kurz und einfach mit dem Hypnotisierten verständigen kann, wird er ein **ideomotorisches Zeichen** vereinbaren. Zum Beispiel schlägt der Behandler vor, dass das Heben des rechten Zeigefingers bedeutet: „Ja, alles klar, mir geht es gut." Hebt sich der linke Zeigefinger bedeutet dies: „Nein, bin noch nicht so weit, brauche mehr Ruhe, Sicherheit etc." Diese Zeichen sind z. B. bei der Behandlung von Ängsten wichtig. Hier führt der Therapeut in Hypnose die Patienten in potenziell angstauslösende Situationen, nachdem zunächst ein Erleben von Ruhe und Sicherheit aufgebaut wurde. Sind diese in einer bestimmten Situation nicht mehr ausreichend spürbar, so kann der Patient dies mit einem Zeichen einfach rückmelden.

Ein ideomotorisches Zeichen kann auch als hypnotisches Ritual eingesetzt werden, um Kontakt mit dem Unterbewusstsein aufzunehmen. Man stellt in Hypnose dem Unbewussten einfache Fragen, die mit ja oder nein beantworten werden können. Wie oben kann z. B. das Heben der rechten Hand Ja bedeuten, das Heben der linken Hand Nein.

Weitere Techniken helfen bei der Hypnosebehandlung: Bei der sog. **Dissoziation** erlebt der Hypnotisierte, eine schmerzenden Arm „wie weg von sich" und dadurch weniger schmerzhaft. Ein Arm, der z. B. nach einem Schlaganfall nur noch kaum beweglich ist, kann in Hypnose wiederum als voll aktiv gespürt werden. Oft ist es in der Behandlung auch notwendig –wie bei der tiefenpsychologisch fundierten Psychotherapie und der Psychoanalyse – noch einmal in die Vergangenheit zurückzugehen, um in Hypnose dort korrigierende Erfahrungen zu machen – **Altersregression**. Auch das Gegenteil kann helfen, die Zukunft erfolgreich zu erleben – z. B. eine erfolgreiche Prüfung imaginieren bei Menschen mit Prüfungsangst – **Zukunftsprogression**. Und oft müssen Erfahrungen vom Patienten (z. B. Verluste) noch in das eigene Selbstbild so integriert werden, dass diese nicht mehr als schmerzhafte Erfahrungen erlebt werden, sondern vielmehr eine innere Akzeptanz stattfindet. Auch hier kann die Hypnotherapie helfen. Beispiele zu diesen Techniken folgen bei den jeweiligen Krankheitsbildern.

3.7   Wirkung auch nach der Hypnose – Posthypnotische Suggestionen

Ziel der Hypnose ist, dass sie auch über die Hypnosesitzung hinaus, im Alltag und beim Bewältigen von spezifischen Problemen wirkt. Patienten mit dem Wunsch nach einem verbesserten Selbstbewusstsein können z. B. Kraft und Stärke zunächst in Trance erleben. Idealerweise soll diese Kraft und Stärke dem Hypnotisierten auch in Alltagssituationen zur Verfügung stehen. Denn gerade hier wird sich ein geringes Selbstbewusstsein zeigen. Dazu kann man eine Technik anwenden, die sich posthypnotische Suggestion nennt, also eine innere Überzeugung zu erreichen, die auch nach der Hypnose weiter wirkt.

„Und dieses Erleben von Kraft und Stärke … das Sie in diesem Moment spüren können … in Ihnen ist … zu Ihnen gehört … diese Kraft und Stärke steht Ihnen auch im Alltag zur Verfügung … immer wenn Sie sich Kraft und Stärke wünschen ... werden diese da sein ... verfügbar ... auch im Alltag können Sie Kraft und Stärke spüren ... körperlich ... in jedem Bereich Ihres Körpers ... und auch innerlich ... wird diese Erfahrung von Kraft und Stärke da sein ... darauf können Sie sich verlassen."

Es ist möglich, das Erleben positiver Ressourcen an eine bestimmte Geste, einen Bereich im Körper oder an das Betrachten eines Bildes zu koppeln. Im Alltag ist dann z. B. die Ressource „Kraft und Stärke" beim Ballen der Faust abrufbar.

„Diese Kraft und Stärke können Sie in Ihrer rechten Faust besonders deutlich spüren ... wie sich Kraft und Stärke in diesem Bereich Ihres Körpers anfühlt ... als wäre hier noch mal besonders viel Kraft ... Stärke ... gesammelt ... und auch im Alltag können Sie Kraft und Stärke spüren ... gerade wenn Sie Ihre rechte Faust ballen ... so wie in diesem Moment ... genau ... so werden Sie durch Ihre Faust ausdrücken ... in mir ist Kraft und Stärke ... die ich nutzen kann ... die mir zur Verfügung steht ... immer wenn ich die rechte Faust balle ... sind Kraft und Stärke da."

Die gewünschte Wirkung einer Hypnose über die Trance hinaus kann ganz allgemein formuliert werden und so zu einem späteren Zeitpunkt ihre Wirkung entfalten.

„Auch wenn Sie im Moment vielleicht noch nicht die Antwort wissen, wie Sie sich im Hinblick auf Ihre Partnerschaft verhalten sollen ... so wird Ihnen dies zu einem späteren Zeitpunkt möglich sein ... werden Sie spüren ... und wissen ... welche Entscheidung Sie treffen sollen ... Sie können auf Ihr Unbewusstes vertrauen ... es wird Ihnen helfen ... die für Sie richtige Entscheidung zu treffen."

Besteht z. B. eine Prüfungsangst und eine konkrete Prüfung muss absolviert werden, wird der Hypnotiseur Suggestionen mit in die Hypnose einbauen, die sich auf diesen konkreten bevorstehenden Prüfungstermin beziehen.

„Und mit dieser Ruhe in sich ... dieser Selbstsicherheit ... die Sie in früheren Prüfungen schon gezeigt haben ... einer tiefen Ruhe und Selbstsicherheit ... werden Sie mit Ruhe und Selbstsicherheit die bevorstehende Prüfung meistern ... werden Sie zeigen ‚Das kann ich' ... ruhig ... selbstsicher ... wird Ihnen diese Prüfung gelingen ... darauf können Sie vertrauen."

3.8 Rücknahme der Trance

Es gibt mehrere Techniken, die Trance und Hypnose zu beenden. Ziel ist, dass der Hypnotisierte allmählich seine Aufmerksamkeit wieder nach außen, auf die Umgebung um ihn, in die Realität richtet und er schließlich wieder den normalen Wachzustand erreicht. Allgemein lässt der Therapeut dem Patienten dazu viel Zeit. Er kann z. B. formulieren: „... Und wenn ich jetzt rückwärts von 3 bis 1 zähle, komme sie in Ihrem eigenen Tempo allmählich wieder ins Hier und Jetzt zurück." Hat der Patient schon einige Hypnosen erfahren reicht vermutlich der Hinweis: „... und langsam, in Ihrem eigenen Tempo können Sie die Übung zurücknehmen, wieder im Hier und Jetzt ankommen."

Der Therapeut kann dem Hypnotisierten auch anbieten, sich zu dehnen und zu strecken; oder mehrmals tief durchzuatmen und schließlich die Augen zu öffnen.

Schon im Vorgespräch sollte er auch darauf hingewiesen worden sein, dass nach der Hypnose die Konzentration und Reaktion noch beeinträchtigt sein können. Ich empfehle den Patienten, die mit dem Auto anreisen, sie sollen ruhig nach der Hypnose noch einen Spaziergang machen, um dadurch wieder volle Konzentration und Aufmerksamkeit zu erlangen.

Ist ein Patient in sehr tiefer Trance, kann es manchmal notwendig sein, etwas mit dem Stuhl, dem Tisch oder den Füßen Lärm zu machen und die oben genannten Aufforderungen dabei zu wiederholen. Auf jeden Fall gelingt es immer, die Trance erfolgreich zu beenden. Für das Nachgespräch sollte genügend Zeit eingeplant werden. Viele Patienten möchten nach der Hypnoseerfahrung nicht sofort über den Inhalt sprechen und brauchen einfach noch Zeit für sich. Andere sind nach der Rücknahme der Trance wieder relativ rasch in der Realität. Im Nachgespräch kann der Hypnotisierte über Hypnoseinhalte berichten. Therapeut und Patient können erläutern, was war hilfreich, weniger hilfreich; welche Veränderungen der Suggestionen, des Tempos, der Sprache oder der Lautstärke sind für die nächste Sitzung notwendig.

Behandlung mit Hypnose

Matthias Rauscher

© Springer-Verlag Berlin Heidelberg 2016
M. Rauscher, *Hypnose wirkt!*, DOI 10.1007/978-3-662-50282-2_4

Die Hypnose kommt bei einer Vielzahl von Problemen, Anliegen oder Erkrankungen zum Einsatz. Dabei kann das Ziel sein, eine tiefe Entspannung zu erreichen, das Selbstbewusstsein zu stärken oder bestimmte Krankheitsbilder zu behandeln. Hypnose wird in jedem Lebensalter angewendet und unterscheidet sich zum Teil bei Kindern und Erwachsenen. Als Therapie kann Hypnose als einzige wirksame Methode oder begleitend zu anderen Therapieverfahren eingesetzt werden. Im Folgenden beschreibe ich nur die wichtigsten und gut untersuchten mit Hypnose beeinflussbaren Bereiche bzw. Erkrankungen. Denn natürlich hat auch Hypnose ihre Grenzen und andere Verfahren sind bei bestimmten Problemen wirksamer.

4.1   Entspannungshypnose und Stressbewältigung

Eine tiefe Entspannung zu erfahren ist für viele eine bewährte und beliebte Möglichkeit, Hypnose kennen zu lernen. Patienten kommen mit verschiedensten Anliegen – von der Raucherentwöhnung bis zur Behandlung bei Krebserkrankungen. Und fast immer ist auch der Wunsch vorhanden, sich wieder entspannen zu können, den Druck und die Sorgen los zu werden. Das Erlernen von Entspannung ist Bestandteil vieler Therapieprogramme. So müssen Menschen, die unter Ängsten leiden, auch wieder üben, wie sich Ruhe und Entspannung anfühlt. Beim Burnout-Syndrom, welches deutlich mit einem erhöhten Stresslevel assoziiert ist, kann Hypnose zur Stressbewältigung erfolgreich eingesetzt werden.

Stress resultiert aus einer anhaltenden Überforderung durch Alltagsbelastungen, die Lebensumstände und dem Gefühl, diesen nicht richtig begegnen zu können; sich gar hilflos zu fühlen.

In Hypnose können einerseits die zur Bewältigung bestimmter Anforderungen gewünschten Ressourcen wieder aktiviert werden. Andererseits lässt sich die innere Anspannung durch die Tranceerfahrung reduzieren, was nicht nur zu einem Gefühl der Entspannung, sondern wie oben bereits beschrieben auch zu einer Blutdrucksenkung und anderen positiven Antistressreaktionen führt.

Erinnern Sie sich, wo und wann Sie das letzte Mal so richtig entspannt waren? Viele werden als Erstes von einem bestimmten Urlaub erzählen. Andere könne sich bei ihren Hobbys gut entspannen. Diese Erfahrungen kann der Hypnotiseur nutzen und der Hypnotisierte wird idealerweise eine tiefe Entspannung wie real erneut erleben können. Dazu spricht der Therapeut möglichst viele Sinneseindrücke an, z. B. die salzige Luft am Meer, das Rauschen der Wellen. Wie fühlt sich der Sand unter den Füßen an? Wie ist es, Schiffe auf dem Meer zu betrachten? Wie immer gibt der Patient vor, welche Erfahrungen für ihn am hilfreichsten waren (◘ Abb. 4.1).

Entspannungshypnose am Meer

„Achten Sie bitte zunächst einmal auf Ihren Atem … Egal wie schnell oder langsam Ihr Atemrhythmus ist, nehmen Sie das Ein- und Ausatmen deutlich wahr … Den Atem könne Sie vielleicht gerade deutlich im Brustraum spüren … oder wie sich Ihr Bauch durch den Atem leicht hebt und senkt … einfach den Atemrhythmus wahrnehmen … Und während Sie den Atem beobachten, kann sich auch eine beginnende Ruhe und Entspannung einstellen … Ruhe und Entspannung, die sich durch Ihr Ein- und Ausatmen weiter vertiefen kann … Und wir sprachen davon, wie es für Sie ist am Meer zu sein … das Rauschen der Wellen zu hören … diesen ganz bestimmten Rhythmus vom Meer wahrzunehmen … Und ich weiß nicht, ob der Rhythmus gerade ganz sanft oder wild ist … am Meer zu sein, den Wellen zuhören und die salzige Luft riechen … all das trägt

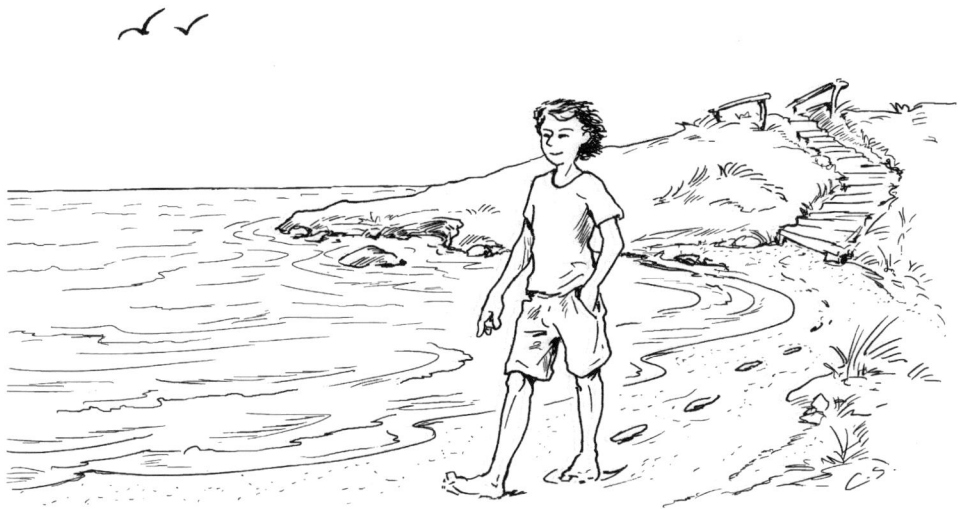

○ Abb. 4.1 Strandspaziergang

dazu bei, dass sich ihn Ihnen eine tiefe Ruhe und Entspannung einstellen kann … Tiefe Ruhe und Entspannung sind in Ihnen … Ruhe und Entspannung … sich erinnern, wie sich der Sand unter Ihren Füßen anfühlt … Schritt für Schritt Ruhe und Entspannung erleben … Und die Sonne kann angenehm Ihre Haut wärmen … Eine Wärme, die Sie körperlich spüren können … aber auch innerlich … eine Wärme, die sich ausbreiten kann und dazu beiträgt, dass sich Ruhe und Entspannung weiter vertiefen können … Eine tiefe Ruhe und Entspannung erleben … Und die Möwen am Himmel betrachten, wie sie ruhig Ihren Weg finden … Die Möwen … sie sind ruhig, lassen sich vom Wind tragen … ganz von alleine, ruhig und gelassen … Eine tiefe Ruhe ist in Ihnen … Ruhe und Entspannung können Sie ganz deutlich spüren … und Ruhe und Entspannung können Sie auch im Alltag erfahren … immer wieder … können Sie darauf zurückgreifen … steht Ihnen Ruhe zur Verfügung."

Eine weitere Methode zur Entspannung, die auch im Alltag leicht praktiziert werden kann, ist die sog. 1-2-3-Methode. Bei dieser werden nun keine Bilder suggeriert, sondern der Therapeut (und später der Patient selbst) geben dem Körper direkte Suggestionen und diese werden mit den Zahlen 1, 2, 3 verbunden.

1-2-3-Methode (Kurs Bongartz 2011)

„Die Arme sind ruhig und entspannt – 1 ; Arme und Schultern sind ruhig und entspannt – 1; Arme, Schultern und Rücken sind ruhig und entspannt – 1; Oberkörper ist ruhig und entspannt – 2; Oberkörper und Bauch sind ruhig und entspannt – 2; Oberschenkel sind ruhig und entspannt – 3; Oberschenkel und Unterschenkel sind ruhig und entspannt – 3; Oberschenkel, Unterschenkel und Füße sind ruhig und entspannt – 3; Sie sind ruhig und entspannt bei 1-2-3."

Die Aufforderung an die einzelnen Körperabschnitte wird in der Regel mehrmals wiederholt. Am Anfang beginne ich häufig mit einer kurzen Konzentration auf den Atem. Haben die Patienten die Methode gelernt, kann sie im Alltag zur allgemeinen Stressreduktion, aber auch bei der Behandlung von Burn-out-Syndrom oder Angsterkrankungen gut eingesetzt werden. Im Prinzip dann, wenn eine Stressreduktion wichtig und sinnvoll erscheint.

4.2   Hypnose zur Stärkung von Selbstvertrauen und Motivation

Ein vermindertes Selbstvertrauen tritt bei vielen Krankheitsbildern wie Depression, Angst- und Panikstörungen oder auch Suchtverhalten auf. Patienten leiden sehr darunter, da ihnen dadurch oft auch der Mut für Veränderungen fehlt. Fehlendes Selbstvertrauen erschwert auch die Aktivierung hilfreicher, positiver Gefühle wie Hoffnung und Zuversicht. Es gibt in der Hypnose viele Möglichkeiten, das Selbstvertrauen zu verbessern. Kann der Patient auf positive Lebenserfahrungen zurückgreifen, in denen er großes Selbstvertrauen schon mal erlebt hat, wird man darauf im Sinne einer Ressourcenaktivierung zurückgreifen. So konnte ein Patient, der vor allem im Hinblick auf seine Fähigkeiten im Beruf an sich zweifelte in Hypnose noch einmal sein erfolgreich absolviertes Examen nacherleben. Vor allem der empfundene Stolz nach der bestandenen Prüfung half ihm, sich wieder selbstbewusster zu fühlen. In den weiteren Sitzungen konnte der Patient in Hypnose diesen Stolz wieder innerlich/körperlich spüren und er übertrug diese Erfahrung auf seine Arbeitsplatzsituation: erlebte, wie er mit Stolz/Selbstsicherheit Probleme im Beruf löst, vom Chef mehr Gehalt fordert und wieder mehr Kontakt mit seinen Arbeitskollegen aufnimmt. Am Ende der Behandlung überlegte er sogar, den Arbeitgeber zu wechseln, da er für sich keine weiteren Entwicklungsmöglichkeiten in seiner Firma sah.

Durch direkte Suggestionen lassen sich Minderwertigkeitsgefühlen gut behandeln. Hier kann sich der Therapeut an der Sprache des Patienten orientieren und negative Glaubenssätze einfach umformulieren: aus „Ich kann das eh nicht" wird „Ich kann das, ich schaff das!" Statt „Warum sollte gerade ich den Job bekommen? " wird: „Ich hab es verdient, beruflich erfolgreich zu sein!" Eine ganze Hypnosesitzung kann theoretisch nur aus solchen, Ich-stärkenden Suggestionen bestehen. Der Behandler wird mit dem Patienten auch klären, ob diese negativen Überzeugungen Ausdruck einer relativ akuten Krise, im Rahmen einer psychischen Erkrankung wie der Depression auftreten oder Folge tief verankerter Kindheitserfahrungen sind. Dies hat Einfluss auf die Länge der Behandlung insgesamt.

Hypnose zur Stärkung des Selbstvertrauens und Leistungssteigerung wird auch erfolgreich bei Sportlern eingesetzt. Der Schwerpunkt kann auf einer allgemeinen Stärkung des Selbstvertrauens liegen. Oft kommen die Sportler jedoch mit einem hohen Leidensdruck, wenn der erwünschte Erfolg ausbleibt (► Fallbeispiel Leistungssteigerung beim Sport; ▢ Abb. 4.2).

4.3   Hypnose als Therapie – Hypnotherapie

Hypnose kann zur Tiefenentspannung, allgemeinen Stressbewältigung oder Stärkung des Selbstbewusstseins eingesetzt werden. Eine längere, über Wochen dauernde Behandlung ist dabei in der Regel nicht notwendig. Oft reichen den Klienten bei diesen Themen einige wenige Sitzungen, und sie können die erwünschten Effekte wie Ruhe, Entspannung oder sich selbstbewusster fühlen rasch spüren. Hypnose als Psychotherapieverfahren – Hypnotherapie oder Hypnosetherapie genannt – wird zur Behandlung körperlicher oder psychischer Leiden eingesetzt.

4.3.1   Ziele der Hypnotherapie

Wie in jeder anderen Psychotherapie wird der Behandler zunächst eine ausführliche Krankheitsgeschichte erheben und mit dem Patienten einen Therapieplan sowie Therapieziele festlegen. In Hypnose geht es dabei vielleicht auch am Anfang darum, Ruhe wieder intensiv erleben

▣ Abb. 4.2 Toooor!

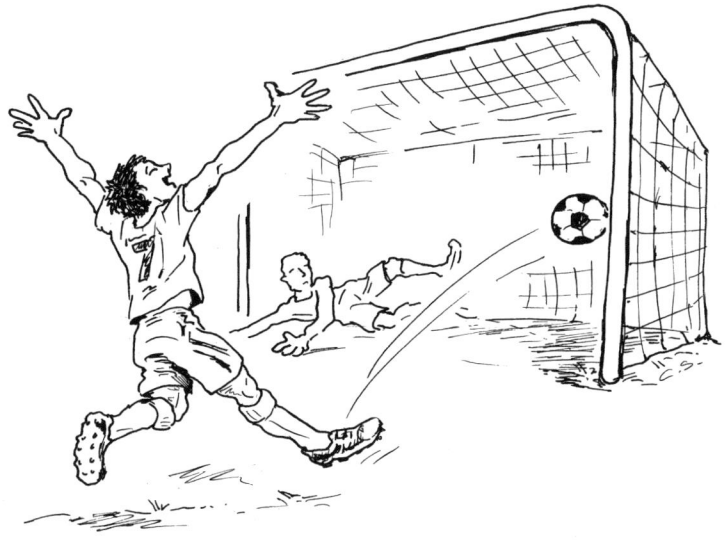

Fallbeispiel Leistungssteigerung beim Sport

Ein 25-jähriger Fußballer, der lange Zeit als Stürmer erfolgreich war, kam mit dem Wunsch zu mir, er wolle wieder Tore schießen können. Bereits seit 15 Spielen hatte er kein einziges Mal mehr getroffen, selbst aus aussichtsreicher Position das Tor verfehlt oder allein stehend vorm Torwart diesen einfach angeschossen. Schon beim Erstgespräch spürte man, dass er sich als Stürmer einfach nichts mehr zutraute, obwohl sein Trainer und seine Mannschaft hinter ihm standen. Mittlerweile hatte er auch auf das Training keine Lust mehr, weil „das ja eh nichts half".

Hier konnte ich natürlich auf viele erfolgreiche Spiele des Stürmers zurückgreifen und diese für die Lösung des Problems nutzen. Vor allem ein Spiel blieb ihm in Erinnerung, in dem er 3 Tore (also einen Hattrick) erzielt hatte und seine Mannschaft wegen seiner Tore nicht abstieg. Hier war es wichtig, vor allem das emotional-körperliche Erleben bei ihm wieder zu reaktivieren – wie hat sich das angefühlt, Tore zu schießen, allein vorm Torwart sein und treffsicher zu verwandeln. Er schilderte vor allem eine positive Anspannung und Konzentration in Verbindung mit einem intuitiven Gefühl: „Wusste einfach, wo ich hin schießen muss, damit der Ball drin ist." Dieses Erleben galt es in Hypnose zunächst zu reaktivieren, was rasch und gut gelang. Nach seinen Toren machte er immer eine bestimmte Bewegung mit seiner Faust. Diese Bewegung verband ich mit einer Suggestionen, die auch nach der eigentlichen Hypnose weiter wirken sollte: „… und immer wenn Sie diese typische Faustbewegung machen, werden Sie wissen … es gelingt mir … Tore zu schießen …" In den weiteren Sitzungen wurde dann geübt. Er sollte die letzten „vergeigten" Spiele in Hypnose noch mal erleben – allerdings nun mit einem Erleben von „Ich weiß, wie Tore schießen geht". Und dann erfolgreich die Tore verwandeln. Gelang ihm dies in Trance mal nicht so gut, stoppten wir dieses Bild. Und er schlüpfte erneut in die Rolle des erfolgreichen Stürmers, um alle Bewegungsprozesse, die Anspannung, seine Intuition und Konzentration noch mal nachzuerleben. Für die nächsten Spiele in der Liga wollte er auch bewusst seine Faustbewegung einsetzen, um dadurch die gewünschte konzentrierte Anspannung und Selbstsicherheit rasch zu erreichen. Es dauerte nicht lange, bis er wieder traf und vor allem schrieb er mir später, dass er wieder die Freude am Fußball gefunden hatte.

zu können. Die weitere Behandlung geht darüber hinaus. So wird der Therapeut z. B. bei chronischen Schmerzen versuchen, diese mit verschiedenen Techniken zu beeinflussen. Vielleicht sind aber auch Erfahrungen aus der Kindheit für die Schmerzen von Bedeutung und die Biografie wird mit in die Behandlung einbezogen. Dahinter steht die Idee, dass chronische Schmerzen auch Ausdruck eines seelischen Schmerz sein können, den der Betroffene vielleicht schon früher sehr intensiv erleben musste.

Hat eine Therapie das Ziel, vor allem die individuell vorhandenen Fähigkeiten des Patienten zu aktivieren und zu nutzen, bezeichnet man diese als ressourcenorientierte Psychotherapie. Die Ressourcenorientierung ist wesentlicher Bestandteil der Hypnotherapie und wird zunehmend in anderen Therapierichtungen miteingebunden. Der Patient wird darin bestärkt, selbst eine aktive Rolle bei der Bewältigung von Problemen einzunehmen. Der Therapeut regt lediglich die im Patienten liegenden Kraftquellen an.

In Hypnose können die Selbstheilungskräfte auf emotionaler Ebene aktiviert werden. Ist ein Patient durch Angst, Depression oder Schmerzen belastet, wird zunächst in Hypnose ein Erleben von Sicherheit, Freude oder Schmerzfreiheit aktiviert. Hier greift der Therapeut z. B. auf positive Lebenserfahrungen zurück. Dieses positive Erleben kann weiter genutzt werden, um z. B. bei einem an einer Depression erkrankten Menschen mit einem negativen Selbstbild eine Szene lebendig werden zu lassen, in der er Selbstbewusstsein oder sogar Stolz erlebte. Mit dieser emotionalen Ressource kann er in weiteren Hypnosesitzungen immer wieder korrigierende Erfahrungen in konkreten Alltagssituationen machen.

Liegen die Gründe für ein geringes Selbstwertgefühl bereits in der Kindheit und Jugend, weil z. B. die Eltern durch Aussagen ein negatives Selbstbild förderten, kann durch ein zeitliches Zurückgehen in Hypnose (Altersregression) eine solche Situation nachträglich, positiv verändert werden.

Zur Stärkung der Motivation, um mit dem Rauchen aufzuhören, kann dieser Zustand in Hypnose schon vorweggenommen und intensiv erlebt werden (Zukunftsprogression).

Soll durch Hypnose ein spezifisches, unangenehmes Symptom wie Schmerz oder ein Tinnitus-Ton behandelt werden, kann dieses Symptom entweder „als ob von sich weg" erlebt oder umgedeutet werden – z. B. der Tinnitus-Ton als Auslöser für eine angenehme auditive Erinnerung.

Ziele der Hypnotherapie
Allgemeine Ziele
- Aufbau einer vertrauensvollen therapeutischen Beziehung
- Fundierte Erhebung der Krankheitsanamnese
- Therapieplan und -ziele festlegen
- Ausführliche Information über Hypnose als Therapie – Vorstellungen des Patienten über die Wirkweise von Hypnose miteinbeziehen

Spezifische Ziele
- Trance als wesentlichen Wirkfaktor einsetzen
- Stärkung von Ressourcen, die je nach Patient und Krankheitsbild besonders wirksam sind
- Positives, emotionales Erleben aufbauen – Suggestionen als Verstärker nutzen
- Durch die Ressource und ein positives emotionales Erleben korrigierende Erfahrungen ermöglichen
- Spezifische Symptome ausschalten oder weniger unangenehm erleben

- Nachträgliche, innere Veränderungen oder Erleben vorweggenommener Erfolge sind möglich
- Patient in aktiver Rolle bestärken – er lernt Symptome zu kontrollieren, Selbstwert aufzubauen etc.

4.3.2 Hypnotherapie und andere Psychotherapieverfahren

Die Hypnotherapie unterscheidet sich von anderen Psychotherapieverfahren vor allem dadurch, dass sie den Zustand der Trance therapeutisch nutzt und die im Patienten bereits vorhandenen Potenziale, Ziele und positiven Erfahrungen reaktiviert. Anders als z. B. in der klassischen Verhaltenstherapie geht es zunächst in der Behandlung nicht darum, dass Patienten ihr Verhalten oder Denken schnell ändern – z. B. beim Burn-out angenehme Lebenserfahrungen rasch und aktiv einzuplanen. Vielmehr dürfen Patienten in Hypnose sich bildlich und konkret gesprochen erst mal zurücklehnen – ohne Einsatz von bewusstem Denken oder ihrem Willen. Sie können die schon lange nicht mehr erlebten Erfahrungen wie Ruhe, Freude, Angstfreiheit in Trance wieder spüren. Anders als in der tiefenpsychologisch fundierten Psychotherapie werden die Konflikte in Beziehungen zu anderen Menschen nur kurz fokussiert. Rasch wird der Therapeut nach Lebenssituationen fragen, in denen gute Beziehungserfahrungen möglich waren oder noch sind. Erst nach Aktivierung der Ressourcen folgen die nächsten Therapieschritte.

Viele psychologische und ärztliche Psychotherapeuten machen zunächst eine Ausbildung in Verhaltenstherapie, tiefenpsychologisch fundierter Psychotherapie/Psychoanalyse oder systemischer Therapie und lernen die Hypnose als Therapieverfahren im Anschluss daran. Oft wird ihr Behandler Bausteine aus verschiedenen Therapierichtungen verwenden. Die Wirksamkeit aller oben genannten Therapieverfahren ist im Übrigen gut nachgewiesen. Hypnotherapie kann als eigenständiges Therapieverfahren Anwendung finden. Sie kann aber auch gut in alle anderen Therapieverfahren integriert werden.

Die Hypnotherapie ist ein wirksames und gutes Therapieverfahren. Als Behandler sollte man aber so flexibel sein, bei Nichtwirksamkeit der Methode diese zu wechseln. Und unabhängig vom Verfahren ist für eine erfolgreiche Behandlung vor allem eine gute Arzt-Patient-Beziehung von wesentlicher Bedeutung, die durch Offenheit, Empathie, Wertschätzung und professionelle Ausbildung des Behandlers geprägt ist.

Nachfolgend werden die wichtigsten Psychotherapieverfahren und deren Gemeinsamkeiten mit der Hypnotherapie kurz erklärt. Es gibt viele, weitere Therapieformen (u. a. Gesprächspsychotherapie) und spezifische, bei bestimmten Krankheitsbildern erfolgreich eingesetzte Therapieverfahren wie z. B. die dialektisch-behaviorale Therapie bei Borderline-Störung oder die interpersonelle Psychotherapie bei Depression. Es würde den Rahmen dieses Buches sprengen, alle wirksamen Psychotherapieverfahren zu erklären.

Tiefenpsychologisch fundierte Psychotherapie/Psychoanalyse

Die tiefenpsychologisch fundierte Psychotherapie (TP) wie auch die Psychoanalyse fundieren auf den theoretischen Grundlagen Sigmund Freuds. Die TP geht davon aus, dass unser Denken, Handeln und Fühlen nicht nur durch unseren Willen, sondern auch durch unbewusste, quasi in der Tiefe liegende Wünsche und Konflikte geprägt wird. Diese unbewussten Prozesse haben ihren Ursprung oft in frühkindlichen Erfahrungen, treten bei aktuellen Konflikten wieder hervor und verursachen so seelische oder körperliche Erkrankungen. In der Psychoanalyse wird zudem der Kontakt zwischen Therapeut und Patient immer wieder beleuchtet, die Therapie dauert in der Regel länger und die Sitzungen finden oft mehrmals in der Woche statt.

In der Hypnotherapie werden biografische Erfahrungen ebenfalls als mögliche Krankheitsursache fokussiert. So kann z. B. ein durch die Eltern vermittelter negativer Glaubenssatz wie „Das kannst du eh nicht" zu einer nachhaltigen Verminderung des Selbstwertgefühls oder sogar depressiven Symptomen führen. Das Unbewusste kann in der Hypnose als Kraftquelle genutzt werden.

Verhaltenstherapie

Die Verhaltenstherapie geht davon aus, dass das Denken, Fühlen oder Handeln, welches zu aktuellen Beschwerden wie z. B. Grübeln, Angst oder Antriebslosigkeit führt, ein erlerntes Verhalten oder Denken ist. Haben diese erlernten Mechanismen früher vielleicht geholfen, führen sie jetzt zu Krankheitssymptomen und können durch neue, hilfreiche Gedanken oder Verhaltensweisen verändert werden. Oft ist auch eine Konfrontation mit schwierigen Gefühlen oder Situationen hilfreich und wichtig.

Die Hypnotherapie greift ebenfalls häufig auf diesen sog. lösungsorientierten Ansatz zurück. Zum Beispiel können Patienten, die Angst vor bestimmten Situationen haben, diese nur dann langfristig überwinden, wenn sie sich der angstauslösenden Situation immer wieder stellen. Das kann aber vorher sehr gut in Hypnose und vor allem mit dem Erleben von Ruhe und Sicherheit geübt werden. Dadurch gelingt das reale Üben wesentlich leichter.

Systemische Therapie

Die systemische Therapie berücksichtigt vor allem das soziale Umfeld, in welchem eine bestimmte Krankheit entsteht. Ein für uns alle wichtiges System ist die Familie. In der Therapie werden die Bedeutung eines jeden einzelnen des Systems für die Krankheitsentstehung beleuchtet, in Beziehung zueinander gebracht und Lösungsmöglichkeiten erarbeitet. Angehörige werden regelmäßig in die Therapie mit einbezogen. Eine spezielle, häufig bei erkrankten Kindern und Jugendlichen angewandte Form ist die (systemische) Familientherapie.

In der Hypnotherapie können Menschen aus dem unmittelbaren sozialen Umfeld als Ressource genutzt werden – z. B. ein liebevoller Kontakt mit seinem Kind als Ausdruck tiefen Vertrauens oder von Nähe. Schwierige Beziehungen (z. B. sich minderwertig gegenüber dem Bruder fühlen) können vom Patienten in korrigierter, positiver Weise neu erfahren werden.

Bei welchen Krankheiten hilft Hypnose?

Matthias Rauscher

© Springer-Verlag Berlin Heidelberg 2016
M. Rauscher, *Hypnose wirkt!*, DOI 10.1007/978-3-662-50282-2_5

5.1 Depression und Burn-out

Depressive Erkrankungen zählen zu den häufigsten psychischen Erkrankungen überhaupt. Menschen, die an einer Depression leiden, zeigen eine Vielzahl von Krankheitssymptomen: Die Stimmung ist überwiegend gedrückt-traurig, die Fähigkeit sich zu freuen erheblich eingeschränkt, der Antrieb und die Belastbarkeit sind reduziert. Häufig kommt es zu Schlafstörungen, der Appetit verändert sich, die Patienten ziehen sich zurück und vernachlässigen ihre Hobbys und sozialen Kontakte. Sich Dinge zu merken oder konzentriert zu arbeiten, fällt schwer. Das Selbstwertgefühl und Selbstbewusstsein leiden. Hoffnungslosigkeit und Sinnkrisen können auftreten. Je nach der Möglichkeit, den Alltag zu bewältigen, lassen sich leichte, mittelschwere und schwere Formen zuordnen. Für eine mittelschwere Depression bedeutet dies, dass Betroffene nur mit großer Anstrengung ihren Alltag gerade noch bewältigen und einige oben genannte Krankheitssymptome schon über einen längeren Zeitraum auftreten.

Eine Depression kann sich auch hinter körperlichen Beschwerden „verstecken" (sog. larvierte Depression). Patienten leiden z. B. unter Kopfschmerzen, Schwindel, Rückenschmerzen, Herz-, Magen-Darm- oder Atembeschwerden. Lassen sich keine körperlichen Ursachen finden und der Behandler fragt nach der Stimmung, dem Antrieb und evtl. belastenden Lebensereignissen wird häufig eine Depression aufgedeckt, die mit diesen körperlichen Beschwerden einhergeht.

Andererseits kann sich auch im Rahmen einer körperlichen Erkrankung wie Schlaganfall, Herzinfarkt, chronischen Entzündungen, Krebserkrankungen oder einem Schilddrüsenmangel eine Depression entwickeln.

Medikamente können als Folge einer Nebenwirkung eine depressive Verstimmung verursachen. Dies kann z. B. bei bestimmten Herzmedikamenten (z. B. Betablocker), Kortison, bestimmten Antibiotika oder bei Medikamenten zur Krebsbehandlung der Fall sein. Hier wird der zeitliche Zusammenhang zwischen Einnahmebeginn und Veränderung der Stimmung Hinweise auf die Ursache geben.

Symptome einer Depression
- Gedrückt-depressive Stimmung, Freudlosigkeit
- Interessenverlust
- Reduzierter Antrieb, schnelle Ermüdung
- Verminderte Konzentration und Merkfähigkeit
- Grübeln, sich ständig Sorgen machen
- Körperlich sich gehemmt oder getrieben fühlen
- Verringertes Selbstwertgefühl
- Negative Zukunftsperspektive
- Hoffnungslosigkeit
- Schuldgefühle
- Lebensmüde- oder Selbstmordgedanken
- Verringerter Appetit, Gewichtsverlust
- Schlafstörungen
- Verringertes Interesse an Sexualität

Das Burn-out-Syndrom ist streng genommen kein eigenes Krankheitsbild, sondern wird von vielen Experten als Risikofaktor für das Entstehen einer Depression gesehen. Burn-out bezog

Fallbeispiel Depression und Burn-out

Eine 45-jährige Patientin berichtete, sie fühle sich schon seit einigen Wochen zunehmend erschöpft. Ihre Arbeitssituation als angestellte Facharbeiterin in der Chemieindustrie eines börsennotierten Unternehmens belaste sie zunehmend. Arbeitsstellen würden abgebaut und ins Ausland verlagert, die Arbeit vor Ort werde immer mehr. Anerkennung von ihren Vorgesetzten bekomme sie schon lange nicht mehr. Sie könne sich mittlerweile kaum mehr selbst über schöne Dinge freuen. Sie singe eigentliche gerne in einem Chor, könne sich dazu oft nicht mehr aufraffen. Die Arbeit zu Hause bleibe liegen, was sie unter Druck setze. Nachts wache sie immer wieder auf, schlafe nur schlecht wieder ein. Die freiverkäuflichen Medikamente aus der Apotheke würden kaum helfen. Letzte Woche habe sie ihr Hausarzt wegen der Erschöpfung krankgeschrieben. Jetzt mache sie sich auch noch Sorgen um ihren Arbeitsplatz.

sich ursprünglich auf eine durch die Arbeitssituation bedingte Erschöpfung: Patienten schildern vor allem, sich emotional ausgelaugt zu fühlen, oft nur mit Widerwillen oder Zynismus andern begegnen zu können, und erleben ihre persönliche Leistungsfähigkeit als reduziert.

Die Übergänge zwischen einem Burn-out und der Depression sind fließend (▶ Fallbeispiel Depression und Burn-out).

Menschen mit einer Depression leiden unter anderem an ihrer Stimmung, der Erschöpfung, ihren Sorgen und Ängsten. Im Verlauf nehmen auch die Selbstsicherheit und das Selbstvertrauen ab. Die oben genannte Patientin formulierte am Anfang der Therapie den Wunsch, sie wolle endlich mal wieder Kraft verspüren und sich zutrauen, die anstehenden Herausforderungen anzugehen. Da sie auch gerne in der Natur ist, begann ich die Hypnosebehandlung mit der sog. Stellvertretertechnik.

Baumübung

„Achten Sie bitte zunächst auf den Atem ... Egal wie schnell oder langsam der Atemrhythmus gerade ist ... einfach den Atem beobachten ... das Ein- und Ausatmen können Sie deutlich im Brustraum wahrnehmen ... aber auch im Bauchraum ... wie sich durch den Atem der Bauch leicht hebt und senkt ... und während Sie den Atem beobachten, kann sich auch eine beginnende Ruhe einstellen ... und diese Ruhe können Sie auch in der Natur, bei einem Waldspaziergang erleben ... Sie können die Umgebung um sich herum wahrnehmen ... z. B. die Bäume ... wie die Äste leicht durch den Wind hin und her bewegt werden ... die Wurzel betrachten, die tief im Boden verankert sind ... möchten vielleicht die Rinde eines Baums spüren ... die Kraft des Baums ... die Bäume – sie sind tief verwurzelt und standhaft ... auch wenn Äste und Zweige vom Wind hin und her bewegt werden ... es bleibt diese Standhaftigkeit ... die Verwurzelung und Kraft, die durch den Baum fließt ... Und ich weiß nicht, ob Sie sich an den Baum anlehnen möchten ... diese Unterstützung spüren ... wie sich Kraft und Energie auch auf Sie übertragen können ... Kraft und Energie in sich erleben ... und innerlich wissen: ... Egal, welche Herausforderungen auf mich zukommen ... ich schaffe das."

Eine solche Übung wird für die Patienten auf einen geeigneten Datenträger aufgenommen, damit sie auch zu Hause die in der Hypnosesitzung gemachten Erfahrungen erleben können. Die Patientin im ▶ Fallbeispiel Depression und Burn-out empfand die Baumübung als sehr hilfreich; sie kam dadurch innerlich mehr zur Ruhe (◘ Abb. 5.1). Bei einer komplexen Erkrankung wie der Depression sind aber weitere Schritte notwendig.

Die Schlafstörung z. B. verstärkt die Erschöpfung und die Patienten finden nicht mehr den Antrieb, ihren Interessen oder Hobbys nachzugehen. So verlieren sie auch zunehmend die wich-

◘ Abb. 5.1 Baumübung

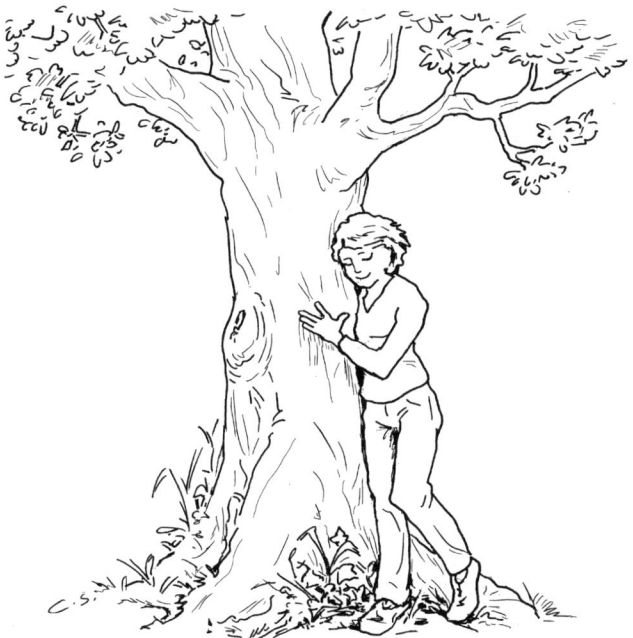

tigen, unterstützenden sozialen Kontakte. Die Behandlung der Schlafstörung durch Hypnose war bei der Patientin der nächste Schritt (▶ Abschn. 5.7).

Wie aber gelang es, dass die Patientin wieder Freude und Zuversicht erleben konnte? Hier griff ich auf die Ressource „Singen im Chor" zurück. Nachdem mir die Patienten „ihr bestes Konzert mit dem Chor" schilderte, ihre Freude beim Singen, die Gemeinschaft, die sie spürte und den Stolz am Ende des Konzerts. So erlebte die Patientin in Hypnose dieses Konzert erneut und Freude/Stolz/Gemeinschaft standen somit als Ressource für weitere Sitzungen zur Verfügung.

Grundsätzlich – und das gilt auch für die Behandlung einer Depression – müssen die in Hypnose gemachten Erfahrungen und reaktivierten Ressourcen auch in den Alltag überführt und dort umgesetzt werden. Im Hinblick auf die Ressource „Freude und Gemeinschaft erleben" gelang dies der oben genannten Patientin rasch. Gefördert durch die Hypnoseerfahrung nahm sie wieder regelmäßig an den Chorproben teil. Und an den Wochenenden plante sie häufiger ein, Freunde zu besuchen.

Bei der Behandlung der Depression gilt es zusammen mit den Patienten zu beleuchten, inwieweit es Auslöser für die Entstehung der Depression gibt. Diese lassen sich nicht immer finden, es gibt auch Depressionen, die wie aus dem Nichts kommen. Behandelbar sind diese natürlich auch.

Im oben genannten Fall war die Arbeitsplatzsituation ein wichtiger, auslösender Faktor. Zum Beispiel gelang es der Patientin in ihren Pausen am Arbeitsplatz nicht, sich zu erholen – sie besprach in diesen vielmehr berufliche Probleme. So schlug ich vor, über eine auf CD aufgenommene Entspannung die Erholung zu fördern. Gemeinsam überlegten wir, wie sie sich für ihre anstrengende Arbeit mehr belohnen und z. B. an interessanten Fortbildungen teilnehmen kann.

Bei Konfliktsituationen verspüren depressiv Erkrankte oft ein Gefühl von Ohnmacht oder Hilflosigkeit – „Da kann ich ja eh nichts ändern." Oder sie nehmen Emotionen wie Wut und Ärger wahr, die sie aber überwiegend gegen sich selbst wenden. Natürlich gibt es reale Faktoren, die Stress und Unsicherheit auslösen (im oben genannten Beispiel die Arbeitsverdichtung und Auslagerung von Arbeitsplätzen). In der Psychotherapie der Depression sollen die Ressourcen gestärkt werden, die zu Zuversicht und Hoffnung führen. Dies kann durch direkte, das Ich stärkende Suggestionen erfolgen.

> „So wie Sie in der Vergangenheit schon schwierige Situationen gemeistert haben, wird Ihnen das auch jetzt gelingen … Sie spüren eine deutliche Kraft in Ihnen … eine Stärke … und in Ihnen ist tief ein Wissen verankert: … Ich schaffe das …"

Hoffnung und Zuversicht können ebenso durch bildhafte Metaphern vermittelt werden. Zum Beispiel durch die Schilderung einer Blume, die im Herbst erst ihre Blätter verliert, im Winter ganz ruht und ihre Kräfte bündelt, um im Frühjahr mit den ersten Sonnenstrahlen, den Schnee zu durchbrechen, immer kräftiger wird und wächst. Die Knospen entwickeln sich, um im Frühjahr voll aufzublühen. Und im Sommer können sich viele an ihrer Schönheit erfreuen.

Fühlt sich jemand z. B. als Mauerblümchen, werden in Hypnose die positiven Aspekte dieser Blume betont (Bongartz, Kurs 2013): Sie schafft es, selbst unter schwierigen Bedingungen zu wachsen, zu blühen – kommt mit wenig Wasser aus und hat tiefe Wurzeln.

Mauerblümchen

> „Das Mauerblümchen wirkt ja auf den ersten Blick klein und unscheinbar … und doch ist in ihm eine große Kraft und Schönheit … wie es das Blümchen schafft, selbst auf kleinstem Raum zu bestehen … sich den Raum zu nehmen, den es braucht … wie all seine Wurzeln Nahrung und Wasser finden … zwischen den Mauern … wo andere schnell aufgeben würden … egal wie die Umstände sind – ob Sommer oder Winter – das Mauerblümchen weiß, wie es auch durch schwierige Zeiten kommt … hat eine große Kraft in sich … und im Frühjahr erfreut sich das Blümchen an der Sonne und am Regen … erhält ganz viel Kraft und Unterstützung … sammelt und bündelt diese … und erblüht … zeigt seine Schönheit auch nach außen … wird in seinem Strahlen von anderen wahrgenommen … und macht immer wieder die Erfahrung: Egal wie die Umstände sind … Kraft und Schönheit sind in mir, immer vorhanden … wenn auch von außen nicht immer zu sehen."

Häufig ist bei der Behandlung einer Depression ein Blick zurück in die Biografie notwendig. In welchem Umfeld wuchsen die Menschen auf, welche Werte wurden vermittelt? Manchem depressiven Patienten vermittelten die Eltern z. B. ein starkes Leistungsprinzip: „Wenn du gut bist in der Schule, beim Sport etc., mag ich dich." Dier Betonung der persönlichen Leistung schadet natürlich nicht per se, kann aber bei vielen Menschen doch zur Überforderung führen. Vor allem erleben depressiv Erkrankte es als bedrohlich, wenn sie ihre Leistung nicht mehr abrufen können. Im ▶ Fallbeispiel Depression und Burn-out fühlte sich die Patientin durch ihre Krankschreibung massiv unter Druck. Diese verinnerlichten Glaubenssätze (z. B. „Nur wenn ich meine Leistung bringe, fühle ich mich gut") zu entmachten, ist ebenfalls durch eine Hypnosebehandlung möglich.

Bei oben genannter Patientin nutzte ich ihren liebevollen Kontakt zu ihrem Sohn als Kraftquelle.

Altersregression und negative Glaubenssätze entmachten

> „Betrachten Sie bitte Ihre Hände, als ob Sie ein Bild betrachten würden … ein Bild, auf dem Sie Ihren Sohn im Arm halten und diese Nähe spüren … dieses Vertrauen … und wie Sie diese Nähe auch körperlich spüren … Wo können Sie diese Liebe, die es zwischen Ihnen und Ihrem Sohn gibt beson-

ders gut spüren? … Wie fühlt es sich an, Ihren Sohn im Arm zu halten … ohne Worte, einfach nur füreinander da zu sein … erfahren, wie durch dieses gegenseitige Vertrauen eine tiefe Überzeugung in Ihnen wachsen kann … so wie es ist, ist es gut … ich bin gut und werde geliebt …
Und wenn Sie nun mit diesem Erleben – der Nähe und Liebe zwischen Ihnen und Ihrem Sohn – einmal zurück gehen in die Zeit, als Ihr Vater Sie nach einer Schulnote beschimpfte … und Sie bleiben bei Ihrem Kontakt zu Ihrem Sohn, den Sie im Arm halten … spüren diese Wärme und Nähe … dass Sie geliebt werden … wie Sie diese Liebe umgibt … und wie die vom Vater gesprochenen Worte „Du kannst ja gar nichts, nicht einmal einfaches Englisch; aus dir wird nie was" an Ihnen abprallen … wie an einer Hülle … Sie spüren weiterhin Nähe und Vertrauen zu Ihrem Sohn … die Sie schützen … und auch in Ihnen ist ein tiefes Vertrauen … in sich … „so wie ich bin, bin ich gut" … Ihren Sohn im Arm haltend, diese Liebe zu Ihrem Sohn spüren … das Vertrauen in sich wahrnehmen … so können Sie den Blick Ihres Vaters erwidern … mit oder ohne Worte … bei sich bleiben … bei der Nähe zu Ihrem Sohn … dem Vertrauen, das es zwischen Ihnen gibt … und Sie spüren, wie die Worte oder Blicke Ihres Vaters einfach an Ihnen abprallen."

Solche Glaubenssätze zu entmachten, dadurch das Selbstbild und die Selbstsicherheit zu stärken, braucht immer wieder Übung und Zeit. Patienten müssen ebenso in Alltagssituationen die Selbstsicherheit spüren, was zunächst in Hypnose geübt wird. Das veränderte Selbstbild ist oft der Schlüssel für die erfolgreiche Behandlung der Depression sowie eine Entwicklung, die vor erneuten depressiven Phasen schützt. Das kann auch bedeuten, dass Patienten ihre vermeintlich unangenehmen Gefühle besser wahrnehmen lernen und sich trauen, diese zu äußern.

Im Fallbeispiel zeigten sich diese inneren Veränderungen schließlich auch an äußeren Faktoren: Die Patientin entwickelte Zuversicht und Entschlossenheit, bewarb sich in anderen Abteilungen ihrer Firma und fand schließlich eine neue Arbeitsstelle. Diese forderte sie inhaltlich im positiven Sinn und sie erfuhr durch andere und sich selbst wieder mehr Wertschätzung.

5.2 Angst- und Panikstörungen

Angst ist ein Gefühl, das wir alle kennen, mit dem wir schon in der Kindheit in Berührung kommen. Als Baby oder Kleinkind kann es z. B. die Angst sein, die Eltern kommen nicht zurück, wenn sie das Haus verlassen. Kinder haben oft Angst im Dunkeln oder vor bestimmten Tieren. Und im Erwachsenenalter kennen wir Angst vielleicht, wenn uns nachts auf dem nach Hause weg jemand folgt – oder wir das glauben. Im Urlaub sind wir vielleicht schon wirklich gefährlichen Tieren begegnet. Angst kann ein hilfreiches und wichtiges Gefühl sein, das anzeigt „Vorsicht – Gefahr". Und auch der Körper wird in Alarmbereitschaft versetzt: Die Konzentration steigt, der Puls und die Atemfrequenz erhöhen sich, die Muskulatur ist angespannt. All das dient dazu, auf eine Gefahr besser reagieren zu können.

Suchen Patienten wegen ihrer Angst einen Therapeuten auf, hat sich das Gefühl der Angst jedoch verselbstständigt, d. h. Patienten erleben immer wieder dieses bedrohliche Gefühl, ohne dass es einen konkreten Auslöser gibt. Neben der Depression sind es vor allem die Angst- und Panikerkrankungen, weshalb Betroffene einen Psychotherapeuten aufsuchen.

Menschen können Angst vor eigentlich harmlosen Situationen wie vollen Supermärkten, Aufzug fahren oder in der Höhe sein entwickeln. Man nennt diese Form der Angst **spezifische Phobie**. Häufig ist die Folge, dass Betroffene diese Situationen dann meiden oder wegen dieser Angst das eigene Haus kaum mehr verlassen. Auch bei sozialen Kontakten kann Angst für Betroffene so bedrohlich werden, dass sie Kontakte mit anderen Menschen meiden und sich immer mehr zurückziehen – **soziale Phobie**. Bei der **generalisierten Angststörung** ist die Angst nicht auf eine bestimmte Situation beschränkt, sondern ein „sich ständig Sorgen machen" und unrealistische Befürchtungen kommen hinzu.

Massive Angst – viele Patienten erinnert die Angst von der Stärke her an Todesangst, die keinen bestimmten Auslöser hat, sich nicht auf Gegenstände oder Situationen richtet und bei der die Körperreaktionen wie Puls, Zittern, Schwindel besonders stark sind – bezeichnet man als **Panikstörung**. Angst und Panik können bei bestimmten Krankheitsbildern auch gemeinsam auftreten, z. B. bei der Angst, Situationen mit vielen Menschen aufzusuchen. Lässt sich eine Situation, z. B. Einkaufen im Supermarkt, nicht vermeiden, kann aus der Angst eine akute Panikattacke werden.

Angst kann sich auch als Folge traumatischer Ereignisse entwickeln: Nach einem Unfall, körperlicher oder sexueller Gewalt durch andere. Soldaten, die aus Kriegsgebieten zurückkommen, entwickeln häufig **Angst, die aus traumatischen Erfahrungen resultiert**. Neben dem Gefühl der Angst sind die Betroffenen oft innerlich sehr angespannt, erleben sich oder die Umwelt verändert und die massiv bedrohlichen Ereignisse tauchen immer wieder in Träumen oder Erinnerungen auf. Diese Erkrankung nennt man posttraumatische Belastungsstörung.

Formen der Angst
- Spezifische Angst vor bestimmten Situationen – Höhe, Menschenansammlungen, enge Räume, Flugreisen u. a.
- Generalisierte Angst – Angst und Sorge als ständiger Begleiter
- Angst vor soziale Kontakten und vor Bewertung durch andere – soziale Phobie
- Angst als Folge traumatischer Erfahrungen – posttraumatische Belastungsstörung
- Plötzlich und massiv auftretende Angst ohne Auslöser – Panikstörung
- Angst in Zusammenhang mit anderen Erkrankungen: Depression, Psychose, Sucht, körperliche Erkrankungen u. a.

Was hilft gegen Angst ganz allgemein? Wie bei anderen Therapien ist es am Anfang der Behandlung wichtig, den Patienten bestimmte Zusammenhänge zu erklären. Dazu gehören Informationen, wie die Angst entsteht: Die körperlichen Reaktionen sind Folge der Angst und keine zusätzliche Erkrankung und das Vermeiden angstauslösender Situationen verstärkt die Angst.

In Hypnose können die Patienten zunächst wieder Sicherheit und Vertrauen erleben. Ihr Therapeut wird Sie fragen, in welchen Situationen Sie sich schon sicher, geborgen und vielleicht beschützt gefühlt haben. Eine Patientin berichtete mir von einem Ausflug an einen See mit ihrem Partner, bei dem sie ganz besonders eine vertrauensvolle Nähe und Geborgenheit spürte. Viele Menschen haben oft einen sog. inneren Begleiter, mit dem sie diese Sicherheit oder einen Schutz erleben können. Das kann ein Schutzengel sein, zu dem Menschen bereits seit der Kindheit beten. Oder ein geliebtes Tier, das vielleicht schon verstorben, aber immer noch ein Gefühl von Schutz vermittelt.

Können Patienten zunächst keine Erinnerungen an Schutz/Sicherheit/Vertrauen benennen, findet oft die Technik „Sicherer Ort" Anwendung.

Sicherer Ort
„Halten Sie bitte zunächst die Hände einmal geöffnet und so, dass die Handflächen zueinander zeigen … Spüren Sie den Raum zwischen den Händen? … Wie fühlt sich dieser Raum an … gibt es da

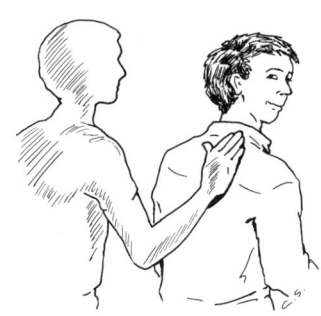

■ Abb. 5.2 Beschützt

bereits ein Verbindung zwischen den Händen … ein Gefühl von Wärme oder Nähe? … Sie können den Raum auch verändern … sodass dadurch vielleicht diese Verbindung, zwischen den Händen – Ihr Raum – besonders gut spürbar wird … und ich weiß nicht, ob die Hände sich aufeinander zu bewegen und sich weiter annähern möchten … sich berühren und ganz Kontakt haben … Nähe aufnehmen … oder die Hände auseinander gehen … und Sie dadurch eine angenehme Weite spüren können … Ihr Unbewusstes kann das entscheiden … und es gibt einen Ort, an dem Sie Nähe und Vertrauen spüren können … ein Ort, den Sie vielleicht schon kennen … oder ein Ort, der in diesem Moment erlebbar wird … an dem Sie sich sicher und beschützt fühlen … schauen Sie sich an Ihrem sicheren Ort um … wie sieht dieser Ort aus … vielleicht begleitet Sie ein geliebter Mensch oder ein Tier, die Ihnen … ohne dass Sie es aussprechen müssten … zeigen: Wir sind für dich da, helfen dir … das kann durch eine Geste, eine Berührung oder einfach nur durch einen Blick passieren … sodass Nähe, Sicherheit, Vertrauen entstehen … Es mag sein, das es an Ihrem sicheren Ort auch bestimmte Gerüche oder Töne gibt … die dazu beitragen … Sicherheit und Vertrauen in sich zu spüren … Sicherheit, die Sie auch körperlich erleben können … die in Ihnen lebendig ist … Vielleicht gibt es an diesem Ort einen Baum, ein Tier oder einen bestimmten Menschen … an den Sie sich anlehnen möchte … um zu spüren, wie es ist … Halt und Unterstützung zu erfahren … oder Sie sind an dem Ort einfach nur ganz bei sich … spüren eine Sicherheit in sich … und dieser Ort verstärkt dieses Erleben von Sicherheit und Vertrauen … an diesem Ort sind Sie sicher.“

Wie bei jeder Hypnose ist auch bei dieser Übung wichtig, dass Patienten nicht nur das Gefühl von Vertrauen, Sicherheit und Schutz wahrnehmen, sondern dies auch körperlich erleben können. Denn gerade Angst drückt sich bei vielen Menschen stark körperlich aus (■ Abb. 5.2).

Ein weiteres Ziel bei der Therapie von Angststörungen ist, dass Patienten lernen, sich dieser zu stellen. In der Hypnotherapie üben die Betroffenen das zunächst in Hypnose und können es dadurch später in konkreten Alltagssituationen leichter umsetzen. An dieser Stelle sei angemerkt, dass diese Konfrontation mit angstauslösenden Situationen bei der posttraumatischen Belastungsstörung nicht immer erfolgen muss – vor allem nicht zwingend in realen Situationen. Hier reicht es möglicherweise, wenn Patienten lernen, wie sie unangenehme Bilder kontrollieren, sich wieder sicher fühlen und das Erleben von Ohnmacht überwinden können.

Die Angst besser kontrollieren zu können, war auch das Ziel des ▶ Fallbeispiels Angststörung.

Eine Panikstörung, also eine Angst, die plötzlich, sehr heftig und ohne konkreten Anlass auftritt, muss etwas anders als im Fallbeispiel dargestellt behandelt werden. Ziel ist ebenfalls, dass das Erleben von Kontrolle über die Angst sich bei den Patienten wieder entwickelt. Dazu versuche ich, mit dem Patienten eine Metapher oder ein Symbol für die Panik zu entwickeln: „Die Panik ist wie ein schwarzes Ungeheuer und ich verziehe mich in meine Höhle und hoffe,

Fallbeispiel Angststörung

Ein 52-jähriger Patient berichtete, er leide schon lange an Ängsten in engen, mit Menschen überfüllten Räumen (Klaustrophobie). Die letzten Jahre habe er solche Räume meistens irgendwie meiden können. Nun habe er aber einen neuen Arbeitgeber, dessen Büroräume im 10. Stock eines Hochhauses liegen. Anfangs habe er noch die Treppe benutzt, das werde ihm mittlerweile zu viel. Einmalig sei er auch zum Dach des Hochhauses (15. Stock) gefahren, weil er die Aussicht genießen wollte. Dort sei plötzlich eine massive Angst aufgetreten, die er bis dahin nicht kannte (Höhenangst). Im Vorgespräch überlegten wir gemeinsam, wer ihn in der Hypnose begleiten und unterstützen könne, sodass das Erleben von Sicherheit und Vertrauen – „Ich kann das" – sich verstärken kann. Er erzählte von der Beziehung zu seiner Frau, die er schon lange kenne. Immer noch gebe es ein großes Vertrauen und eine ganz spezielle Nähe. Das habe er erst beim letzten Urlaub am Meer wieder gespürt. In den ersten Sitzungen gingen wir in Hypnose an diesen Ort und er konnte vor allem die Nähe und das Vertrauen zu seiner Frau deutlich wahrnehmen. Ein Vertrauen, das half, sein Selbstvertrauen zu stärken. In den nächsten Sitzungen suchten wir anfangs immer diesen Ort am Meer auf. Erst als der Patient sich ausreichend mit Nähe und Vertrauen ausgestattet fühlte – was sich der Therapeut im Übrigen vom Patienten direkt rückmelden lässt – begann die Annäherung an das Aufzugfahren. Das bedeutet, der ganze Vorgang des Aufzugfahrens wird in einzelne Bildabschnitte zerlegt – vor dem Hochhaus, das Hochhaus betreten, vorm Aufzug warten, die Türen öffnen sich, schließen sich. Im Aufzug nach oben fahren, Türen öffnen sich, aussteigen. Erst wenn der Patient jede Situation mit Ruhe und Sicherheit erleben kann, wird die nächste Situation aufgesucht. Durch die Vorstellung von einzelnen Bildern erleben Betroffene die Angst als außerhalb von sich, dadurch weniger bedrohlich und leichter kontrollierbar. Man kann ein unangenehmes Bild ja einfach weglegen oder mit so viel Abstand betrachten, dass es erst mal unscharf wird. Im aktuellen Fall begleitete den Patienten in Hypnose seine Frau und half ihm durch Gesten (Hand auf den Rücken legen, liebevoller Blickkontakt), dass er innerlich zur Ruhe fand und das Vertrauen in sich – „Ich kann das" – dadurch verstärkt wurde. Gelegentlich war es auch hilfreich, den sicheren Ort am Meer aufzusuchen, um dort wieder mit der vertrauensvollen Nähe aufzutanken. Das Üben der angstauslösenden Situationen erstreckte sich über mehrere Sitzungen. Parallel dazu sollte er real die jeweiligen Schritte üben, seine Frau durfte ihn aber nur in der Vorstellung begleiten. Zudem erlernte er hilfreiche Atemtechniken sowie die 1-2-3-Methode als Entspannungstechnik (▶ Abschn. 4.1). Nach 10 Sitzungen konnte er wieder den Aufzug benutzen. Schwierig blieb für ihn ein überfüllter Aufzug. Jedoch vermied er eine solche Situation anders als früher nicht mehr. Froh über das Erreichte stellte der Patient die Behandlung der Höhenangst erstmal zurück.

dass es schnell verschwindet." Danach wird im Gespräch und in Hypnose überlegt, wer kann helfen, unterstützen – welche Ressourcen geben Kraft und Sicherheit. Bietet die Höhle auch Schutz? Schutz wovor oder vor wem? Wie kann die Szene (Ungeheuer vor der Höhle) verändert werden. Muss das Ungeheuer verjagt werden oder kann der Patient mit dem Ungeheuer sprechen. Dadurch wird das diffuse Gefühl von Panik für den Patienten konkreter, aber auch veränderbar. Möglicherweise entwickelt er Ideen, welche Funktion oder Bedeutung die Panik hat und welche Belastungsfaktoren eine Rolle spielen.

Für die Unterbrechung der akuten Panikattacke lernt der Patient Übungen, die diese rasch unterbrechen. Zum Beispiel kann er beim Auftreten der Angst, diese im übertragenen Sinn als Einladung für einen tiefen Atemzug nehmen und beim Ausatmen sich vorstellen, wie die Angst als großer Felsbrocken auf den Boden fällt und dort bewegungslos verharrt. Um das auch körperlich zu spüren und die erwünschte Reaktion zu verankern, kann er dazu z. B. ein lautes „Bong" sprechen oder eine bestimmte Handbewegung ausführen: „Und immer wenn Sie diese Handbewegung ausführen, wird sich Ruhe und Sicherheit einstellen." In Hypnose wird eine bereits durchgemachte

Panikattacke mit dieser Technik so verändert, dass der Patient sie rasch durchbrechen kann. Später wird auch ohne die Tranceerfahrung im normalen Wachzustand geübt.

Bei Menschen, die sich innere Bilder nicht so gut vorstellen können, helfen zur Unterbrechung von akuter Angst oft innerlich oder laut gesprochene, direkte Suggestionen. Nach kurzer Induktion über ein Erleben von Kraft und Entschlossenheit spricht der Therapeut ein deutliches „Ruhig und sicher – Ja" oder „Kann das, ich schaff das – Ja." Die Patienten sollen die Suggestionen selbst innerlich oder laut sprechen und beim Ausatmen das „Ja" deutlich betonen; dabei verlangsamt sich automatisch die meist erhöhte Atemfrequenz bei Angstattacken. Die „Ja-Übung" lernt der Patient zunächst durch den Therapeut vermittelt. Später kann er durch Selbsthypnose diese weiter vertiefen. Atemtechniken allgemein sind ein gutes Gegenmittel gegen Angstattacken.

Für die Behandlung posttraumatischer Belastungsstörungen können oben genannte Techniken gut angewendet werden. Ziel der Behandlung ist zunächst, dass Patienten sich innerlich stabiler fühlen und lernen, ihre Symptome beeinflussen und kontrollieren zu können. Eine Konfrontation – ein mit Ressourcen in Hypnose und Teilschritten zerlegte Wiederbegegnung mit dem Trauma und korrigierender Erfahrung – sich nicht mehr hilflos und ausgeliefert zu fühlen – ist nicht immer notwendig.

Um die häufig sehr belastenden Erinnerungen an das Trauma besser kontrollieren zu können, hat sich die „Bildschirmmethode" bewährt. Hier werden die emotional belastenden Bilder oder Erinnerungen auf einem Bildschirm betrachtet. Sie können durch eine Fernbedienung rasch verändert werden: Das Bild rückt weiter weg, wird unscharf, Programmwechsel zu einem schönen Bild etc. Die Übung kann erweitert werden. Dann ist das belastende Bild auf einer DVD gespeichert. Diese kann aus einem Rekorder genommen, in die Hülle zurückgelegt und verschlossen werden. Die DVD mit Hülle kann in einem Tresor verschlossen werden und nur der Patient hat den Schlüssel.

Grundsätzlich sollte auch bei Angsterkrankungen eruiert werden, in wie weit Angst für die Betroffenen schon in Kindheit und Jugend Thema war. Wie haben die Eltern und das Umfeld auf Ängste der Kinder reagiert? Oder waren sie bewusst oder unbewusst mitverantwortlich für die Entwicklung einer Angsterkrankung durch Strenge, Vernachlässigung, überzogene Strafen oder körperliche/sexuelle Gewalt. Und schließlich: Welche Menschen, Kontakte zu Tieren oder höhere Wesen haben gegen Angst schon geholfen? Hier finden sich oft weitere, wichtige Ansätze für die Behandlung.

5.3 Akute und chronische Schmerzen

Die Behandlung von Schmerzen ist eine Domäne der Hypnose. Wie oben im ▶ Kap. 2 beschrieben, wird der Trancezustand schon sehr lange zur Reduktion von Schmerzen oder zur Schmerzausschaltung genutzt. Schmerz kann als ein unangenehmes Sinnes- und Gefühlserlebnis beschrieben werden, das mit einer körperlichen Schädigung verknüpft sein, aber auch ohne diese auftreten kann. Bei Schmerzen finden sich oft keine körperlichen Schädigungen, welche die Entstehung von Schmerz ausreichend erklärt. Anders herum werden Zufallsbefunde erhoben, die Schmerzen verursachen sollten, dies aber nicht tun. Für die Praxis wiederum ist es relativ einfach: Schmerz ist, was der Patient sagt und nicht was im Röntgenbild oder Labor zu sehen ist (◻ Abb. 5.3).

Patienten mit chronischen Schmerzen – also Schmerzen, welche über viele Wochen oder gar Monate andauern und nur schwer therapierbar erscheinen – machen oft die Erfahrung,

◘ **Abb. 5.3** Schmerz lass nach

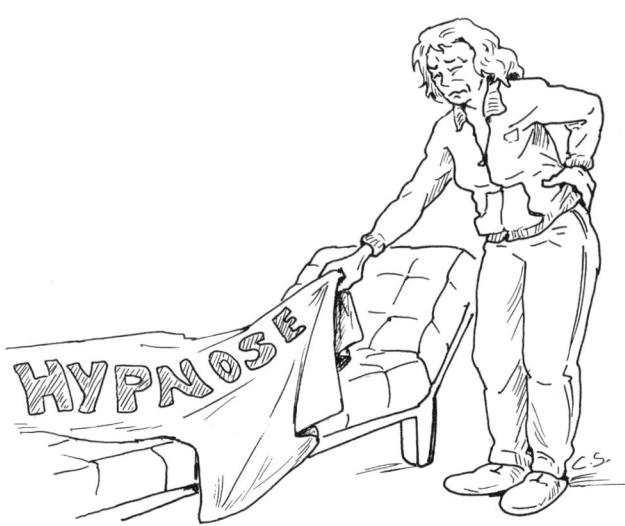

dass von Behandlern die geschilderten Schmerzen irgendwann in Frage gestellt werden. Sie fühlen sich in ihren Beschwerden nicht mehr ernst genommen, weil eine angebliche Ursache dafür nicht festgestellt werden kann. Viele Therapeuten gehen noch von einem Schmerzverständnis aus, bei dem es nur eine körperliche Ursache gibt: z. B. eine Prellung oder Bruch eines Arms, Arthrose im Knie. Der Schmerz entstehe also nur an der betreffenden Körperstelle, wird dann direkt ans Gehirn weiter geleitet und als Schmerz wahrgenommen. Eine solche Erklärung ist für akute Schmerzen –also Beschwerden die rasch und heftig sowie als Folge einer Gewebeschädigung durch Druck, Verrenkung, Hitze, Entzündung oder bösartiges Wachstum entstehen – nachvollziehbar. Der Schmerz ist hier ein Warnsignal und biologisch sinnvoll. Die Behandlung richtet sich hauptsächlich auf die Therapie der körperlichen Schädigung und ist meist ausreichend.

Die Entstehung von Schmerzen ist jedoch wesentlich komplexer als gerade oben beschrieben: Sowohl bei akuten wie chronischen Schmerzen spielen neben einer körperliche Schädigung das aktuelle psychische Empfinden (Angst, Depression, sich Sorgen machen – zuversichtlich, gelassen, heiter sein), die bisherigen Erfahrungen mit Schmerzen, wie bewerte ich die Schmerzen, das soziale Umfeld und die Fokussierung versus Ablenkung vom Schmerz bei der Schmerzentstehung eine wesentliche Rolle.

5.3.1   Hypnose bei akuten Schmerzen

Die durch Hypnose induzierte Trance wird erfolgreich vor und nach Operationen eingesetzt. Ziel ist zum einen die Anspannung und Angst zu reduzieren sowie eine positive Sichtweise im Hinblick auf die Operation und den Heilungsprozess danach zu erreichen. Zum anderen wird der schmerzlindernde Effekt einer Trance genutzt. Dadurch lässt sich die Menge der Schmerzmittel reduzieren und es kann zu einem schnelleren Heilungsverlauf mit weniger Komplikationen sowie rascher Entlassung aus dem Krankenhaus kommen. Ähnliche Ziele werden bei der Behandlung von Menschen mit schweren Verbrennungen verfolgt.

Hypnose wird auch erfolgreich in der Geburtsvorbereitung zur Linderung von Schmerzen und Abbau von Ängsten und Stress angewendet.

Bei der Zahnarztbehandlung wird Hypnose begleitend zu einem Schmerzmittel oder sogar als einziges Schmerzmittel eingesetzt – selbst bei Eingriffen wie dem Ziehen eines Weisheitszahns.

Zur Schmerzbehandlung durch Hypnose wird zu Beginn ein Trancezustand angestrebt, in dem Patienten auf angenehme Empfindungen wie Ruhe und Gelassenheit fokussieren. Erlebnisse aus einem schönen Urlaub, ein gemeinsamer Abend mit Freunden oder das Erleben von körperlicher Nähe und Geborgenheit durch eine vertraute Person helfen. Dadurch kann das Bild von einem Wohlfühlort entstehen. Die angenehmen positiven Sinneserfahrungen führen zu einer Entspannungsreaktion, die Angst und Stress abbaut. Im Weiteren kann Schmerzfreiheit z. B. durch die Vorstellung erreicht werden, eine Region des Körpers (z. B. ein Arm) fühlt sich völlig taub und unempfindlich an. Das kann durch ein Bild vom Arm in einem eiskalten Wasser oder durch die Vorstellung, ein ganz starkes Schmerzmittel wird in den Arm eingebracht, erzielt werden. Bei Menschen mit Angst vor Spritzen wird in Hypnose visualisiert, wie das Schmerzmittel auf die Haut aufgetragen wird und von dort weiter in den Arm eindringt. Direkte Suggestionen – „Ihr Arm fühlt sich ganz taub an, ist völlig unempfindlich" – vertiefen diese Wirkung. Wird eine andere Region als der Arm behandelt, lernt der Patient die Schmerzfreiheit dorthin zu übertragen, z. B. in den Bauch während einer Darmspiegelung.

Schmerzfreier Bauch

„Schließen Sie bitte die Augen und nehmen einmal Ihren rechten Arm wahr, wie der gerade aufliegt … Wie fühlt sich der Kontakt zwischen Arm und der Unterlage an? … Darf Ihr Arm vielleicht Gewicht an die Unterlage abgeben … die Spannung, die es im Arm noch geben mag … einfach abgeben? … Und achten Sie nun auf Ihren Arm und Ihre Hände … Sie werden sich bestimmt erinnern, wie es sich im Winter anfühlt … bei Schnee … mit den Händen eine Schneeball zu formen … wie die Hände sich allmählich kühler und kühler anfühlen … die Beweglichkeit in den Händen abnimmt … die Hände ganz kalt werden … sich fast taub anfühlen … Und diese Kälte spüren Sie jetzt ganz deutlich in Ihrer rechten Hand … als ob die Hand ganz mit Schnee bedeckt ist … kalt und unempfindlich … Ihre rechte Hand ist unempfindlich und taub gegenüber Berührung … unempfindlich und taub gegenüber einem Druck oder Stoß … diese Kälte und Unempfindlichkeit in der Hand können Sie ganz deutlich spüren … auch in diesem Moment … Ihre rechte Hand ist kalt … taub … unempfindlich … Und ich lege jetzt Ihre rechte Hand auf den Unterbauch … und dort können Sie erleben, wie durch Ihre Hand Kälte und Unempfindlichkeit sich übertragen … Kälte und Unempfindlichkeit in diesen Bereich eindringen … Sie die Kälte jetzt auf der Haut spüren … und die Unempfindlichkeit … Taubheit und Unempfindlichkeit dringen tiefer und tiefer in Ihren Bauch ein … Die Kälte und Taubheit umgeben die Muskeln … das Fettgewebe … die Nervenfasern … Bänder … im ganzen Unterbauch ist Kälte … Unempfindlichkeit … sodass Ihr Bauch taub gegenüber Druck oder Berührung ist … Eine deutliche Kälte und Unempfindlichkeit sind im Unterbauch."

Angst, Schmerzen und innere/muskuläre Anspannung verstärken sich gegenseitig. So führt die Angst vor einer Operation oder Zahnbehandlung zu einem subjektiv, stärkerem Schmerzerleben; die Angst führt aber auch zu einer körperlichen und inneren Anspannung, die die Hemmschwelle für das Schmerzerleben wiederum senkt. Treten Schmerzen auf, wird dadurch die Angst verstärkt.

Greift der Behandler durch die Hypnose in diesen Kreislauf ein, reduzieren sich folglich das Schmerzerleben, die Angst sowie die innere/muskuläre Anspannung.

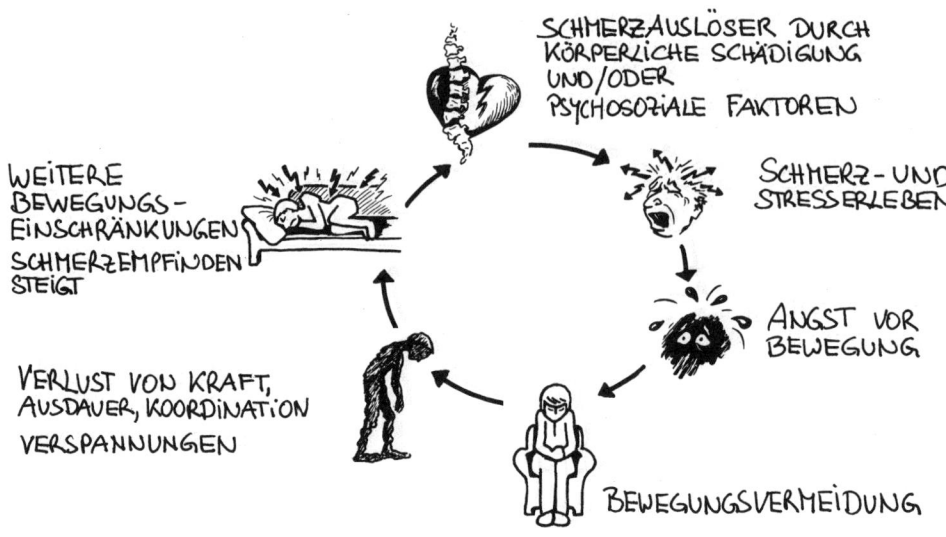

SCHMERZAUSLÖSER DURCH
KÖRPERLICHE SCHÄDIGUNG
UND/ODER
PSYCHOSOZIALE FAKTOREN

SCHMERZ- UND
STRESSERLEBEN

WEITERE
BEWEGUNGS-
EINSCHRÄNKUNGEN
SCHMERZEMPFINDEN
STEIGT

ANGST VOR
BEWEGUNG

VERLUST VON KRAFT,
AUSDAUER, KOORDINATION
VERSPANNUNGEN

BEWEGUNGSVERMEIDUNG

▣ Abb. 5.4 Schmerzkreislauf (Mod. nach Richter 2011)

5.3.2 Hypnose bei chronischen Schmerzen

Die häufigsten, chronischen Schmerzen sind Rücken- und Kopfschmerzen. Bei lang anhaltenden oder immer wieder auftretenden Schmerzen lässt sich oft keine körperliche Ursache finden bzw. die im Röntgenbild oder anderen Untersuchungen festgestellten Befunde erklären die Schmerzen nicht ausreichend. Oft folgen weitere Untersuchungen, ohne dass die eine Ursache gefunden wird. Chronische Schmerzen, die den Bewegungsapparat betreffen, führen im Verlauf oft zu einem Vermeidungsverhalten. Dieses verstärkt wiederum das Schmerzerleben (▣ Abb. 5.4).

Natürlich gibt es auch chronische Schmerzen, die mit einer körperlichen Schädigung zusammenhängen – z.B. Knie- und Hüftgelenksschmerzen durch eine Arthrose, rheumatische Erkrankungen oder ein Bandscheibenvorfall im Rücken. Auch bei bestimmten Kopfschmerzarten wie z.B. der Trigeminusneuralgie und der Migräne sind körperliche Veränderungen von großer Bedeutung.

In der Behandlung von chronischen Schmerzen müssen folgende Bereiche thematisiert und in die Diagnostik sowie Behandlung mit einbezogen werden: Wie genau erlebt der Patient Schmerzen körperlich? Gibt es aktuell belastende Lebensereignisse? Welche Gefühle stehen im Vordergrund? Wie denkt der Patient über die Schmerzen? Wie reagiert sein soziales Umfeld auf die Schmerzen? Wie verhält sich der Patient, wenn er Schmerzen verspürt? Welchen biografischen Hintergrund hat er?

Daraus lassen sich einige Risikofaktoren für die Entstehung von chronischen Schmerzen finden.

Risikofaktoren für die Entstehung chronischer Schmerzen
- Angst und Depression aktuell und in der Vorgeschichte
- Gewalt- und Schmerzerfahrungen in der Kindheit

- Operationen vor dem 6. Lebensjahr
- Schmerzerkrankte Angehörige in der Familie
- Schmerzen als „Katastrophe" bewerten
- Überzeugung, dass Bewegung schadet
- Angstvermeidungsverhalten
- Erhöhte Aufmerksamkeit für körperliche Symptome
- Selbstbeschuldigung
- Übersteigertes Leistungsideal
- Soziale Probleme: Schulden, Partnerschaftskonflikt, Unzufriedenheit am Arbeitsplatz
- Krankheitsgewinn durch die Schmerzen, z.B. vermehrte Aufmerksamkeit durch Angehörige und Behandler
- Beharren auf körperliche Ursachen der Schmerzen

Ziel der Hypnotherapie bei chronischen Schmerzen ist es, dass Patienten korrigierende Erfahrungen in den Bereichen Körpererleben, dem Denken, den Gefühlen, dem sozialen Kontext und in Bezug auf biografische Erfahrungen machen können.

Körpererleben verändern

In Hypnose kann der Patient ein angenehmes Gefühl von Wärme, Kälte, Fließen etc. erleben. Kann er das angenehme Gefühl in einem gesunden Körperbereich spüren, wird es von ihm selbst durch eine Handbewegung, die Atmung oder Vorstellung in den schmerzhaften Bereich verschoben. Alternativ kann er den Schmerz vom betroffenen Bereich in einen weniger störenden Bereich verschieben oder der Schmerz wird zusammen mit der betroffenen Körperregion in Hypnose vom Rest des Körpers abgespalten. Es kann auf die Erfahrung einer schmerzfreien Phase aus der Vergangenheit zurückgegriffen werden. In Trance kann der Patient wichtige Bewegungen mit dieser Schmerzfreiheit korrigierend erfahren. Hilfreich ist oft, den Schmerz als Symbol darzustellen. Dadurch können Betroffene, den Schmerz außerhalb von sich wahrnehmen und lernen, das Symbol/den Schmerz zu verändern. Ein Beispiel dazu zeigt das ► Fallbeispiel Chronische Schmerzen (◘ Abb. 5.5).

Denken und Glaubenssätze erweitern

Bestehen Schmerzen über längere Zeit, kann eine klare Ursache nicht gefunden werden und keine Therapie greift wirklich, ist es verständlich, dass Patienten darauf zunehmend hoffnungslos reagieren. Sätze wie „Das wird ja eh nichts mehr" oder „Wenn das so weiter geht, lande ich noch im Rollstuhl" höre ich dann häufig. Hier gilt es, die Sorgen der Betroffenen ernst zu nehmen, sie aber doch in dem Sinne zu erweitern, dass wieder Hoffnung und Zuversicht entsteht. In der Regel gibt es auch bei chronischen Schmerzen kurze Momente der Besserung, in denen sich die Betroffenen vielleicht sogar schmerzfrei erleben. In Hypnose wird diese Erfahrung reaktiviert und mit den Wünschen des Patienten in Verbindung gebracht: „Würde gerne mal wieder 20 km mit dem Fahrrad fahren können." In Trance kann das schmerzfeie Fahrrad fahren gelingen und so eine innere Überzeugung wachsen: „Auch wenn ich immer wieder Schmerzen verspüre, bin ich doch belastbar und kann meine Ziele verwirklichen."

Schmerzassoziierte Gefühle behandeln

Häufig treten bei Menschen mit chronischen Schmerzen psychische Symptome wie Angst, Depression oder Schlafstörungen auf. Diese müssen ebenfalls mitbehandelt werden, da sie

◨ **Abb. 5.5** Schmerz symbolisieren

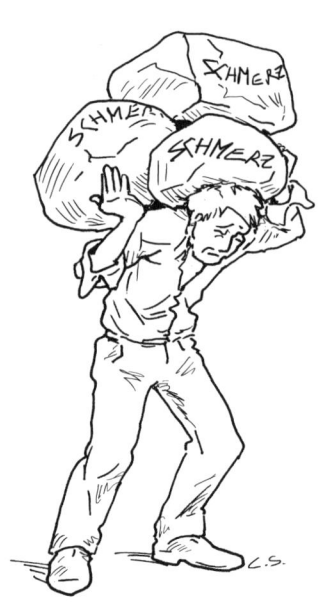

Fallbeispiel „Chronische Schmerzen"

Ein 47-jähriger Mann, verheiratet, Vater von zwei Kindern und im Verkauf einer großen Supermarktkette angestellt, kam zu mir, da er seit 2 Jahren zunehmend an Rückenschmerzen leide. Betroffen seien vor allem der Schulter-Nacken-Bereich sowie der untere Rücken. Er habe „schon alles" probiert: Die Krankengymnastik sowie Akupunktur haben nur kurzeitig geholfen, die Schmerzmittel mittlerweile nicht mehr, naturheilkundliche Mittel halfen gar nicht. Um ins Fitnessstudio fürs Rückentraining zu gehen, sei er oft zu müde. In einer Computertomografie(CT)-Untersuchung wurde jetzt eine Vorwölbung der Bandscheibe festgestellt und weil die Beschwerden sich nicht besserten, wurde von den Ärzten eine Operation empfohlen. Zunächst wolle er aber noch eine alternative Methode ausprobieren. Wir begannen die Hypnosebehandlung mit dem

Symbolisieren der Schmerzen. Dazu versetzte ich den Patienten in eine nur leichte Trance, in der er seine Schmerzen als Symbol beschreiben sollte. Ich half ihm durch Vorschläge wie „Sind die Schmerzen groß oder klein, welche Farbe haben sie; sind sie eher stechend, schwer, brennend oder drückend; nur an einem Ort oder wechselnd; hart oder weich?" So entstand für die Schulterschmerzen das Bild großer, schwerer Steine, die auf ihm liegen; für den Bereich um die Lendenwirbelsäule herum ergab sich ein Symbol, als ob jemand scharfe Messer in ihn reinschneidet. Als Ressource hatten wir schon seinen Hund benannt, der ihn immer mit so viel Freude und Begeisterung begrüßt. Dieser wirke auf ihn so unbeschwert und er mache viel Quatsch. Seine Familie war in diesem Fall als Kraftquelle nicht so gut geeignet, weil er für diese als Hauptverdiener und nach dem

Kauf einer kleinen Eigentumswohnung eine starke und teils belastende Verantwortung spürte. In den folgenden Sitzungen begannen wir die Symbole mit Hilfe seiner Ressource zu verändern. So erlebte der Patient z. B. wie sein Hund half, die Steine vom Rücken zu rollen – da der Hund in Wahrheit relativ klein war ließen wir ihn in Hypnose einfach wachsen. Gegen die schneidenden Messer half die Vorstellung, dass diese vorher an Steinen stark abgewetzt wurden und so einfach nicht mehr gut schneiden konnten. Diese Sitzungen wurden auf CD aufgenommen und der Patient sollte sie sich immer wieder zu Hause anhören. Dadurch besserten sich die Schmerzen für den Moment des Anhörens. Für eine anhaltende und ausreichende Schmerzreduktion reichte die Behandlung noch nicht. Der Patient machte sich immer wieder Sorgen wegen dem CT-Befund und der Frage einer Operation. Ich empfahl ihm eine Zweitmeinung einzuholen, um die Operationsindikation zu überprüfen. Diese wurde von einem erfahrenen Operateur klar verneint, was den Patienten sehr beruhigte. Durch seine Schmerzen und einem mittlerweile reduziertem Antrieb vernachlässigte er auch seine sozialen Kontakte. Um ihn dabei zu unterstützen, konnte der Patient in Hypnose wieder erleben, wie er mit seinen Freunden in schmerzfreien Zeiten am Wochenende Fußball spielte. Hier war die Reaktivierung von Freude, dem Zusammenhalt untereinander und von Kraft möglich. Zudem konnte er in Hypnose wieder spüren, ohne Schmerzen sportlich aktiv zu sein. Begeistert von dieser Hypnosesitzung nahm er rasch wieder Kontakt zu seinen Fußballfreunden auf, sagte jedoch wegen der Sorge, das Fußballspielen könne die Schmerzen verschlimmern, wieder ab. In weiteren Schritten war nun die Arbeit an den Sorgen und dem dadurch bedingten Vermeiden ausreichender körperlicher Aktivität geplant.

einer Besserung der Schmerzbeschwerden ansonsten massiv im Wege stehen. Oft vermeiden Patienten z. B. wegen ihrer Schmerzen soziale Kontakte aus Angst vor den dort auftretenden Beschwerden. Ziehen sich die Betroffenen im Verlauf immer mehr zurück, fehlt ihnen zum einen die wichtige soziale Unterstützung, zum anderen kann sich eine Angststörung vor spezifischen Situationen entwickeln.

Die Behandlung der Angst, Depression und Schlafstörung wird in den jeweiligen Kapiteln beschrieben.

Soziale Kontakte verbessern

Neben dem sozialen Rückzug ist zu beachten, wie das Umfeld der Patienten auf die Schmerzerkrankung reagiert. Häufig sind nämlich ganze Familien mit der Schmerzerkrankung konfrontiert und fühlen sich überfordert, hilflos. Der Therapeut wird auch Familienangehörigen Informationen über chronische Schmerzen geben und wie diese, einen an Schmerzen leidenden Angehörigen unterstützen können. Patienten können ihre sozialen Kontakte und das Zusammenleben ebenfalls aktiv und positiv verändern: In der Hypnose dürfen die Patienten sich zunächst an eine Erfahrung erinnern, in denen sie Hoffnung und Zuversicht verspürten (gelingt keine Erinnerung, wird der Wunsch nach Hoffnung/Zuversicht als Kraftquelle genommen). Mit dieser Zuversicht können sie in Trance nun ihren Angehörigen begegnen und spüren, wie diese mit Nähe und Zuneigung auf den hoffnungsvollen Patienten reagieren. Er wird sich verstanden und unterstützt fühlen.

Biografische Hintergründe beachten

Lebenserfahrungen in der Kindheit und Jugend können im späteren Lebensalter mitverantwortlich für die Entstehung chronischer Schmerzen sein. Es ist nicht ungewöhnlich, wenn sich im Verlauf einer Behandlung herausstellt, dass Betroffene oft unter Gewalterfahrungen in der Vergangenheit leiden mussten. Häufig wird auch ein sog. unsicherer Bindungsstil von den Patienten beschrieben. Bei diesem erfahren Kinder kein stabiles Vertrauensverhältnis durch die Eltern, sondern erleben nur ungenügend ein Gefühl von Sicherheit und Geborgenheit. Dies kann aus häufigen Trennungen der Eltern, einer Adoption, durch übermäßige Strafen oder Gewalterfahrungen resultieren. In die Hypnotherapie wird das Erleben von Vertrauen, Sicherheit und Kontrolle stark miteinbezogen. Manchmal ist eine Konfrontation mit angstauslösenden Situationen notwendig.

5.4   Magen-Darm-Beschwerden: Reizdarmsyndrom, Reizmagen, Colitis ulcerosa, Morbus Crohn

5.4.1   Reizdarmsyndrom

Patienten mit einem Reizdarmsyndrom leiden an immer wieder auftretenden Bauchschmerzen, Blähungen, Völlegefühl, Durchfällen und/oder Verstopfung. Die Entstehungsursache ist noch weitgehend ungeklärt, klare körperliche Befunde finden sich nicht. Häufig werden bei Patienten mit einem Reizdarmsyndrom weitere psychische Erkrankungen diagnostiziert, vor allem Depression und Angsterkrankungen. Betroffene wenden sich meist erst an einen Hypnotherapeuten, wenn Maßnahmen wie eine medikamentöse Behandlung, Ernährungsumstellung oder naturheilkundliche Anwendungen nicht geholfen haben. Die Wirksamkeit der Hypnose bei einem Reizdarmsyndrom ist wiederum gut belegt.

Die Behandlung kann mit einer Entspannungshypnose begonnen werden. Können die Patienten eine tiefe Ruhe erleben, kann diese Qualität in den Bauch verschoben werden, sodass sich statt Schmerzen Ruhe und Entspannung im Bauch einstellen.

Wie bei der Behandlung von Schmerzen geschildert, lässt sich der Schmerz im Bauchraum symbolisieren. Das entsprechende Symbol – „Der Schmerz ist wie eine große, schwere Kugel im Bauch" – können Betroffene als Bild außerhalb von sich wahrnehmen und sie lernen, das Symbol (den Schmerz) zu verändern: Ein heilsames Licht kann z. B. die Kugel kleiner machen.

Das Körpererleben im Bauchraum kann auch durch die Vorstellung einer anderen Sinnesqualität wie Wärme, Kälte oder Bewegung verändert werden. Hier stimmt der Therapeut mit dem Patienten vor der Hypnose ab, welche Körperempfindungen er vielleicht schon als angenehm erlebt hat oder sich wünschen würde.

Sehr häufig ist die Nutzung von emotionalen Ressourcen wichtig. Dabei schlägt der Therapeut dem Patienten für die Hypnose das Gefühlserleben vor, welches dieser im Alltag vermutlich nicht oder zu wenig erlebt. Das kann Zuwendung durch andere sein, Bestätigung und Lob, Mut, Grenzen zu setzen oder Gelassenheit für die Zukunft. Spürt der Betroffene das Gefühl z. B. im Bereich Brustraum besonders gut, wird es in den Darm verschoben und kann dort schmerzlindernd wahrgenommen werden.

Oft entwickelt sich aus einem Reizdarmsyndrom eine chronische Erkrankung. Patienten verlieren dann häufig den Glauben an eine Besserung. Gedanken wie „Das wird sowieso nie mehr besser" können sich einschleichen. Hier gilt es, durch Hypnose nicht nur Zuversicht zu vermitteln, sondern zudem eine gewisse Gelassenheit. Diese kann in Hypnose als „Trotz meiner Schmerzen kann ich ein erfülltes Leben führen" spürbar werden. Dazu wird zuerst eine Kraftquelle wie z. B. „Tanzen mit meiner Frau" aktiviert – all die Freude und Leichtigkeit bei der Bewegung, die Zuwendung durch die Partnerin. Diese Freude und Leichtigkeit wird mit einer kritischen, schmerzhaften Episode der Vergangenheit zusammen gebracht. Dadurch wird die schmerzhafte Erfahrung korrigiert und trägt nicht als Tropfen, der „das Fass wieder einmal zum Überlaufen gebracht hat" bei.

Zur Behandlung der unangemessenen Darmbewegung – Durchfall oder Verstopfung – findet häufig das Bild von einem Fluss, der unterschiedliche Geschwindigkeiten hat, Anwendung (◑ Abb. 5.6).

Am Fluss

„Bitte nehmen Sie einmal Ihre Füße wahr, wie Sie auf der Unterlage aufliegen … wie die Unterlage das Gewicht trägt … Wie fühlt sich der Kontakt von Füßen und Beinen mit dem Boden an? … Wie ist die Spannung der Muskulatur in diesem Bereich? … Und auch der Rücken kann Gewicht abgeben …

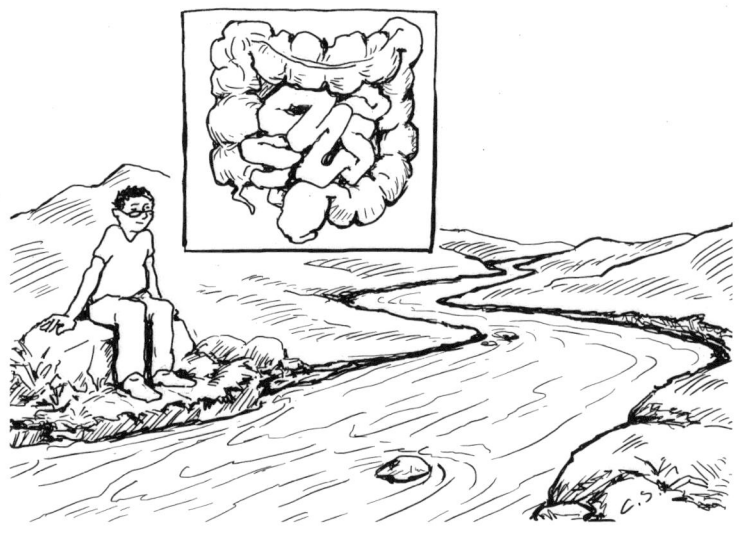

der Schulter-Nacken-Bereich ... Welche Spannung oder beginnende Entspannung kann sich in den Armen einstellen? ... Und während Sie den Körper beobachten kann sich eine tiefe Ruhe einstellen ... eine Ruhe, die Sie auch bei einem Spaziergang am Fluss erleben können ... Nehmen Sie bitte einmal die Stelle am Fluss wahr, an der Sie gerade stehen ... Wie ist die Umgebung? ... Welche Farben und Gerüche gibt es? ... Wie ist es, das Fließen vom Wasser zu hören? ... Wie schnell oder langsam bewegt sich das Wasser? ... Und beim Spaziergang können Sie am Fluss weiter entlang gehen ... sei es in Richtung Quelle ... dort wird der Fluss immer langsamer, bewegt sich das Wasser gemächlicher und ruhiger ... oder Sie gehen mit dem Fluss in Richtung der Mündung ... das Wasser wird immer schneller fließen ... hat mehr Kraft und Bewegung ... Sie entscheiden, an welcher Stelle am Fluss es für Sie am angenehmsten ist ... und Ihr Darm kann ebenso wie ein Fluss sein ... mal bewegt er sich schneller, mal langsamer ... ist die Bewegung mal zu schnell, können Sie am Fluss Richtung Quelle gehen ... bis das Fließen für Sie angenehm ist ... und Ihr Darm wird folgen ... seine Bewegung ist wie die vom Fluss ... angenehm ruhig ... und ist die Bewegung vom Darm mal zu langsam ... gehen Sie am Fluss Richtung Mündung ... und auch hier wird der Darm folgen ... Fluss und Darm sind eins ... die Bewegung – das Fließen – wird schneller ... so schnell, wie es für Sie angenehm ist ... und Sie können diese Bewegung vom Fluss – vom Darm – auch innerlich spüren ... wie sich diese Bewegung anfühlt ... die langsam Bewegung Ihres Darms ... oder die schnellere Bewegung ... Sie spüren, was richtig ist ... gut ist für Sie ... dieses Erleben von ‚gut und richtig' ist in Ihnen ... können Sie auch in Ihrem Darm spüren ... Und je mehr Sie diese angenehme Bewegungen wahrnehmen, desto mehr werden Ihre Beschwerden zurückgehen."

5.4.2   Reizmagen, Colitis ulcerosa und Morbus Crohn

Wie beim Reizdarmsyndrom gibt es beim Reizmagen keine körperliche Ursache für die Beschwerden. Diese äußern sich als Magenschmerzen, Völlegefühl, Aufstoßen, Sodbrennen oder Übelkeit.

Colitis ulcerosa und Morbus Crohn gehören zum Formenkreis der entzündlichen Darmerkrankungen, die wie das Reizdarmsyndrom vielfältige Darmbeschwerden verursachen können.

Bei diesen Erkrankungen entwickelt sich eine chronische Entzündung des Verdauungstrakts; häufig ist die Dickdarmschleimhaut betroffen. Die letztendliche Ursache der Entzündungen ist noch nicht geklärt.

Bei beiden Erkrankungen ist unter anderem eine medikamentöse Behandlung wichtig, zum Teil lässt sich aber eine Operation von Teilen des Darms nicht umgehen. Es gibt auch Verläufe, bei denen Patienten über Jahre beschwerdefrei bleiben. Bei der Colitis kann durch eine Operation die Erkrankung evtl. sogar geheilt werden.

Die Hypnose kann unterstützend zu anderen Therapieformen angewendet werden.

Die Behandlungsprinzipien der Hypnotherapie beim Reizmagen, der Colitis ulcerosa und des Morbus Crohn sind die gleichen wie oben beim Reizdarmsyndrom beschrieben.

5.5   Suchtverhalten – Rauchen, Alkohol, Übergewicht

Betrachtet man die für die Diagnosestellung einer Erkrankung bestehenden Klassifikationssysteme (z. B. das ICD-10), gehört der Bereich Gewicht – vor allem das Übergewicht – eigentlich nicht zu den Suchterkrankungen. Bei diesen sind das Rauchen ebenso wie der Alkohol aufgeführt und eine Unterteilung in einen schädlichen Gebrauch sowie eine Abhängigkeit wird vorgenommen. Zu Übergewicht führen jedoch ähnliche psychologische Phänomene wie bei den Suchterkrankungen. Auch die Motivation für Veränderungen hat eine große Bedeutung für den Behandlungsverlauf und kann mit den gleichen Methoden wie beim Problemverhalten Rauchen oder Alkohol gefördert werden.

> **Kriterien für die Abhängigkeit von einem Suchtstoff**
> - **Suchtdruck:** Das starke Verlangen oder eine Art Zwang, den Suchtstoff zu konsumieren
> - **Verminderte Kontrollfähigkeit:** Es fällt zunehmend schwerer/ist nicht mehr möglich, auch kleinere Mengen des Suchtstoffs zu sich zu nehmen
> - **Körperliches Entzugssyndrom:** Lasse ich den Suchtstoff weg kommt es zu Unruhe, Schwitzen, Anspannung u. a.
> - **Toleranzsteigerung:** Brauche größere Mengen des Suchtstoffs, um noch eine bestimmte, erwünschte Wirkung erzielen zu können
> - **Vernachlässigung anderer Interessen**
> - **Schädliche Folgen** (körperlich, psychisch, sozial) bestehen bereits; trotzdem **konsumiere ich den Stoff** weiter

Bestehen mindestens 3 dieser Kriterien über einen längeren Zeitraum liegt eine Abhängigkeitserkrankung vor.

5.5.1   Rauchen

Hypnose als Möglichkeit, mit dem Rauchen aufzuhören wird häufig von Rauchern nachgefragt. In Deutschland raucht nach dem Drogen- und Suchtbericht der Bundesregierung fast jeder vierte Erwachsene (24,5 %). Bei den meisten von ihnen besteht irgendwann der Wunsch, das Rauchen zu beenden.

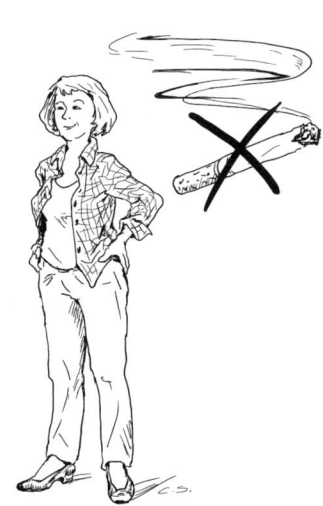

☐ **Abb. 5.7** Rauchfrei

Ziel einer Hypnosebehandlung ist, die Motivation und den Willen für einen Stopp zu fördern. Oft gibt es bei den Betroffenen noch deutliche Zweifel, warum sie mit dem Rauchen aufhören und wie sie es schaffen sollen. Eigentlich alle Raucher sind über die schädlichen Folgen des Rauchens für den Körper, die Finanzen oder gar das Zusammenleben informiert. Und „rein vom Verstand her" wissen die meisten, sie sollten aufhören, schaffen es aber nicht. Genau hier greift die Hypnose an. Sie möchte helfen, dass bei den Rauchern die innere Überzeugung, mit dem Rauchen aufzuhören wachsen kann.

Um diese Überzeugung zu erreichen und zu unterstützen wird im Vorgespräch zunächst geklärt, ob es schon längere Zeiträume gab, in denen die Betroffenen nicht geraucht haben. Wie hat sich das angefühlt? Gab es ein Gefühl von Stolz, mit dem Rauchen aufgehört zu haben oder Anerkennung von anderen? Welchen Einfluss hatte das Nichtrauchen auf die Sinne, vor allem das Riechen und Schmecken. Wie hat sich der Körper (Haut, Atmung etc.) verändert, wie die körperliche Belastbarkeit? Konnte durch das gesparte Geld ein bestimmter Wunsch erfüllt werden? Was half für die Entwicklung eines starken Willens (☐ Abb. 5.7)?

In Hypnose kann der zukünftige Nichtraucher die positiven Veränderungen bereits erleben und idealerweise mit allen Sinnesqualitäten erfahren. Direkte Suggestionen helfen, den Willen zu stärken: „Und wie Sie es schon einmal geschafft haben, mit dem Rauchen aufzuhören, wird es Ihnen auch jetzt gelingen." Menschen, die seit der Jugend durchgehend ohne Stopp rauchen, entwickeln ein Bild von der Zukunft: „Sie haben es schon geschafft, mit dem Rauchen aufzuhören. Wie fühlt sich das an?"

Häufig gibt es bei Rauchern auch einen konkreten Wunsch, weshalb sie das Rauchen beenden wollen. Dieser Wunsch kann als Kraftquelle für eine anhaltende Motivation genutzt werden (▶ Fallbeispiel Rauchen).

Natürlich wird für den zukünftigen Nichtraucher die Sitzung aufgenommen, um zu Hause durch das Anhören die Motivation immer wieder zu vertiefen. Im nächsten Schritt werden kritische Situationen, in denen er Suchtdruck verspürt und rückfällig werden könnte besprochen. In Hypnose und Trance soll er dann zunächst mit Hilfe des Therapeuten sein Wunschbild als Nichtraucher reaktivieren und sich den kritischen Situationen stellen. Dabei macht er in der Regel die Erfahrung, dass das Neinsagen zum Rauchen leicht gelingt, wenn er gut sein kraftvolles Bild als Nichtraucher wahrnehmen kann. Neben dem Neinsagen werden Alternativen zum Rauchen mit in die Hypnose eingebaut (z. B. Glas

Fallbeispiel Rauchen

Ein 38-jähriger Mann, der seit vielen Jahren mindestens 30 Zigaretten pro Tag rauchte, wollte mit dem Rauchen aufhören, um wieder körperlich fit zu werden. Sein großes Hobby war, in seiner Freizeit mit einer Hobbygruppe Rennrad zu fahren. Früher (als Nichtraucher) sei er immer vorn in der Spitzengruppe mitgefahren. Durch das Rauchen müsse er jetzt immer hinterher radeln, obwohl er relativ viel trainiere. Seine Frau wolle auch schon lange, dass er mit dem Rauchen aufhöre. Zudem sei er ein schlechtes Vorbild für seinen 6-jährigen Sohn. Der wolle ihn gar nicht mehr gerne umarmen, wenn er nach dem Rauchen zu ihm gehe. „Ballen Sie bitte die Hände einmal zu Fäusten und spüren Sie die Kraft, die in den Händen ist … diese Kraft, die Sie jetzt körperlich in den Händen, den Fäusten spüren können … und diese Entschlossenheit … diese Kraft und Entschlossenheit kann sich ausbreiten … von den Händen, über die Arme … zu den Schultern und zum Rücken … auch hier können Sie diese Kraft und Entschlossenheit spüren … auch im Oberkörper, dem Bauch … in den Beinen und Füßen … können Sie diese Kraft und Entschlossenheit wahrnehmen … Kraft und Entschlossenheit sind da … können Sie körperlich … und innerlich spüren … stehen Ihnen zur Verfügung … Und diese Kraft kennen Sie auch vom Fahrrad fahren … in der Zeit als Sie nicht geraucht haben … wie es sich angefühlt hat, an denen anderen vorbei zu radeln … diese Freude in Ihnen, über Ihre Kraft und Entschlossenheit … Und auch die Anerkennung der anderen wahrzunehmen … nicht nur wegen Ihrer sportlichen Leistungsfähigkeit … sondern auch wegen dem Schritt, das Rauchen beendet zu haben … mit Kraft und Entschlossenheit … und wie es für Sie ist, zu Hause von Ihrem Sohn umarmt zu werden … dem natürlich auch auffiel, dass der Papa wieder besser riecht … nicht mehr so oft draußen auf dem Balkon ist … Und mehr Zeit für ihn hat … und spüren Sie bitte ganz deutlich diese Umarmung … wie Sie Ihren Sohn im Arm halten, auch den Geruch, der Sie umgibt … vielleicht ist da auch Ihre Frau, die Sie anerkennend und mit Liebe in Ihrem Blick betrachtet … und in Ihnen ist eine unerschöpfliche Kraft … ein inneres Wissen …, Ich kann das … hab schon einmal, mit dem Rauchen aufgehört … schaffe das' … und immer wenn Sie die Faust ballen, ist diese Entschlossenheit in Ihnen da … die dazu führt … Nein zu sagen … zu den Zigaretten … und zu wissen: ‚Ich bin Nichtraucher – frei von den Zigaretten, frei vom Rauchen' … und diese Entschlossenheit wird helfen, auch in kritischen Situationen standhaft zu bleiben …' Ich weiß, wie es ist ohne Zigaretten ist … das will ich, dabei bleib ich' … wieder beim Rennrad fahren ganz vorn dabei sein."

Wasser trinken, Kaugummi essen, Freunde anrufen etc.) und andere, hilfreiche Rituale der Zigarette entgegengesetzt.

Die meisten Raucher haben an die Hypnose und den Behandler den Wunsch, dass die Methode möglichst schnell und für immer wirken möge. Auch durch eine einmalige Hypnose kann eine anhaltende Suchtmittelfreiheit erreicht werden. Leider ist aber auch beim Rauchen der Rückfall, also doch wieder eine Zigarette geraucht zu haben, ein häufiges Thema. Hier gilt es schon im Vorfeld an die Betroffenen zu appellieren, mit der Behandlung in einem solchen Fall weiter zu machen und den Rückfall als Chance zu verstehen: Was muss ich noch lernen, damit es gelingt?

Wie bei anderen Raucherentwöhnungsprogrammen ist die Hypnosebehandlung erfolgreicher, wenn sie über mehrere Sitzungen durchgeführt wird: 3–5 Sitzungen sollten angestrebt werden.

Viele Raucherprogramme, die angeboten werden finden in einer Gruppe von 5–10 Personen statt. Für die meisten ist der Austausch mit anderen sehr hilfreich. Was hat A. besonders geholfen, mit dem Rauchen aufzuhören? Wie geht B. mit dem Rückfall um? C. ist jetzt schon seit 2 Wochen ohne Zigaretten!

Oben genannte Hypnosetechniken können in einem Gruppensetting ebenfalls gut angewendet werden. Viele niedergelassene Therapeuten können aus organisatorischen Gründen jedoch oft keine Gruppenangebote machen. Wirksam ist die Raucherentwöhnung durch Hypnose sowohl in Einzel- als auch Gruppensitzungen.

Die körperlichen Entzugserscheinungen nach einem Rauchstopp sind selbst bei starken Rauchern weniger ausgeprägt als von den meisten erwartet. Treten doch deutliche Entzugserscheinungen auf, hilft hier die Hypnose nur ungenügend. Unterstützend kann mit Nikotinersatzstoffen oder Akupunktur behandelt werden. Körperlich gefährlich sind die beim Rauchen auftretenden Entzugserscheinungen in der Regel nicht.

5.5.2 Alkohol und andere Suchtmittel

In Deutschland sind laut Drogen- und Suchtbericht ca. 1,77 Mio. Menschen im Alter von 18–64 Jahren alkoholabhängig. Über 9 Mio. konsumieren Alkohol in gesundheitlich riskanter Form. Alkohol kann direkt viele Organsysteme schädigen (Leber, Bauchspeicheldrüse, Gehirn u. a.) und ist ein Risikofaktor für Unfälle sowie einige chronische Erkrankungen, z. B. Lungen-, Krebs- und Herz-Kreislauf-Erkrankungen. Alkohol wird von Betroffenen oft auch als Lösungsversuch einer anderen psychischen Erkrankung eingesetzt, vor allem bei Depression, Angst und Schlafstörungen. Bei der Erhebung der Krankheitsgeschichte muss der Therapeut danach fragen und ggf. die zusätzlichen psychischen Erkrankungen mit in die Behandlung einbeziehen.

Neben dem Ziel des Patienten, den Alkoholkonsum ganz zu stoppen oder zumindest kontrollierter zu trinken, kann durch die Hypnotherapie zunächst die Motivation für eine Änderung des Trinkverhaltens gefördert und der Wille für die Umsetzung gestärkt werden. Das vorweggenommene Wunschbild als trockener Alkoholiker dient dabei als Kraftquelle.

Zur Willensstärkung werden auch direkte Suggestionen angewendet.

Ich-Stärkung und Neinsagen

„Ballen Sie bitte die Hände einmal zu Fäusten und spüren Sie die Kraft, die in den Händen ist … diese Kraft, die Sie jetzt körperlich in den Händen, den Fäusten spüren können … und diese Stärke … diese Kraft und Stärke … sie sind da … in Ihnen … und mit dieser Stärke wächst auch Ihre innere Kraft: … ‚Ich kann das … was ich mir vornehme, wird mir gelingen … mit dieser Stärke ist alles möglich … Nein sagen … ein klares und deutliches Nein … Nein zum Alkohol … und mit jedem Ein- und Ausatmen kann diese Stärke wachsen … und eine tiefe, innere Überzeugung … Es gelingt mir, Nein zu sagen … immer wieder' … Und formulieren Sie ruhig einmal innerlich ein klares und deutliches Nein … das Sie ganz ausfüllt … sodass jeder Bereich Ihres Körpers dieses Nein und die damit verbundene Stärke spüren kann … In Ihnen ist diese unerschöpfliche Kraft und Stärke … Und diese Kraft und Stärke, die Sie jetzt körperlich und innerlich spüren können … mit denen ein deutliches Nein möglich ist … mit dieser Kraft und Stärke wird es Ihnen auch im Alltag gelingen … Nein zu sagen … zum Alkohol … in Situationen, in denen Sie vielleicht diese Lust auf Alkohol verspüren … mit einem klaren Nein zu antworten … sich dabei zu erinnern, wie es sich anfühlt … sich stark zu fühlen … kraftvoll … mit dieser tiefen, inneren Überzeugung: … Ich bleibe dabei … beim Nein … meiner Kraft und Stärke … und mit jedem Nein zum Alkohol werden Kraft und Stärke wachsen … und eine innere Sicherheit … ich kann das … ich werde das immer wieder schaffen … Nein zu sagen … mit Worten, mit Gesten … mit meiner Haltung … und zu wissen … dieses Nein ist gut für mich, hilft mir, stärkt mich … macht mich noch kraftvoller."

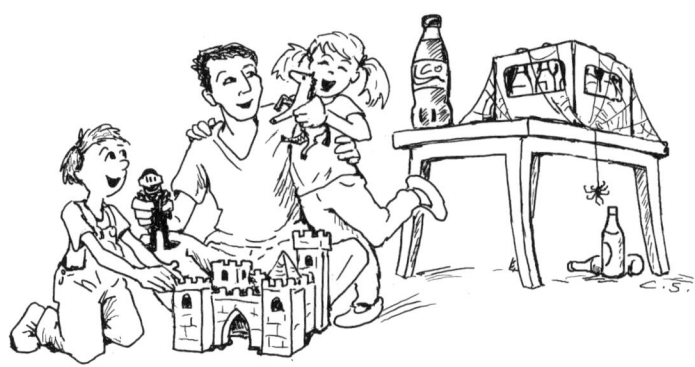

Abb. 5.8 Spielend Nein-sagen zum Alkohol

Für alle Betroffenen, die von einem Suchtmittel abhängig sind, werden Situationen, in denen sie einen starken Suchtdruck verspüren, immer wieder zur Versuchung, d. h. sie erleben einen inneren Druck/Zwang, eine bestimmte Substanz jetzt und sofort zu sich nehmen zu müssen. Diesen Suchtdruck können viele unmittelbar auch körperlich durch eine bestimmte innere Anspannung spüren. Die Aufmerksamkeit ist schon ganz auf das Suchmittel gerichtet und auch der Körperbereich Mund – Speiseröhre – Magen nimmt den ersten Schluck schon freudig vorweg. In der Behandlung von Abhängigkeit spielt die Rückfallprophylaxe – was kann ich tun, damit es nicht zu einem Rückfall kommt – eine große Rolle ein. Dem Rückfall geht meist ein deutlicher Suchtdruck voraus. Die erlebten Sinnesqualitäten beim Suchtdruck können die Patienten oft einfacher beschreiben, wenn sie den Suchtdruck in einer leichten Trance schildern.

Im Vorgespräch einer Hypnosesitzung zur Rückfallprophylaxe werden alle Informationen gesammelt, die schon geholfen haben oder helfen könnten, damit die Betroffenen dem Suchtdruck standhalten.

Oben beschriebene Nein-Übung dient der allgemeinen Stärkung. Danach soll der Patient in Hypnose zunächst seinen Suchtdruck deutlich spüren, es kommt also zur direkten Konfrontation mit diesem.

Kann der Hypnotisierte den Suchtdruck wahrnehmen, bietet der Therapeut dem Probanden in Trance alternative Handlungen, Gefühle, Gedanken etc. an … und der Hypnotisierte gibt z. B. durch ein kurzes Nicken an, wenn der Suchtdruck nachgelassen hat (**Abb. 5.8**).

Therapeut: „Sie können den Suchtdruck jetzt spüren?" … *Patient* nickt … *Therapeut:* „Stellen Sie sich bitte vor, wie Sie ein großes Glas Cola austrinken … eine kühle und frische Cola … wie es die Lippen berührt … den Mund … die Speiseröhre bis zum Magen hinunterfließt … und wie dadurch Ihre innere Anspannung nachlässt … Sie zur Ruhe kommen … und nach dem ersten Schluck schon eine Zufriedenheit und Ruhe einkehrt … Hat das gegen den Suchtdruck geholfen?" … *Patient* signalisiert ein Nein … *Therapeut:* „Wir sprachen davon, wie es für Sie ist, mit Ihren Kindern zu spielen … diese Freude bei sich und den Kindern zu erleben … wie es ist, nüchtern mit diesen zu spielen … die Freude und Liebe der Kinder zu Ihnen so viel intensiver wahrnehmen zu können … wie die Zeit im Flug vergeht, wenn Sie mit den Kindern spielen … Sie diese Nähe und Verbundenheit spüren können … die Freude der Kinder, der Papa ist da … und so auch der Suchtdruck nachlassen kann … und ganz verschwindet … Ist der Suchtdruck jetzt weg?" … *Patient* nickt.

Im Verlauf der Behandlung werden viele Möglichkeiten gesucht und in Hypnose vertieft, um dem Suchtdruck Stand zu halten. Die Alternativen zum Alkohol werden auch mit einer direkten Suggestion verknüpft, die dem Patienten in konkreten Alltagssituationen helfen soll: „Und immer, wenn Sie Daumen und Zeigefinger, die sich gerade berühren, weit auseinanderziehen, wird der Suchtdruck verschwinden. Sie werden innerlich ganz ruhig, Ihre Aufmerksamkeit richtet sich auf das Bild Ihrer Kinder, welches Sie immer dabei haben … die Nähe und Liebe der Kindern zu Ihnen und umgekehrt … und Ihr Körper entspannt sich."

Noch bevor es zu einem Rückfall kommt, sollte dieser vom Behandler thematisiert werden. Betroffene empfinden nach einem Rückfall oft Scham, ihre Selbstachtung sinkt und häufig melden sie sich erst mal nicht mehr beim Behandler. Hier hilft die Arbeit mit Metaphern, dass ein Rückfall zwar ein Ausrutscher ist, aber die Betroffenen sich ja noch auf ihrem Weg nach oben zum Gipfel/zur Abstinenz befinden. Selbst die Besten und Erfahrensten stolpern mal, fallen, aber sie stehen auch wieder auf. Der Rückfall gehört wie das Stolpern und Ausrutschen einfach dazu. Sich zu trauen, weiter auf dem Weg/der Behandlung der Alkoholkrankheit zu gehen, ist das Entscheidende.

Die beschriebenen Methoden können auch bei anderen Abhängigkeitserkrankungen eingesetzt werden: Es gibt in Deutschland neben Rauchern und Alkoholabhängigen nämlich eine große Gruppe von etwa 2,31 Mio. Erwachsenen, die von Schmerz-, Schlaf- und Beruhigungsmitteln abhängig sind. Die Vorgehensweise unterscheidet sich nicht von der beschriebenen.

5.5.3 Übergewicht

In den industrialisierten Ländern leiden immer mehr Menschen an Übergewicht und den daraus resultierenden Erkrankungen wie Diabetes mellitus oder Bluthochdruck. In Deutschland z. B. haben nach den Zahlen des statistischen Bundesamtes 43 % der Frauen Übergewicht, bei den Männern liegt der Anteil bei 62 %.

Die Einschätzung als Normalgewicht, Über- oder Untergewicht erfolgt durch den Body-Mass-Index (BMI) und wurde von der Weltgesundheitsorganisation definiert. Der BMI berechnet sich aus dem Quotient Körpergewicht in kg und Körpergröße im Quadrat. Eine 1,70 m große Frau und einem Gewicht von 72 kg hat mit einem BMI hat von 24,9 noch Normalgewicht. Ein BMI von 25–30 wird als Übergewicht, ein BMI über 30 als Fettleibigkeit (Adipositas) bezeichnet.

Zur Behandlung des Übergewichts durch Hypnose können dieselben Methoden, die bereits in den Abschnitten Rauchen und Alkohol geschildert wurden, angewendet werden. Das Suchtmittel stellt dann das übermäßige Essen dar, der Suchtdruck ist das starke Verlangen nach Essen.

Im Mittelpunkt der hypnotherapeutischen Behandlung steht ebenfalls das Imaginieren des bereits erreichten Ziels – also dem Wunschgewicht mit dem dazugehörigem Denken, Fühlen, Körpererleben und Verhalten. Zudem wird mit den Betroffenen geklärt, wodurch genau sie die Gewichtsreduktion erreichen wollen und die Hypnose dabei helfen soll: Den Willen bei einer bestimmten Diät stärken? Die Motivation zu mehr Bewegung fördern? Das Hungergefühl durch Hypnose beeinflussen?

Soll Übergewicht erfolgreich behandelt werden, wird auch die Funktion des Essens mit in den Behandlungsplan einbezogen. Wird Essen zur Belohnung oder zum Abbau von Frust/Ärger eingesetzt? In welchen Situationen essen die Betroffenen übermäßig? Allein oder in Gruppen? Wie reagiert der Betroffene nach dem Essen? Praktischerweise führen die Betroffenen über eine bestimmte Zeit ein Nahrungsprotokoll, in dem sie oben genannte Punkte eintragen können. Oft wird deutlich, dass das Essen bei vielen schon lange eine bestimmte Funktion erfüllt. Ein Beispiel dazu zeigt das ▶ Fallbeispiel Übergewicht.

Fallbeispiel Übergewicht

Ein 31-jähriger Patient kam zu mir mit dem Wunsch, er wolle bei einem Gewicht von 115 kg und einer Körpergröße von 180 cm mindestens 20 kg abnehmen. Das Übergewicht habe sich schon ab dem 8. Lebensjahr entwickelt. Das Essen habe ihm einfach geschmeckt und Bewegung sei nie so wichtig für ihn gewesen. Seinen Eltern sei zwar rasch aufgefallen, dass er zunahm. Sie hätten das immer wieder kritisiert: „Iss nicht so viel, du bist zu dick." Große Verbote gab es aber nicht. Zudem sei er häufig bei den Großeltern gewesen, bei denen es immer gutes Essen gab. Nach seinem damaligen Essverhalten gefragt, gab der Patient an: Er habe vor allem an Nachmittagen, an denen die Eltern nicht da waren und er alleine zu Hause war, gern und viel gegessen. Er habe dann Chips, Cola und Kuchen

gekauft und das an seinem Schreibtisch heimlich verputzt. In Trance untersuchten wir diese Situationen dann näher und der Patient erinnerte insbesondere ein Gefühl von Trotz beim Essen: Trotz den Eltern gegenüber: „Ich mach, was ich will." Zudem konnte er an seinem Schreibtisch „endlich in Ruhe essen, ohne dauernd kritisiert zu werden." Dieses Essverhalten zeigte der Patient immer noch. In Gruppen oder öffentlichen Räumen aß er sehr kontrolliert, um dann zu Hause sich „endlich etwas gönnen zu können." Der Fokus der Behandlung lag vor allem darauf, diese kritischen Situationen beim Essen zu Hause zu beleuchten, die vermutete innere Leere beim Alleinsein zu thematisieren und in Hypnose korrigierende Erfahrungen von Nähe und Geborgenheit erlebbar zu machen.

Parallel dazu entwickelte der Patient konkrete Alternativen: Nur die vorgenommene Menge an Kalorien zu sich nehmen, dann ein Buch lesen, eine Freundin anrufen, Spaziergang um den Block machen etc. Zur Willensstärkung kam die oben beschriebene Übung „Ich-Stärkung und Neinsagen" zum Einsatz, die er als Aufnahme mit nach Hause bekam. Diese war allerdings nicht so hilfreich, wie von mir erhofft. Vielmehr empfand der Patient das „Neinsagen" als zu stark von außen kommend und weniger als seine Entscheidung zum „Nein, ich esse weniger." Er entwickelte stattdessen ein detailliertes Wunschbild von sich „Wie fühlt es sich an mit 20 kg weniger", welches in Trance immer wieder vertieft wurde und zur Stärkung der Motivation sehr gut beitrug.

Veränderungen bei der Behandlung von Übergewicht brauchen Zeit. Das betrifft auch den Zeitraum, in welchem wie viel Gewicht reduziert werden soll. In der Regel ist eine anvisierte Gewichtsreduktion von 1–2 kg pro Monat ausreichend. Parallel wird sich häufig ja auch die Ernährung ändern müssen und der Bewegung soll mehr Aufmerksamkeit geschenkt werden. Es hat sich alternativ dazu gezeigt, dass eine anfängliche, rasche Gewichtsreduktion von einigen Kilogramm im kurzen Zeitraum sehr förderlich für die Motivation ist. Diese Motivation hilft gut für die Gewichtsreduktion auch über einen längeren Zeitraum hinaus. Die Behandlung des Übergewichts durch Hypnose sollte sich erfahrungsgemäß mindestens über 5–6 Sitzungen erstrecken.

5.6   Unterstützende Therapie bei Krebserkrankungen

Krebserkrankungen sind häufig und nehmen nicht zuletzt wegen unserer erhöhten Lebenserwartung weiter zu. Nach Schätzungen des Robert-Koch-Instituts leben in Deutschland mehr als 5 Mio. Menschen mit bzw. nach einer Tumorerkrankung. Die häufigsten bösartigen Tumorarten sind Prostata-, Brust-, Darm- und Lungenkrebs.

Die Psychoonkologie als Fachgebiet der Medizin untersucht und behandelt den Einfluss von Krebserkrankungen auf das seelische Befinden und umgekehrt. Die Wechselwirkungen sind vielfältig. Eine psychoonkologische Behandlung kann Entspannungsübungen, Informationen über die Krebserkrankung, das Erklären von Zusammenhängen zwischen Körper und

Psyche, Bewegungsübungen (z. B. Tai Chi, Yoga), Einzel- und Gruppengespräche, Gespräche mit Angehörigen u. a. beinhalten. Wenn auch oft nicht direkt als Hypnose bezeichnet, sind Tranceerfahrungen regelmäßig Bestandteil psychoonkologischer Behandlungsangebote, z. B. bei „Imaginationen" oder Entspannungsübungen, die mit Bildern arbeiten.

Mit Diagnosestellung einer bösartigen Erkrankung werden die Betroffenen schnell aus ihrem gewohnten Alltag herausgerissen. Häufig beginnt die Behandlung innerhalber weniger Tage und die Betroffenen müssen entscheiden, welcher Form der Behandlung sie vertrauen. Nicht alle sind von den schulmedizinischen Maßnahmen wie Operation, Chemotherapie und Bestrahlung überzeugt, sondern suchen nach ergänzenden oder alternativen Maßnahmen. All dies kann Patienten neben der Erkrankung psychisch unter erheblichen Stress setzen, zu Angst und Unsicherheit führen. Je nach Schwere der Erkrankungen werden plötzlich Themen aktuell, mit denen wir uns als Gesunde meist kaum auseinandersetzen: Die Endlichkeit des Lebens, wie ist mein Leben bisher verlaufen, was ist für mich wichtig, was bedeutet Lebensqualität.

Neben den Erkrankten sind auch die Partner und die Familie im Zusammenhang mit der Erkrankung vielen Belastungen ausgesetzt und leiden oft ebenfalls an emotionalem, negativen Stress. Sei es durch die Unsicherheit des Krankheitsverlaufs, durch die Notwendigkeit, den Betroffenen zu pflegen oder durch psychosoziale Belastungen wie anhaltende Arbeitsunfähigkeit des Partners oder Wegfall sozialer Kontakte. Andererseits stellen Angehörige eine wichtige Ressource dar. Dies gilt es bei der Unterstützung von Tumorpatienten zu beachten und Angehörige ggf. mit in die Behandlung einzubeziehen.

Es verwundert nicht, dass bei Krebserkrankungen insgesamt psychische Erkrankungen sehr häufig auftreten. Bis zu einem Drittel der Krebspatienten leiden im Verlauf ihrer Erkrankung irgendwann an einer psychischen Störung. Am häufigste treten Angsterkrankungen und depressive Anpassungsstörungen auf.

Oft sind die seelischen Belastungen Auslöser für die Betroffenen, sich an einen Psychotherapeuten/Hypnotherapeuten zu wenden. Noch häufiger suchen Erkrankte auf Anraten ihres Arztes oder der Angehörigen einen geeigneten Therapeuten auf, gerade wenn die Patienten sich hilflos fühlen und keine Hoffnung mehr spüren. Neben den medizinischen Maßnahmen (z. B. durch Nebenwirkung der Chemotherapie und/oder Bestrahlung) können auch eine Angststörung oder Depression den Antrieb reduzieren, zu einer gedrückten Stimmung führen oder Schlafstörungen verursachen. Und schließlich kann eine Krebserkrankung den Selbstwert deutlich reduzieren.

Neben Entspannungsverfahren (z. B. autogenes Training, progressive Muskelrelaxation) und anderen Körperübungen wird Hypnose erfolgreich zur Behandlung von Nebenwirkungen der Krebstherapie eingesetzt. So kann z. B. die durch die Chemotherapie bedingte Übelkeit mit Erbrechen durch Hypnose deutlich reduziert werden. Der Fokus der Hypnose zielt hier vor allem auf den entspannenden Effekt in Trance. Dadurch wird auch ein erhöhtes Angstlevel verringert.

Wie bei anderen Erkrankungen kann Hypnose vor einer Operation Anwendung finden. Dadurch lassen sich Schmerzen lindern, weniger Schmerzmedikamente sind notwendig, die innere und körperliche Anspannung lassen nach und die Behandlungsdauer im Krankenhaus reduziert sich.

Viele Patienten wünschen sich von einer Hypnosebehandlung, dass sie direkt den Krebs beeinflussen kann und so die Heilung fördert. Durch die Hypnose kann die Lebensqualität der Betroffenen deutlich verbessert werden. Sie erleben wieder gehäuft Phasen der Ruhe und Entspannung, wodurch der allgemeine Stress reduziert wird. Durch geeignete Techniken kommt es zu einer Verbesserung der Stimmung. Die Erkrankten spüren idealerweise wieder Hoffnung und Zuversicht – unabhängig von der Schwere ihrer Erkrankung. In bisherigen Studien konnte

Fallbeispiel Krebstherapie

Eine 67-jährige Patientin, bei der vor kurzem ein Rezidiv eines Darmkrebses diagnostiziert wurde, klagte über ihre Hoffnungslosigkeit seit dem Bekanntwerden des Rezidivs. Sie habe bei Erstdiagnose der Erkrankung die notwendige Operation ja gut überstanden, aber sehr unter den Nebenwirkungen der Bestrahlung und Chemotherapie gelitten. Sie könne sich gar nicht vorstellen, dass alles noch einmal zu ertragen. Sie sehe die Notwendigkeit dieser Behandlungen, werde aber wie auch schon beim ersten Mal zusätzlich, alternative Methoden ausprobieren. Sie glaube einfach, dass bestimmte Vitamine und Kügelchen auch gegen den Krebs helfen. Durch das ständige Grübeln über die Erkrankung und die folgenden Behandlungen komme sie gar nicht mehr zur Ruhe. Sie sei ständig unter Strom, könne sich auf nichts mehr richtig konzentrieren, schlafe sehr schlecht. Das verordnete Schlafmedikament wolle sie nicht nehmen, sie müsse ja sowieso schon so viele Medikamente schlucken. Und natürlich habe sie Sorge, dass sie am Krebs sterben könne. Ihr Mann sei auch ganz gedrückt. Er versuche das zwar zu unterdrücken. Sie spüre aber bei ihm eine gewisse Hoffnungslosigkeit.

allerdings nicht zuverlässig nachgewiesen werden, dass durch eine Hypnosebehandlung auch die Lebenszeit verlängert werden kann. Dies muss einerseits den Betroffenen klar kommuniziert werden. Andererseits darf auch auf die Einzelfälle hingewiesen werden, in denen eine positive Beeinflussung des Krankheitsverlaufs durch Hypnose gelang (▶ Fallbeispiel Krebstherapie).

Im Erstgespräch mit der Patientin war vor allem eine deutliche innere, angstvolle Anspannung zu spüren, der Druck und die Sorgen, unter denen sie litt. Zum Einsatz kam anfangs eine Technik, die sich „der Wohlfühlort" nennt. Die Patienten können sich entweder an einen Ort erinnern, an dem sie sich schon rundum wohl gefühlt haben oder das Bild eines Wohlfühlorts entsteht erst während der Hypnose. Das Wohlfühlen kann auch ein lebendiges „sich gesund fühlen" miteinschließen (◘ Abb. 5.9).

Wohlfühlort

„Halten Sie bitte die Hände einmal so, dass Sie den Raum zwischen Ihren Händen spüren können … einen Raum, der ganz Ihnen gehört, den Sie auch verändern können … Sie können die Hände enger zusammen führen oder weiter auseinander nehmen … ganz so, wie Sie das möchten … wie es Ihnen angenehm ist … und beobachten Sie bitte einmal, wie sich der Raum zwischen Ihren Händen anfühlt … gibt es hier Wärme … Weite … eine bestimmte, angenehme Energie … oder Kraft … Wie fühlt es sich an, wenn Sie diesen Raum verändern? … Und während Sie sich Raum nehmen, kann sich auch ein Erleben von angenehmer Ruhe – sich wohlfühlen einstellen … Ein Gefühl, dass Sie kennen … schon erlebt haben … an einem bestimmten Ort … an dem Sie vielleicht schon einmal waren … oder ein Ort in Ihrer Fantasie, an dem Sie sich rundum wohlfühlen … Wohlfühlen kann bedeuten, ganz bei sich zu sein … in sich zu ruhen … eine angenehme Ruhe körperlich zu spüren … z. B. als Entspannungsreaktion der Muskeln … oder als angenehme Wärme, die Sie durchströmt … und ,sich wohlfühlen' kann bedeuten, in Kontakt mit anderen Menschen zu sein … Ihrem Mann … einer guten Freundin … Ihren Enkelkindern … oder in Kontakt mit Tieren … vielleicht gibt es auch besondere Geräusche an diesem Ort … oder bestimmte Gerüche … und Sie können erleben, wie in Ihnen ein Bild dieses Wohlfühlorts entstehen kann … als ein inneres Bild, das Sie betrachten können … oder als körperliche Erfahrung, die weiß … wohlfühlen ist in mir lebendig … oder es gibt einen inneren Raum, in dem Ruhe und sich wohlfühlen ganz deutlich zu spüren sind … an diesem Wohlfühlort können Sie sich immer zurückziehen … dieser Ort ist für Sie da … und ich weiß nicht, wie die Umgebung an diesem Ort aussieht … wie die Natur aussieht … oder Sie vielleicht einfach

◧ **Abb. 5.9** Wohlfühlort

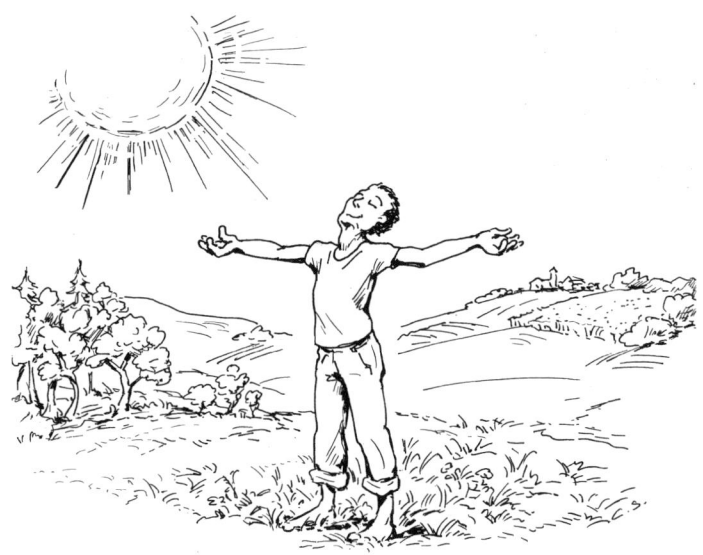

in einem angenehmen Raum sein möchten … Dieser Ort gehört zu Ihnen … diesen Wohlfühlort können Sie gestalten … und Sie werden spüren … ob Sie an diesem Ort alleine oder in Begleitung von anderen sein möchten … was Ihnen gut tut … welche angenehmen Gedanken oder Gefühle helfen, sich wohl zu fühlen … wenn ich jetzt einen Moment auch nichts sage, verweilen Sie einfach weiter an Ihrem Wohlfühlort …"
(Anmerkung: 1–2 min Pause) …
„An diesem Ort können Sie sich zurückziehen … an Ihren Wohlfühlort … werden sich dort wohlfühlen … und können erleben, was immer Ihnen wichtig ist … immer wenn Sie diesen Ort aufsuchen, wird sich Wohlfühlen einstellen … können Sie diese Erfahrung machen … ich fühle mich wohl … wohl und gesund … und wenn ich langsam, rückwärts von 3 bis 1 zähle … können Sie langsam in Ihrem eigenen Tempo … wieder ins Hier und Jetzt zurückkommen … 3 … 2 … und 1."

Der Wohlfühlort hilft, innere Anspannung abzubauen und angenehme Empfindungen auf körperlicher und psychischer Ebene zu erleben. Patienten, die bereits an einer deutlichen Depression leiden, haben aber oft Schwierigkeiten, positive Emotionen oder Körpergefühle bei sich zu spüren. Bei ihnen ist es immer wieder hilfreich, über Bilder oder Metapher, die sich auf andere beziehen, ein Gefühl von z. B. Hoffnung und Zuversicht zu bewirken. Häufig wird der Hypnotherapeut auf Metaphern aus der Natur zurückgreifen – z. B. beim Wechsel der Jahreszeiten. Dabei wird der Hypnotisierte in Trance nicht unmittelbar angesprochen, vielmehr erlebt er sich wie ein Beobachter.

Wechsel der Jahreszeiten
„Halten Sie bitte einmal die Hände so, dass die Handflächen zu Ihnen zeigen … die Hände können bequem auf den Oberschenkeln liegen … und stellen Sie sich bitte vor, Sie würden ein Bild in Ihren Händen betrachten … z. B. das Bild von einer Pflanze oder Blume, die Sie besonders gern mögen … betrachten Sie die Pflanze, Ihre Form und Farbe … vielleicht hat Sie auch einen besonderen Geruch … oder Sie befindet sich an einem Ort, den Sie besonders mögen … und diese Pflanze kann und wird sich verändern … im Sommer hat Sie die ganze Kraft in Ihren Wurzeln … spendet vielleicht Schatten oder erfreut uns mit ihren Blättern und Blüten … und wird sich im Herbst verändern …

vielleicht bekommen die Blätter eine andere Farbe … die Blätter fallen ganz ab … und sie muss starken Winden standhalten … und kann das … bleibt im Boden tief verwurzelt … Von bestimmten Blumen bleiben im Winter sogar nur die Wurzeln stehen … die aber nach wie vor da sind … verlässlich in der Erde … im Winter kann die Pflanze ruhen … es ist oft dunkel um sie herum … sie wirkt kraftlos … und trotzt doch der Kälte … dem Schnee und Eis … und auch in dieser Zeit ist die Pflanze lebendig … auch wenn es um sie herum dunkel ist … hat sie weiterhin Ihre ganze Kraft und Lebensenergie in sich … von außen betrachtet sieht die Pflanze vielleicht in diesem Moment gar nicht hübsch aus … und doch ist ihre Schönheit weiterhin da, gespeichert … und wartet nur auf das Frühjahr, die ersten Sonnenstrahlen … die beginnende Wärme … dann zeigt sich die Lebensenergie der Pflanze … diese Energie, die immer da ist … egal in welcher Jahreszeit … diese Lebensenergie wird auch äußerlich sichtbar … die Pflanze wächst wieder, bekommt Knospen und Blätter … und je mehr Sonne und Wärme hinzukommen, desto schöner kann sich die Pflanze entfalten … und ihre Lebenskraft verstärkt sich … und so wird auch wieder der Sommer kommen … und vielleicht ist in dieser Zeit die Wärme sogar zu viel, das Wasser zu wenig … dann wird sie ihre Lebensenergie bündeln … sie so steuern, dass die wichtigsten Bereiche mit Energie und Kraft versorgt sind … und auch der Trockenheit trotzen … bis zum nächsten Regenschauer, der kommen wird … verlässlich, immer kommt … und die Pflanze kann Ihre Lebenskraft wieder voll spüren … und auch äußerlich zeigen."

Patienten mit Tumorerkrankungen suchen oft eine Möglichkeit, durch geeignete Maßnahmen die körpereigenen Abwehrkräfte zu stärken. Positive Veränderungen des Immunsystems durch Hypnose sind möglich und werden im ▶ Abschn. 2.4 und ▶ Abschn. 5.8.1 näher beschrieben. Es sei an dieser Stelle betont, dass im Hinblick auf das Immunsystem und dessen Beeinflussbarkeit vieles jedoch noch unklar ist. Erfreulicherweise widmet sich das relative neue Forschungsgebiet der Psychoneuroimmunologie genau dieser Frage.

Bei Krebserkrankungen verändern sich körpereigene Zellen in der Form, dass sie unkontrolliert wachsen, ihre Umgebung zerstören und Tochtergeschwüre (Metastasen) entwickeln. Veränderungen körpereigener Zellen passieren auch bei Gesunden; hier hat unser Immunsystem aber keine Schwierigkeiten, aus dem Lot geratene Zellen zu bekämpfen und zu entfernen. Unsere körpereigenen Selbstheilungskräfte organisieren das. Gelingt dies – aus welchen Gründen auch immer – nicht mehr ausreichend, kann sich ein Krebsgeschwür entwickeln.

Neben allgemeinen Hypnosetechniken zur Stressreduktion (z. B. Entspannungshypnose) kann durch das Erleben hilfreicher, innerer Bilder die körpereigene Abwehr unterstützt werden. Ähnlich der Visualisierung, die der amerikanische Arzt Carl Simonton beschrieben hat (z. B. das Bild, unsere Abwehrzellen sind Polizisten oder Soldaten, die die Tumorzellen bekämpfen) werden in Hypnose hilfreiche Bilder erlebbar gemacht. Durch die Trance kommen weitere Wirkfaktoren hinzu. Neben dem visuellen Aspekt werden wichtige Sinnesqualitäten verstärkt: Körperlich Kraft erleben, heilendes Licht oder Wärme spüren, die die Tumorzellen bekämpfen; inneres Vertrauen in die eigenen Abwehrzellen entwickeln oder bestimmte Klänge/Musik innerlich hören, die eine heilende Wirkung entfalten.

Auch können die Überzeugungen des Erkrankten über die Wirkungen der Schulmedizin und die der komplementären Medizin genutzt werden.

Stärkung der körpereigenen Abwehr bei Krebs

„Wir sprachen über Ihre bisherige Therapie, wie durch Operation das Krebsgeschwür entfernt wurde … vorher die Stoffe der Chemotherapie die Krebszellen kleiner gemacht haben … und die Bestrahlung die restlichen Krebszellen einfach abgeschossen hat … Nehmen Sie nun bitte Ihre rechte Hand wahr … wie Sie in dieser all die Wirkungen dieser Therapiemaßnahmen in der Hand halten … wie sich diese

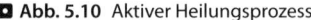

◘ **Abb. 5.10** Aktiver Heilungsprozess

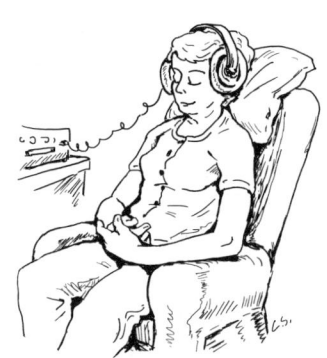

Waffen der Schulmedizin anfühlen … und die Entschlossenheit, die mit diesen Therapien verbunden ist … wie sie bisher geholfen haben und immer noch tun … die Krebszellen wurden zerstört und aus Ihrem Körper entfernt … und nehmen Sie bitte nun in Ihrer linken Hand all die Therapiemaßnahmen wahr, die Ihnen darüber hinaus wichtig sind … Ihre Vitaminpräparate, die die guten Abwehrzellen mit Energie versorgen … die Kügelchen, welche bei der Erholung helfen … und wodurch die Körperpolizisten rasch wieder Kraft schöpfen … und lassen Sie beide Hände sich nun einmal annähern … sich verbinden … sodass die Kraft und Entschlossenheit, die Sie in Ihrer rechten Hand spüren können … sich mit der Ruhe und dem Vertrauen in Ihrer linken Hand verbinden kann … legen Sie ruhig beide Hände ineinander … so können beide Erfahrungen sich austauschen und ineinanderfließen … als mächtige Heilkraft, die entschlossen und voller Vertrauen Ihnen zur Verfügung steht … und diese zur Gesundheit führende Kraft kann von Ihren Händen … über die Arme … durch Ihren ganzen Körper fließen … in jedem Bereich Ihres Körpers können Sie diese heilende Kraft spüren … und legen Sie bitte einmal Ihre Hände auf den Bereich Ihres Bauchs, wo die Krebszellen waren … und auch hier können Sie spüren … wie diese heilende Kraft im Bauch wirkt … wie Ihre Körperpolizisten unterstützt werden durch diese Kraft … die Sie vielleicht als Licht … oder strömende Wärme wahrnehmen können … und wie es dazu führt, dass Ihre gesunden Zellen immer mehr werden … die Krebszellen einfach zerplatzen … und dann aus dem Körper entfernt werden … und Sie können das auch körperlich spüren … dieses Gesunden … wie stark Ihre Abwehrkräfte sind … die Sie mit so viel Kraft und Vertrauen versorgen können, wie es notwendig ist … bis alle Krebszellen verschwunden sind … diese Heilung … diese Gesundung kennen Sie … haben sie schon einmal erfahren … könne sie jetzt, in diesem Moment spüren."

Ergänzend zu dieser Technik kann durch eine „Altersregression" das Erleben von Gesundheit vertieft werden: Während der Hypnose geht der Patient zurück zu einem Lebensabschnitt/einer Situation, in der er sich besonders lebendig, kraftvoll und gesund gefühlt hat. Diese Erfahrung kann er mit allen Sinnen in Trance wieder erleben. Im ▶ Fallbeispiel Krebstherapie ging die Patientin schon immer gerne zum Schwimmen an einen See. So entstand das Bild einer guten Schwimmerin, die im Sommer bei angenehmer Wärme kraftvoll durch den See gleitet. Dieser hat eine angenehme Frische und rundherum sind Felder und ein paar Bäume. Bei Pausen kann sie das Zwitschern der Vögel hören.

Die mit dem Patienten gefunden Ressourcen sollen von diesem möglichst häufig in Trance erfahren werden. Deshalb ist es auch für Menschen, die an Krebs erkrankt sind, wichtig regelmäßig in Selbsthypnose zu üben. Dazu können sie die aufgenommenen Hypnosesitzungen zu Hause immer wieder anhören oder Übungen wie „1-2-3-Übung zur Entspannung" selbstständig praktizieren. Durch das Üben machen die Patienten zudem die Erfahrung, den Heilungsprozess aktiv mitgestalten zu können (◘ Abb. 5.10).

Krebserkrankte können nach Abschluss der unmittelbaren Krebsbehandlung an anhaltenden Beschwerden wie Schmerzsyndromen oder Müdigkeit (Fatigue-Syndrom) leiden. Die im ► Abschn. 5.3 aufgeführten Techniken kommen auch hier zum Einsatz.

Die Behandlung einer chronischen Müdigkeit orientiert sich an Techniken, wie sie bei der Behandlung von Depressionen (► Abschn. 5.1) angewendet werden. Ziel ist die Verbesserung des Antriebs und Förderung einer körperlichen und inneren Stärke.

5.7   Schlafstörungen

Ein- und Durchschlafstörungen mit daraus folgender reduzierter Leistungsfähigkeit gehören zu den weltweit häufigsten Erkrankungen überhaupt. Dabei wird unterschieden in Schlafstörungen als Folge anderer Erkrankungen (z. B. Depression, Demenz, Schlaf-Apnoe-Syndrom, Syndrom der unruhigen Beine/Restless-legs-Syndrom) und einer sog. primären oder nichtorganischen Schlafstörung (Insomnia), bei der keine körperliche oder psychische Krankheit gefunden wird. Schlafstörung bedeutet nicht, dass es gelegentlich zu Ein- oder Durchschlafstörungen kommt. Wird eine Schlafstörung als Erkrankung von Ihrem Behandler diagnostiziert, besteht der gestörte Schlaf schon über mindestens einen Monat, tritt mindestens 3 Nächte pro Woche auf und führt zu deutlichen Beeinträchtigungen der Leistungsfähigkeit oder der Lebensqualität. Unabhängig davon äußern Betroffene vor allem wegen ihres persönlichen Leidensdrucks, der von diesen Kriterien abweichen kann, einen Behandlungswunsch.

Zu den Schlafstörungen werden unter anderem auch das Schlafwandeln, wiederkehrende Albträume oder ein vermehrtes Schlafbedürfnis gezählt, die hier aber nicht besprochen werden sollen.

Ein gesunder Schlaf ist wichtig. Neben den Beeinträchtigungen für den Alltag kann eine über Monate bestehende Schlafstörung ein Risikofaktor für Bluthochdruck oder eine psychische Erkrankung wie Depression, Angststörung, Alkohol- und Drogenmissbrauch sein.

Vor einem Behandlungsbeginn muss bei anhaltenden Schlafstörungen eine sorgfältige Erhebung der zur Erkrankung führenden Faktoren erhoben werden. Neben der Einschätzung körperlicher oder psychischer Ursachen – z. B. bei einer über den Tag anhaltende Übererregung (Hyperarousal) – gilt es, dass Schlafverhalten insgesamt zu beleuchten. Gibt es lange Schlafzeiten während des Tages? Wie wird die Zeit vor dem zu Bett gehen gestaltet? Wird aufregende Lektüre gelesen oder bis kurz vorm Schlafengehen ein elektronisches Gerät benutzt? Besteht ein übermäßiger Alkoholkonsum am Abend, wird spät und viel zu Abend gegessen? Wechselt die Zu-Bett-geh-Uhrzeit stark? Wird das Bett nur zum Schlafen genutzt? Schauen Sie nachts häufig auf die Uhrzeit? Stehen Sie auf, wenn sie nach ca. 20 Minuten nicht oder nicht mehr schlafen? Daraus resultieren oft direkte Empfehlungen zu einer Verhaltensänderung. Ebenso muss nach belastenden Lebensereignissen als Auslöser für die Schlafstörung sowie nach den täglichen Alltagsbelastungen gefragt werden.

Risikofaktoren für die Entstehung einer Schlafstörung
- Körperliche Ursachen – z. B. Schnarchen, Schlaf-Apnoe-Syndrom, Juckreiz
- Psychische Faktoren – „Unter-Strom-Stehen", Angst, Depression, Alkohol- oder Medikamentenmissbrauch; belastende Lebenssituation
- Schlafstörung als Nebenwirkung eines Medikaments – z. B. einige Antidepressiva

- Lange Schlafzeiten während des Tages
- Anspannungsfördernde Bücher, Filme, Smartphone etc.
- Zu wenig Bewegung tagsüber und am Abend
- Spätes und übermäßiges Essen
- Unregelmäßige Zu-Bett-geh-Zeiten
- Bett wird tagsüber auch zum Lesen, Musik hören etc. genutzt
- Beim nächtlichen Aufwachen oft auf die Uhr schauen
- Beim nächtlichen Aufwachen liegen bleiben statt aufzustehen

Die Behandlung einer Schlafstörung durch Hypnose ist ein wichtiger therapeutischer Ansatz. Zum einen ist die Wirksamkeit belegt. Zum anderen beeinflusst der durch Hypnose geförderte Schlaf – anders als viele Medikamente – nicht bestimmte Schlafphasen negativ. Auch kommt es sonst zu keinen Nebenwirkungen wie Gewichtszunahme, Abhängigkeit oder starker Müdigkeit auch noch am Morgen, die bei einer medikamentösen Behandlung auftreten können.

Ziel der Behandlung ist unter anderem einer ständigen Übererregung, die sich als Grübeln/negativ denken, innerliche Anspannung, Gefühl von Stress, Frust sowie als körperliche Anspannung äußern kann, entgegenzuwirken.

Dazu kann der Hypnotisierte in Trance Situationen erneut erfahren, in denen es ihm schon besonders gut gelungen ist, einen erholsamen Schlaf zu finden. Das kann der Schlaf im Urlaub sein, bei dem er mit einem wohligen Gefühl der Müdigkeit ins Bett ging. Wie war das, angenehm müde mit den Erinnerungen des Tages im Bett zu liegen, die angenehme Schwere der Beine, des ganzen Körpers zu spüren? Das Rauschen der Wellen im Hintergrund zu hören, innere Ruhe und Zufriedenheit zu spüren? Oder der Schlaf früher bei den Großeltern wird erinnert, wo es vor dem zu Bett gehen noch eine heiße Tasse Tee gab. Wie hat sich die Wärme des Tees angefühlt? Diese Wärme, die zu einer angenehmen Müdigkeit geführt hat. Und es jemanden gab, der „über den Schlaf gewacht hat."

Wie war es nach einer Wanderung in den Bergen – am Abend, im Bett zu liegen, angenehm müde?

Schlafförderung – Wanderung in den Bergen

„Nehmen Sie bitte einmal den rechten Arm in die Höhe und spüren Sie das Gewicht des Arms … der ja ein bestimmtes Eigengewicht hat … wie der Arm allmählich schwer wird … angenehm schwer … und stellen Sie sich bitte vor, wie ein Gewicht auf dem Arm liegt … der Arm dadurch noch schwerer wird … oder ein Gewicht am Arm dran hängt … welches den Arm nach unten zieht … den Arm schwerer macht … und mit zunehmender Schwere will der Arm sich nach unten Richtung Auflage bewegen … ganz in seinem eigenen Tempo … und sich schließlich ablegen … und nehmen Sie die Schwere im Arm deutlich wahr … diese angenehme Schwere konnten Sie auch in Ihrem letzten Urlaub erleben … nach einer Wanderung in den Bergen … und werden sich erinnern … wie es war … am Abend in Ihre Wohnung zu kommen … diese angenehme Schwere in Beinen und Armen zu spüren … noch innerlich die Wiesen, Kühe und Berge zu sehen … die frische Luft eingeatmet zu haben … und bei jedem Schritt den Alltag … seine Sorgen hinter sich zu lassen … und all das kann dazu beitragen, das diese angenehme Schwere und beginnende Müdigkeit … sich weiter vertiefen kann … am Abend dann … machen Sie sich fürs Schlafen fertig … fühlen schon eine deutliche Müdigkeit … und liegen schließlich im frisch gemachten Bett … können die wohltuende Schwere im Körper spüren … vielleicht hören Sie beim geöffneten Fenster das Rauschen des Bachs … und atmen nochmal diese frische Luft tief ein … die dazu führen kann … noch mehr diese Müdigkeit und angenehme Schwere im Körper wahrzunehmen … und auch Ihre Atemzüge werden ganz von alleine tiefer … ruhig und tief … eine tiefe Müdigkeit stellt sich ein … die Sie körperlich spüren können … und innerlich … mit jedem Ein- und Ausatmen wird Ihre Müdigkeit tiefer … erreicht schließlich auch Ihr Bewusstsein … sodass jetzt Ihr Körper und Ihr Bewusstsein eine tiefe Müdigkeit erleben … Sie ganz hinabtauchen in diese Müdigkeit … tiefer und tiefer … und ganz deutlich spüren: … Ich darf jetzt schlafen … kann jetzt schlafen … tauche ein in einen tiefen und erholsamen Schlaf."

Diese Erfahrung eines erholsamen Schlafs und der vorausgehenden Gelassenheit/angenehmen Erschöpfung/Zufriedenheit wird auf einen Tonträger aufgenommen, sodass der Betroffene sich die Aufnahme zum Einschlafen anhören kann. Besteht eine Durchschlafstörung, sollten Sie die Aufnahme griffbereit neben ihrem Bett haben.

Gelingt die Vorstellung innerer Bilder nicht so gut, kommen direkte Suggestionen zum Einsatz, die wie ein Mantra innerlich gesprochen und wiederholt werden – so lange, bis die erwünschte Müdigkeit da ist und der Schlaf folgen kann.

Selbsthypnose zum Einschlafen (Ausschnitt)
„Die Füße sind müde und dürfen jetzt schlafen … auch die Beine sind müde und dürfen schlafen … Hände und Arme sind müde und dürfen schlafen … tief schlafen … auch die Schultern und der Nacken sind müde und dürfen jetzt schlafen … mein Rücken ist müde und darf schlafen … auch der Bauch ist müde und darf schlafen … tief schlafen … der Oberkörper ist müde und darf schla-fen … Stirn, Augen und Wangen sind müde und dürfen schlafen … der ganze Körper ist müde und darf schlafen … und auch das Bewusstsein ist müde und darf schlafen … ist müde und kann tief schlafen … kann tief schlafen. „
(Beachte: Aufforderung an die jeweilige Körperregion 2- bis 3-mal wiederholen und ggf. gesamte Übung wiederholen).

Oft beginnen die Betroffenen vor dem Anhören ihrer individuell erstellten Tonaufnahme mit dieser Übung. Dadurch kann zusätzlich eine angenehme Müdigkeit eintreten. Übung bedeutet auch, dass Menschen mit Schlafstörungen nicht unbedingt damit rechnen können, dass beim ersten Mal durch die Hypnose der gewünschte Effekt eintritt. Das ist natürlich auch möglich. Aber lassen Sie sich im anderen Fall nicht entmutigen: durch das regelmäßige Anhören ihrer Aufnahme und den direkten Suggestionen wird es im Verlauf immer häufiger gelingen, gut ein- und durchzuschlafen.

Bei Betroffenen, die durch nächtliche Sorgen oder ständiges Nachdenken über die Geschehnisse des Tages nicht einschlafen können, ist die Vorstellung hilfreich, Sie legen jetzt vor dem Einschlafen ihre Sorgen und Gedanken in eine Kiste. Dort sind Gedanken während der Nacht gut aufgehoben. Am nächsten Tag können diese wieder herausgeholt und bearbeitet werden. Fühlen sich Betroffene allgemein stark belastet, kann das Bild von einer Person, die einen schweren Sack mit Steinen trägt helfen. Auf dem Weg zum Schlaf verliert der Sack mit jedem Schritt einen Stein/Ballast und so kann die Person schließlich unbeschwert in den Schlaf hinübergehen.

Gedanken, die vom Schlafen abhalten, können auch auf ein imaginäres Förderband gelegt werden (◖ Abb. 5.11).

Schlaf-Förderband
„Wir sprachen von Ihren Gedanken und Sorgen, mit denen Sie vor dem Einschlafen oft beschäftigt sind … diese Sie vom Schlafen abhalten … stellen Sie sich bitte vor, neben Ihrem Bett ist ein Förder-

Abb. 5.11 Guter Schlaf

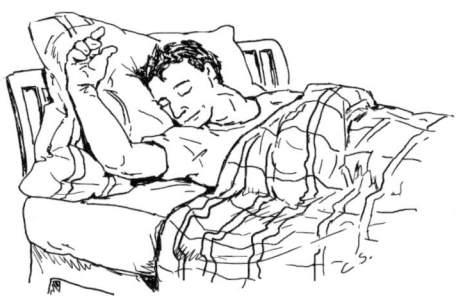

band mit leeren Kisten … das Förderband können nur Sie bedienen … Sie schalten es ein, können es vor- und zurücklaufen lassen … ganz so wie Sie es möchten … und so können Sie jeden unangenehmen Gedanken in eine Kiste legen … und das Förderband wird den Gedanken wegbringen … so weit wie es für Sie angenehm ist … und kommt ein anderer Gedanke, kann auch dieser in eine Kiste gelegt werden … und von Ihnen, durch das Bedienen das Förderbands weggebracht werden … so können Sie das mit jedem Gedanken machen, der Ihnen unangenehm ist … die Kisten mit den unangenehmen Gedanken bleiben so weg … am nächsten Tag können Sie entscheiden, ob Sie die Gedanken wieder zurückholen möchten … und sie erneut betrachten wollen … so bleiben in Ihnen angenehme Gedanken und Erinnerungen zurück … wie Sie z. B. im letzten Sommer in den Bergen gewandert sind … (Weiter wie oben – Wanderung in den Bergen)."

Patienten mit Schlafstörungen entwickeln häufig über den Tag eine zunehmende Übererregung, die das Ein- oder Durchschlafen erschwert. Hilfreich ist deshalb, auch am Tag Entspannungsübungen (z. B. autogenes Training, progressive Muskelrelaxation) oder eine Entspannungshypnose anzuwenden.

Besonders bietet sich eine solche am Nachmittag an, wenn der Biorhythmus der meisten Menschen sowieso auf eine Ruhephase eingestellt ist. Die regelmäßige Entspannung tagsüber wird im Verlauf die Übererregung deutlich reduzieren. Entspannung bedeutet aber nicht Schlafen – zu viel Schlaf tagsüber würde die Schlafstörung wieder verstärken.

5.8 Autoimmunerkrankungen – Rheumatoide Arthritis und Allergie

Unser Immunsystem ist eine tolle Sache. Es ist ein Abwehrsystem des Körpers, welches Eindringlinge in den Körper erkennen kann, eigene Antikörper oder andere „Polizisten" produziert und so die Eindringlinge umschließt, auffrisst oder auf einem anderen Weg aus dem Körper befördert. Das macht unserer Abwehrsystem ständig, ohne dass wir das mitbekommen. Sind die Eindringlinge (z. B. Viren oder Bakterien) hartnäckiger, gefährlicher oder sehr viele, entstehen oft Reaktionen, die zu einer Erkrankung wie einer Entzündung führen: Eine Abwehrreaktion, die in diesem Fall notwendig und sinnvoll ist.

Aus noch nicht wirklich geklärten Gründen können sich bestimmte Zellen unseres Immunsystems gegen eigene Körperstrukturen richten. Erkrankungen des Immunsystems, die sich gegen Teile des eigenen Körpers richten, nennt man Autoimmunerkrankungen. Zu diesen zählen neben den rheumatischen Erkrankungen z. B. auch der Diabetes mellitus Typ 1 (betrifft die Bauchspeicheldrüse), der Morbus Basedow (Schilddrüse), die multiple Sklerose (Nervensystem) oder die Colitis ulcerosa (Darm).

Bei Erkrankungen des Immunsystems – wie z. B. einer Allergie – reagiert unser Abwehrsystem übermäßig beim Kontakt mit harmlosen, für den Körper ungefährlichen Stoffen wie Pollen, Gräsern oder bestimmten Nahrungsmitteln. Die übertriebene und eigentlich sinnlose Abwehrreaktion kann zu Krankheitssymptomen wie Tränen und Jucken der Augen, Heuschnupfen, Hautreaktionen, Atembeschwerden oder sogar zu einem allergisch bedingten Schock führen.

Die Beeinflussung des Immunsystems durch psychische Faktoren ist mittlerweile unumstritten. Die Psychoneuroimmunologie befasst sich als Wissenschaft mit der Fragestellung, wie genau psychisches Erleben zu körperlichen Veränderungen im Körper führt. Ein negativer Zusammenhang besteht z. B. zwischen negativem Stress und allgemeiner Funktionsminderung des Immunsystems. Positive Veränderungen des Immunsystems können unter anderem durch eine Hypnosebehandlung herbeigeführt werden. Wie bei anderen Erkrankungen erhöht häufiges Üben – regelmäßiges Anhören der verschiedenen Hypnosesitzungen und z. B. Selbsthypnose zur Entspannung – die Wahrscheinlichkeit für deutliche Verbesserungen.

5.8.1 Autoimmunerkrankungen

Eine häufige Autoimmunerkrankung ist die rheumatoide Arthritis. Bei dieser greifen Abwehrzellen Teile der Gelenke an und rufen so eine chronische Entzündungsreaktion hervor. Diese kann zu Schmerzen, einer verminderte Beweglichkeit der Gelenke oder gar zu Gelenksverformungen führen. Auch andere Organsysteme wie die Haut oder die Lunge können betroffen sein. Es gibt zahlreiche Medikamente zur Unterdrückung dieser nichterwünschten Immunreaktion. Diese werden nicht von allen Betroffenen vertragen, haben oft Nebenwirkungen oder können nicht in jeder Lebensphase genommen werden. Ein Beispiel dazu zeigt das ► Fallbeispiel Autoimmunerkrankung.

Ziel der Hypnosebehandlung bei Erkrankungen des Immunsystems ist zum einen eine allgemeine Stärkung der körpereigenen Selbstheilungskräfte. Dies kann nachgewiesenermaßen schon durch eine einfache Entspannungshypnose und daraus resultierendem Abbau von psychologischem Stress passieren. Zum anderen soll bei der Behandlung von Immunerkrankungen der Teil der Abwehrkräfte gestärkt werden, der die Zellen des Abwehrsystems entfernt, welche eigene, gesunde Körperstrukturen angreifen. Im Vorgespräch schildern Patienten dazu ihre Vorstellung, wie Heilung funktioniert. Wer ist alles daran beteiligt? Wie hat sich gesund sein vor dem Beginn der Erkrankung angefühlt? Wie macht das unserer Körper, wenn körperfremde Zellen entfernt werden müssen?

Häufig beschreiben Patienten ein Bild, in dem die guten Abwehrzellen wie Polizisten sind. Diese verhaften die bösen Zellen und werfen sie aus dem Körper. Oder die Polizisten sperren die Bösen an einem Ort im Körper ein, wo sie keinen Schaden mehr anrichten können. Ein anderes Bild bringt zum Ausdruck, dass wir körpereigene Zellen haben, die Eindringlinge einfach auffressen können.

In Fallbeispiel berichtete die Patientin wie sich gesund werden und Heilung anfühlt am Beispiel einer Erkältung und der Pflege durch ihre Mutter. Diese kochte in solchen Momenten immer eine ganz besondere Hühnersuppe. Diese Erfahrung wurde nun in Hypnose noch einmal reaktiviert und auf die Rheumaerkrankung übertragen (◨ Abb. 5.12).

Rheumatoide Arthritis – Heilende Hühnersuppe

„Beobachten Sie einmal bitte Ihren Atem … das Ein- und Ausatmen … egal wie schnell oder langsam Ihr Atem gerade ist … Ihren Atem können Sie gut spüren … im Brustraum … im Bauchraum … in den

Eine 30-jährige Patientin berichtete, sie habe schon seit ihrer Jugend eine Rheumaerkrankung. Betroffen seien die Gelenke (rheumatoide Arthritis), überwiegend an den Händen und Füßen. Mit ihrem bisherigen Medikament habe sie die Erkrankung bisher ganz gut im Griff gehabt. Wegen ihrem Kinderwunsch musste das Medikament abgesetzt werden. Unter den aktuellen Medikamenten habe sie jedoch vermehrt Schmerzen und auch ihre Finger würden dicker werden, was sie extrem störe. Sie erhoffe sich von der Hypnosebehandlung eine Möglichkeit, die Schmerzen zu reduzieren. Vielleicht trage eine Hypnosebehandlung ja auch dazu bei, die „absurden Zellen", die ihren Körper angreifen, zu entfernen.

◘ **Abb. 5.12** Heilende Hühnersuppe

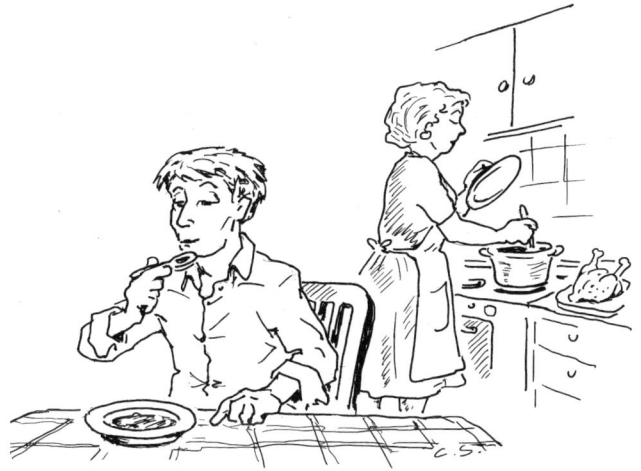

Schultern … im Rücken … und während Sie Ihren Atem beobachten, kann sich Ruhe einstellen … Ruhe, die sich bei jedem Ein- und Ausatmen noch vertiefen kann … Und vielleicht können Sie sich beim nächsten Einatmen an den Duft der von Ihrer Mutter gekochten Hühnersuppe erinnern … Wie der Duft die ganze Wohnung erfüllte … die besonderen Gewürze, die Ihre Mutter immer hinzufügte … wie es war, die besonderen Geräusche zu hören beim Kochen in der Küche … die Mutter zu beobachten … Ihren liebevollen Blick wahrzunehmen … und wie da diese besondere Nähe und Liebe zwischen Ihnen spürbar ist … und Sie könne sich an den Geschmack der Suppe erinnern, die Wärme, wie es sich anfühlt … diese ganz besondere Suppe zu essen … wie Sie vom Mund über die Speiseröhre zum Magen gelangt … und Sie die heilende Kraft der Suppe spüren können … Diese Heilkraft in Hühnersuppen hat man ja wirklich schon nachgewiesen … die Stoffe, die Ihre Abwehrkräfte stärken und die wissen … was tut Ihnen gut … was schadet Ihnen … Und diese Wärme und heilende Kraft der Suppe … die Ihre Mutter mit viel Liebe für Sie zubereitet hat … kann sich weiter in Ihnen ausbreiten … Vom Magen zum Oberkörper und Bauch … bis hin zu Händen und Füßen … auch hier können Sie diese heilende Kraft spüren … wie sich gesund sein in den Händen und Füßen anfühlt … wie die heilende Kraft Sie durchströmt … und diese die „absurden Zellen" in Händen und Füßen einfach mitnimmt, ausschwemmt … und dadurch kann Raum für Gesundes entstehen … für die Körperzellen, die wissen, was gut ist für Sie … und Ihr Körper kann sich erinnern, wie sich gesund sein anfühlt … im Rücken, Oberkörper oder Bauch … und er wird sich auch erinnern, wie sich gesund sein in Ihren Händen und Füßen anfühlt … die Leichtigkeit in Ihren Bewegungen … wenn

Sie Ihre schmalen Finger betrachten … wie angenehm es ist, sich zu dehnen, zu strecken … und die Leichtigkeit und Freude, die Sie bei Ihren Bewegungen wahrnehmen können … dieses Erleben … gesund zu gesund zu sein … ist in Ihnen … diese Erfahrung von – gesund werden – haben Sie schon gemacht … immer wieder … Und diese Kraft, die aus dem gesund werden … der Liebe Ihrer Mutter und dieser besonderen Heilkraft der Suppe kommt … diese Kraft ist nach wie vor in Ihnen … diese Heilkraft steht Ihnen zur Verfügung … hilft auch jetzt, die absurden Zellen auszuschwemmen … die Guten zu stärken … auf diese Kraft, die zur Gesundung führt können Sie sich verlassen … sie ist da und hilft … Und immer wenn Sie im Alltag eine Suppe essen, könne Sie diese heilende Kraft spüren … im Körper, im Bewusstsein … auch Ihr Unbewusstes kennt diese heilende Kraft … diese Kraft ist vorhanden, gehört ganz zu Ihnen … und wenn Sie möchten, können Sie langsam, in Ihrem eigenen Tempo auch wieder ins Hier und Jetzt zurückkommen."

Neben dieser Aktivierung und dem gesunden Ausgleich im Immunsystem können Erkrankte die Erfahrung von Gesundheit, gesunden Bewegungen, der Unbeschwertheit etc. auch erleben, wenn sie in Trance zu Lebenssituationen vor Ausbruch der Erkrankungen zurückgehen. Dies kann das positive Gefühl von „gesund sein" weiter verstärken.

5.8.2   Allergie

Die Behandlung allergischer Erkrankungen funktioniert nach dem gleichen Prinzip wie bei den Autoimmunerkrankungen beschrieben: zunächst wird zusammen mit dem Patienten nach hilfreichen Bildern/Metaphern gesucht, die in Hypnose intensiv visualisiert werden und so zum Ausgleich des Abwehrsystems beitragen. Bei Allergien gilt es, Bilder zu finden, welche die körpereigenen Zellen mit ihrer übertriebenen Reaktion wieder besänftigen. Zur Reduktion von negativem Stress sollen die Betroffenen regelmäßig eine Entspannungshypnose erfahren.

Darüber hinaus wird – ausgerichtet an den Symptomen – die Behandlung erweitert: Besteht z. B. ein durch die allergischen Hautveränderungen verursachter Juckreiz, kann das in Trance erlebte Schwimmen in einem kühlen Bergsee gegen dieses Symptom helfen.

Äußert sich die Allergie als Atembeschwerden (z. B. allergisches Asthma), können die Betroffenen lernen, wie sie durch ihren ruhigen Atem oder das Beobachten des Atems zu innerer Ruhe und Entspannung finden. Auch das Spüren von Weite im Brustraum kann helfen, wieder einen ungehinderten Atemfluss zu erleben.

Asthma und Seeluft

„Halten Sie bitte die Hände so, dass Sie den Raum zwischen Ihren Händen wahrnehmen können … wie fühlt sich dieser Raum an … wie eng oder weit ist angenehm für Sie … wenn Sie möchten, können Sie diesen Raum zwischen Ihren Händen auch verändern … vielleicht wollen Sie ja diesem Raum einmal mehr Weite geben … ja, genau … und Sie können erleben, wie sich diese Weite jetzt anfühlt … halten Sie die Hände so, wie es für Sie angenehm ist … und nehmen Sie sich den Raum, der Ihnen zusteht … und diese Weite, die Sie zwischen den Händen spüren … können Sie auch in anderen Bereichen Ihres Körpers wahrnehmen … z. B. im Brustraum … und Sie werden sich erinnern, wie Sie diese Weite immer besonders gut an der See … bei einem Strandspaziergang spüren können … die Weite beim Blick aufs Meer … die Weite beim Einatmen der salzigen Luft … mit jedem Atemzug kann die Weite im Brustraum zunehmen … ganz von alleine … genau … ohne dass Sie sich kümmern müssen … findet Ihr Atem diesen ruhigen Rhythmus … der dazu führt, dass sich auch in Ihnen Ruhe einstellen kann … mit jedem Ein- und Ausatmen diese frische, salzige Luft in sich aufnehmen … und dabei den ruhigen Atemrhythmus wahrnehmen … der sich auf Ihr Inneres übertragen kann … sodass in Ihnen Ruhe und Weite sich vertiefen können … Sie eine angenehme Erfahrung von Ruhe und Weite erleben … und die salzige Luft wird diese Erfahrung weiter vertiefen."

Bilder von weiten Röhren können zunächst symbolisch für die Atemwege visualisiert und anschließend auf die Körpererfahrung übertragen werden.

Atembeschwerden und weite Röhren
„Stelle Sie sich bitte einmal weite Röhren vor, aus einem Material und einer Farbe, die Ihnen angenehm sind … Röhren, von denen Abzweige weggehen … die wiederum eine deutliche Weite beinhalten … und Sie wissen … wie durch diese Weite der Röhren, die Luft besonders leicht hindurchfließen kann … dieses Strömen der Luft können Sie vielleicht auch hören … wie leicht und gleichmäßig sich die Luft durch die weiten Röhren bewegen kann … in einem ruhigen, angenehmen Rhythmus … und auch in Ihnen kann es diese Weite geben … diesen ruhigen, angenehmen Rhythmus … Ihren Atemrhythmus … und durch das Ein- und Ausatmen kann diese Weite in Ihnen noch deutlicher spürbar werden … eine Weite, die sich auch im Brustraum einstellen kann … auch hier gibt es weite Röhren, durch die die Luft ganz leicht und ungehindert durchfließen kann … Ihr Atem findet den Weg … Ihr Atemrhythmus ist da, vorhanden … auf diesen können Sie sich verlassen … und so kann sich durch das Ein- und Ausatmen die Weite in Ihnen noch weiter ausbreiten … wird die Luft ganz leicht und ungehindert hindurchfließen können."

5.9 Zwangsstörungen

Zwangserkrankungen sind nach Depression, Angst- und Suchterkrankungen die vierthäufigsten psychischen Erkrankungen. Zwänge können sich als Zwangsgedanken oder Zwangshandlungen äußern. Häufig treten Zwangsgedanken und -handlungen auch zusammen auf. Die Betroffenen leiden oft sehr unter ihrer Erkrankung, da sie immer wieder Impulse zum z. B. Aufräumen erleben, denen sie nachgeben müssen, obwohl sie das gar nicht möchten. Betroffene erkennen die Übertreibung in ihrem Denken oder Tun. Die Gedanken, bestimmte Dinge tun zu müssen, oder auch ständige Sorgen (sog. Grübelzwang) drängen sich immer wieder auf, können von den Betroffenen aber nicht vermieden werden. Zwang als Erkrankung ist auch eine Störung der Impulskontrolle.

Häufige Zwangsgedanken sind z. B. der Gedanke, sich beim Kontakt mit Menschen oder Gegenständen zu beschmutzen. Auch der Zweifel „habe ich bestimmte Dinge schon getan oder unterlassen" tritt häufig auf. Daraus kann eine Zwangshandlung wie der Kontrollzwang resultieren: Betroffene müssen sich immer wieder vergewissern, z. B. eine Tür abgeschlossen zu haben. Eine weitere, häufig auftretende Zwangshandlung ist der Waschzwang. Dabei gibt es zunächst keine klare Grenze zwischen einem noch normalen zwangsähnlichem Verhalten und einer Zwangserkrankung. Liegt eine Erkrankung vor, leiden die Betroffenen jedoch sehr unter ihrem Verhalten oder ihren Gedanken und erkennen diese als unsinnig (▶ Fallbeispiel Zwangsstörung).

Zwangserkrankungen haben eine hohe Tendenz, ohne Behandlung chronisch zu verlaufen. Erkrankte haben oft aus Sorge vor einer Stigmatisierung durch Arbeitgeber oder ihren Partner Schwierigkeiten, über ihre Erkrankung zu sprechen und sich in professionelle Behandlung zu begeben. Dabei können Zwangserkrankungen mittlerweile sehr erfolgreich behandelt werden. Leider kommen Betroffene oft erst Jahre nach dem ersten Auftreten von Zwangssymptomen in psychotherapeutische Behandlung. Als psychotherapeutische Methode hat sich die Verhaltens-

Fallbeispiel Zwangsstörung

Eine 42-jährige Patientin berichtete, sie leide unter dem Zwang, sich ständig ihre Hände waschen zu müssen. Das beginne bereits am Morgen nach dem Aufstehen. Ihr erster Gang sei ans Waschbecken, wo sie sich mehrmals die Hände mit Seife wasche. Nach dem Anziehen müsse sie das Händewaschen wiederholen, da sie ja ihre Kleidung berührt habe, die – obwohl frisch gewaschen – schon wieder mit Schmutz oder sogar Bakterien behaftet sein könnte. So gehe das den ganzen Tag weiter. Nach dem Frühstück, nach dem Berühren von Türklinken, ihrem Schlüssel oder anderen Gegenständen müsse sie immer nach einem bestimmten Ritual mindestens 5-mal die Hände waschen. Ihr Zwang bestimme schon den ganzen Tagesablauf. Da die Zwänge in letzter Zeit massiv zugenommen haben, sei sie seit 4 Wochen krankgeschrieben. Wolle sie das Waschen unterlassen – sie verstehe ja ihr übertriebenes Verhalten – komme sie unter Druck und fühle sich immer weiter angespannt. Sie mache sich meist Sorgen, einen Krankheitserreger abgekommen zu haben. Erst wenn sie ihrem Impuls nachgebe, fühle sie sich wieder beruhigt. Allerdings leide ihr Haut sehr unter dem häufigen Waschen. Auch ihr Partner sei zunehmend genervt – er könne mit ihr nicht einmal spontan das Haus verlassen und die gemeinsame Intimität leide schon lange unter dem Waschzwang. Sie selbst fühle sich zunehmend bedrückt und traurig. Sie befürchte, jetzt auch noch an einer Depression erkrankt zu sein.

therapie bewährt, die durch Methoden der Hypnose erfolgreich ergänzt werden kann. Im Fokus der Behandlung steht die Verbesserung der Impulskontrolle, d. h. in Bezug auf oben genanntes Fallbespiel: Die Patientin lernt, ihren Impuls, sich die Hände zu waschen, zu kontrollieren. Dies kann zunächst unter zu Hilfenahme von Ressourcen sehr gut in Hypnose geübt werden. Anschließend wird mit der verbesserten Impulskontrolle das in Hypnose bereits Gelernte auch in spezifischen, den Zwang auslösenden Alltagssituationen angewendet. Aus hypnotherapeutischer Sicht sollte ergänzend eine Ich-Stärkung angestrebt werden: Durch das Erleben von „ich bin gut, stark und auch ohne meine Zwänge fehlt mir nichts" fällt es den Betroffenen oft leichter, ihren Zwangshandlungen zu widerstehen. Zu Beginn der Behandlung steht meist eine Exploration in Trance, um den Charakter und den positiven Zweck von Zwangshandlungen oder -gedanken zu verstehen.

Exploration in Trance

Therapeut: „Schließen Sie bitte einmal die Augen … achten auf Ihre Atmung, beobachten diese … Ihre Aufmerksamkeit darf ganz nach innen gerichtet sein … Sie sprachen von Ihrem Zwang, der bereits am Morgen da ist … beobachten Sie ruhig einmal, was der Gedanke – ich muss jetzt sofort ans Waschbecken, die Hände waschen – in Ihnen macht" … *Patientin:* „Durch den Gedanken werde ich sofort ganz aufmerksam, nur der Gedanke 'ich muss ans Waschbecken' ist noch da. Kann gar nicht auf meinen Partner hören; der will, dass ich noch im Bett mit ihm bleibe." … *Therapeut:* „Wie fühlt sich das körperlich an? Wie ist es für Sie, ans Waschbecken zu gehen? Wie fühlen Sie sich beim Händewaschen? Wie danach?" … *Patientin:* „Ich gehe ans Waschbecken und fühle mich angespannt. Ein Gedanke ist da: 'Der Schmutz muss weg.' Bin ich am Waschbecken, fühle ich mich erst mal erleichtert … Merke aber nach dem ersten Händewaschen noch keine Erleichterung … ich nehme noch einmal Seife, will den Schmutz einfach wegkriegen … Je häufiger ich die Hände wasche, desto mehr beruhige ich mich … Das Gefühl, sauber zu sein, frei von Schmutz, hilft mir, dass ich ruhiger werde … kann wieder bei mir sein" … *Therapeut:* „Haben Sie das Gefühl von Ruhe, bei sich zu sein auch schon in anderen Situationen erleben können?" … *Patientin:* „Hm, früher als Kind bin ich oft zu meiner Mutter, wenn ich mich unwohl fühlte … Von ihr in den Arm genommen zu werden hat mir immer geholfen … ich wurde ruhiger und hab mich beschützt gefühlt … So als würde sie einen mit

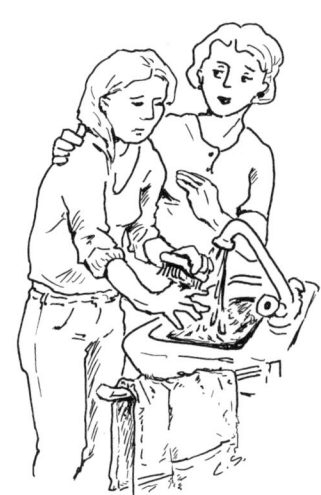

◘ **Abb. 5.13** Zwang und innerer Helfer

ihren Armen beschützen … eine Grenze um mich ziehen, durch die keiner durchdringen kann" …
Therapeut: „Spüren Sie bitte jetzt noch einmal diese Umarmung durch Ihre Mutter, wie sich das anfühlt … die Nähe, die Wärme … Wo können Sie die Ruhe in sich besonders gut spüren? … Und Sie erinnern sich, wie es sich anfühlt, ganz bei sich zu sein."

Durch diese Exploration hat die Patientin eine hilfreiche Kraftquelle für sich entdecken können – die Nähe, den Schutz und ein „sich angenommen fühlen" durch die Mutter. In weiteren Sitzungen wurde zunächst diese Ressource aktiviert und anschließend erfolgte die Konfrontation mit spezifischen, den Zwang auslösenden Situationen. Durch den in sich erlebten Schutz durch die Umarmung der Mutter gelang es ihr gut, dem Zwang zu widerstehen und alternative, sinnvollere Handlungen zu aktivieren. Der Übergang zum realen Üben gestaltet sich erfahrungsgemäß schwieriger. Hier müssen weitere Ressourcen, die schnell verfügbar sind, gefunden werden. Am Anfang der realen Übungen ist dies oft der Therapeut selbst, der durch Ich-stärkende Suggestionen die Betroffenen unterstützt: „Sie schaffen das … formulieren Sie ein klares und deutliches Nein … Gut, genauso … ein klares Nein, das bedeutet: Ich bleibe hier, brauche das Hände waschen nicht … ich kann das, ich bestimme das."

Im obigen Fallbeispiel stellte sich im Verlauf der Therapie heraus, dass der Beginn der Zwangserkrankung eng mit dem plötzlichen Tod der Mutter verbunden war, die Patientin eine angemessene Trauer darüber aber noch nicht empfinden konnte. Der Zwang ermöglichte vermutlich, den als noch zu bedrohliche erlebten Verlust zu verdrängen. So wurde neben dem Erlernen einer verbesserten Impulskontrolle bei den Zwangshandlungen die Beziehung zur Mutter ein wichtiger Fokus (◘ Abb. 5.13).

Weitere hypnotherapeutische Methoden können bei der Behandlung von Zwangserkrankungen angewendet werden. So kann z. B. der Zwang als Bild, Metapher oder als Person, zu der ein bestimmter Zwang passen würde, symbolisiert werden. Oben genannte Patientin zeichnete den Zwang als zahlreiche, chaotisch sich ineinander windende, schwarze Striche. Das Bild (und somit den Zwang) können die Betroffenen durch das Symbolisieren als außerhalb von sich erleben. Das Bild/der Zwang können nun verändert werden. Im Fallbeispiel ordnete die Patientin die schwarzen Striche, legte sie parallel und empfand dabei eine große Beruhigung. Später übermalte sie imaginativ die schwarzen Streifen einfach mit weißer Farbe. Betroffene gewinnen so die Kontrolle über das Symptom zurück und erleben sich wieder als selbstbestimmter. Eine

Hypnose, in der eine zwangsfreie Zukunft vorweggenommen und erlebt werden kann (sog. Zukunftsprogression), wird die Selbstbestimmtheit und Selbstsicherheit vertiefen.

5.10   Beschwerden ohne körperliche Ursache – Psychosomatische Störungen

Körperliche Beschwerden, für die keine körperliche Ursache gefunden wird bzw. die körperlichen Befunde die Beschwerden nicht ausreichend erklären nennt man funktionelle, somatoforme oder psychosomatische Störungen. Sie treten sehr häufig auf. Nach Schätzungen haben ca. 20 % der Patienten, die wegen einem körperlichen Symptom ihren Hausarzt aufsuchen, eine solche Erkrankung. Bei über mehrere Wochen anhaltenden Bauchbeschwerden kann sogar in der Hälfte der Fälle keine körperliche Ursache gefunden werden. Oben beschriebenes Reizdarmsyndrom und der Reizmagen gehören z. B. zu den funktionellen Störungen.

Erkrankte, die an psychosomatischen Störungen leiden, habe oft Schwierigkeiten, eine solche Diagnose zu akzeptieren. Denn ihre körperlichen Beschwerden sind real und belasten sie. Der Hinweis von Behandlern auf die Psyche führt dann schnell zur Ablehnung weiterer Diagnostik durch einen Psychotherapeuten – „ich bin doch nicht psychisch krank." Am Anfang einer Behandlung steht deshalb die ausführliche Information über die Erkrankung. Entscheidend ist, dass Betroffene sich mit ihren Beschwerden und ihrem Leidensdruck ernst genommen fühlen.

In fast jeder Körperregion oder jedem Organbereich können körperliche Symptome auftreten, die zuerst an eine körperliche Ursache denken lassen. So schildern Patienten, die zum ersten Mal ihre Herzregion durch Schmerzen, einen erhöhtem Puls oder Druck wahrnehmen, eindrücklich ihre Angst vor einem Herzinfarkt. Psychosomatische Störungen können auch die Bewegung, das Gedächtnis und das Sprechen oder Schlucken beeinträchtigen. Es treten in diesem Fall also Symptome auf, die zunächst an eine neurologische Erkrankung denken lassen. Diesen Formenkreis der psychosomatischen Erkrankungen nennt man auch dissoziative Störungen oder Konversionsstörungen. Wie oben beschrieben, findet man für chronische Schmerzen oft keine körperliche Ursache; diese Schmerzerkrankung wird als somatoforme Schmerzstörung bezeichnet.

Bei allen Symptomen muss Ihr Arzt zunächst eine körperliche Ursache ausschließen, die Diagnostik sollte aber nicht übertrieben werden. Nach Ausschluss einer körperlichen Ursache oder auch parallel zum körperlichen Untersuchungsprozedere sollte eine Einschätzung durch einen Arzt für Psychiatrie/Psychosomatische Medizin/Psychotherapie oder einen Psychologen erfolgen.

Beschwerden ohne körperliche Ursache – Psychosomatische Erkrankungen
- **Somatisierungsstörung**
  Vielfältige körperliche Beschwerden (u. a. Übelkeit, Schmerzen, Gleichgewichtsstörungen, sexuelle Symptome)
- **Somatoforme autonome Funktionsstörung**
  Symptome beziehen sich auf einen Organbereich (z. B. Herz, Lunge, Niere)
- **Dissoziative Störung (Konversionsstörung)**
  Symptome betreffen Bewegung, Gehen, Gedächtnis, Schlucken, Körpersensibilität
- **Somatoforme Schmerzstörung**
  Schmerz als Hauptsymptom

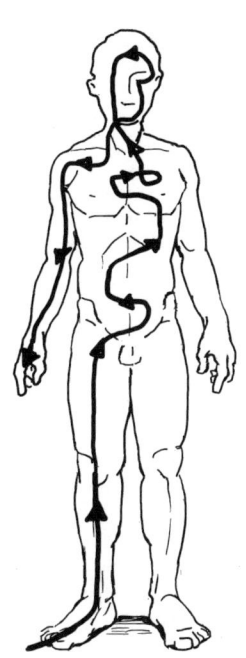

◘ **Abb. 5.14** Körperreise

Allgemein werden als mögliche Ursache für psychosomatische Beschwerden unangenehme Gefühle vermutet, die der Betroffene nicht ausreichend wahrnehmen kann, dafür aber auf der körperlichen Ebene deutlich spürt. So kann sich hinter Übelkeit und Aufstoßen ein Erleben von „alles in sich reinschlucken" ausdrücken. Unsere Sprache gibt oft Hinweise, welche Problematik sich hinter funktionellen Beschwerden verbirgt. Wie bei jedem Krankheitsbild muss jedoch jede Symptomatik beim Einzelnen eingeschätzt und zugeordnet werden. Symptome wie Luftnot oder Herzdruck können Ausdruck einer körperlichen Erkrankung sein, im Rahmen einer psychosomatischen Störung auftreten oder als Teil anderer psychischer Erkrankungen wie z.B. Angst- und Panikstörungen.

Neben den Affekten muss das soziale Umfeld des Patienten betrachtet werden. Wie geht der Patient hier mit seinen Beschwerden um, haben diese eine bestimmte Funktion; kann er auf wichtige Ressourcen wie Hobbys wegen der Beschwerden nicht mehr zugreifen; welche Reaktion zeigen Freunde/Bekannte, wenn Symptome beim Erkrankten über längere Zeit fortbestehen. Auch aktuelle Belastungen sowie biografische Belastungsfaktoren müssen eingeschätzt werden.

Ein erstes Ziel der Behandlung psychosomatischer Störungen kann sein, das Körperempfinden der Betroffenen wieder zu verbessern, d.h. in Hypnose immer wieder ein angenehmes Erleben von Ruhe, Sicherheit und Gelassenheit zu spüren. Dadurch wird insgesamt ein besserer Zugang zur Gefühlswelt der Betroffenen gebahnt. Bei der Technik des Bodyscans beobachtet der Hypnotisierte zunächst nur seinen Körper. Gefühle wie Anspannung, Schmerz, Wärme o. Ä. soll er nicht bewerten, sondern diese gleichwertig betrachten lernen. Die Bodyscan-Übung wird im Übrigen bei vielen Therapieverfahren (z. B. Achtsamkeitstraining) angewendet (◘ Abb. 5.14).

Psychosomatische Erkrankungen und Körperreise

„Nehmen Sie bitte einmal wahr, wie Ihre Füße den Boden berühren, wie sich hier der Kontakt anfühlt … Welchen Abstand gibt es zwischen Ihren beiden Innenknöcheln? … Wie fühlt sich die Mus-

Fallbeispiel Psychosomatik

Ein 28-jähriger Patient leidet an einer leichten Lähmung des rechten Beins, wodurch er beim Gehen humpelt. Alle bisher durchgeführten Untersuchungen fanden keine körperliche Ursache. Der Patient arbeitet in der Gastronomie und gerade dort belastet ihn seine Gangstörung. Ein Schwerpunkt der Behandlung lag im symptomfreien Erleben seines Gangbilds in Trance. Er berichtete, dass er früher immer mit viel Freude und Stolz arbeitete, da er in einem sehr guten Restaurant angestellt ist. Der Patient schilderte einige dieser Momente, in denen er voller Stolz Essen und Getränke servierte, sich dabei leicht und mühelos bewegte. Diese Erfahrung sollte er in Hypnose zunächst wieder erleben – angefüllt mit inneren Bildern und dem passenden Körpergefühl. Nachdem ihm dies nach einigen Sitzungen gut gelang, erfolgte der Übergang ins reale Gehen. Dazu erlebte der Patient sich wieder als stolzer Kellner, wie er sich leicht und sicher bewegt. Während einer nur leichten Trance bat ich ihn aufzustehen und sich im Raum zu bewegen, als ob er bedienen würde. In Trance gelang ihm eine flüssige, sichere Bewegung – die Lähmung des Beins war völlig verschwunden. Ich hatte in Absprache mit dem Patienten die Sitzung auf Video aufgenommen und ihm nach der Hypnose gezeigt. Er hatte in Trance durchaus seine gesunde Bewegung wahrnehmen können, war anhand der Aufnahme aber doch freudig überrascht, wie problemlos er in Hypnose wieder gehen konnte. Ohne Trancezustand war die Lähmung aber noch vorhanden, sodass in den folgenden Sitzungen nach Auslösern und Ursachen gesucht wurde. Immer wiederkehrendes Thema war die als ungenügend empfundene Anerkennung durch den Vater, später durch seinen Vorgesetzten. So ergab sich die Theorie, dass die subjektiv erlebten Kränkungen in den Körper verschoben wurden. Das Gefühl der Kränkung war als Emotion noch zu bedrohlich und belastend. So half der Körper quasi dieses Gefühl auszudrücken und wählte unbewusst ein Symptom, durch das er in der Tat mehr Aufmerksamkeit bekam – an der sich der Patient aber nicht erfreuen konnte.

kulatur in den Unterschenkeln an? … Gibt es hier noch Spannung? Oder schon eine beginnende Entspannung? … In welchem Winkel stehen die Unterschenkel zu den Oberschenkeln? … Wie eng oder wie weit ist die Strecke zwischen den Knien? … Einfach beobachten, wahrnehmen! … Wie fühlt sich die Oberschenkelmuskulatur an? … Wie der Kontakt der Sitzhöcker mit der Sitzfläche? … Und achten Sie bitte auch auf Ihren Atem! … Wie fühlt es sich an, wenn der Atem, den Bauch leicht hebt und senkt? … Das Ein- und Ausatmen können Sie auch im Brustraum spüren … wie eng oder wie weit fühlt sich dieser Bereich an? … Wie fühlt sich der Kontakt vom Rücken mit der Sitzlehne an? Welche Spannung oder Entspannung gibt es in den Muskeln links und rechts entlang der Wirbelsäule? … Wie ist das Empfinden in Ihren Händen und Armen? … Wie fühlt sich die Muskulatur in Unterarmen und Oberarmen an … Nehmen Sie die den Körper einfach wahr … so wie er gerade ist … Welche Spannung gibt es vielleicht noch in den Schultern? … Im Nacken … in der Halsmuskulatur … Und beobachten Sie bitte auch die Strecke zwischen den Ohren … wie eng oder weit sind diese Strecken … und wie fühlt sich die Strecke zwischen Stirn und Hinterkopf an … und wenn ich jetzt einen Moment nichts sage, beobachten Sie noch einmal den ganzen Körper … welche Empfindungen haben sich eingestellt … oder auch nicht …"

Diese Übung wird in der Hypnotherapie meist für die Induktion einer Trance genutzt. Sie kann aber auch sehr gut als eigenständige Körperwahrnehmungsübung eingesetzt werden.

Im nächsten Schritt der Behandlung psychosomatischer Beschwerden versucht man, dass die Betroffenen ihre Bedürfnisse, Verdrängungen oder nicht ausreichend wahrgenommene Gefühle bewusster wahrnehmen können. Diese können Patienten in Trance ohne die Kontrolle durch den Verstand meist leichter wahrnehmen. Dabei wird auch der betroffene körperliche Problembereich miteinbezogen (▶ Fallbeispiel Psychosomatik).

Psychosomatische Beschwerden bestehen bei den Betroffenen oft schon sehr lange – zum Teil seit Jahren. In der Behandlung muss deshalb mit den Patienten auch eine realistische Zielsetzung einer Hypnotherapie besprochen werden. Das bedeutet, als Ziel eher eine Erleichterung der Beschwerden anzustreben und weniger eine Heilung im Sinne von „Die Beschwerden sind nach der Behandlung ganz weg." Durch geeignete Hypnosetechniken können Betroffene die Erfahrung machen, ihre Symptome zu beeinflussen und sich diesen gegenüber nicht mehr hilflos ausgeliefert zu fühlen.

5.11 Hauterkrankungen und Tinnitus

5.11.1 Haut

Hypnose kann erfolgreich bei der Behandlung von Hauterkrankungen eingesetzt werden. Am Beispiel der Neurodermitis möchte ich eine symptomorientierte Hypnotherapie dieser häufigen Erkrankung bei einer erwachsenen Patientin vorstellen. Möglichkeiten zur Behandlung von Warzen werden im ▶ Kap. 7 beschrieben.

Die **Neurodermitis** (atopisches Ekzem, atopische Dermatitis) ist eine Erkrankung, die vorwiegend im Kindesalter beginnt, mit einem starken Juckreiz einhergeht, gehäuft in Zusammenhang mit Allergien auftritt und einen sehr unterschiedlichen Verlauf nehmen kann. Die möglichen Hautveränderungen sind vielfältig. Bei Kleinkindern beginnt die Erkrankung oft mit einem Milchschorf – schuppige Krusten im Gesicht. Sie geht mit einer trockenen Haut einher, kann zu einer Vergröberung der Hautfalten, Bildung von kleinen Knötchen/Papeln und einem Ekzem (juckende Rötung mit Knötchen oder Schuppenbildung) führen, das bevorzugt die Ellenbeugen, Nacken, Hals und Innenseite der Oberschenkel betrifft. Die Hautveränderungen können auch am Körperstamm und an den Händen auftreten.

Die Erkrankung heilt im Kindes-/Jugendalter aus oder besteht bis ins hohe Erwachsenenalter fort. Quälendes Symptom ist oft der Juckreiz, der durch häufiges Kratzen die Entzündung der Haut weiter unterhält.

Die genauen Ursachen für die Entstehung dieser Erkrankung sind noch nicht bekannt. Viele Faktoren bedingen die Erkrankung (z. B. Einfluss der Gene – das atopische Ekzem triff familiär gehäuft auf; eine veränderte Immunantwort auf Reize; Umweltfaktoren, psychische Belastungen, Infekte, Allergien u. a.; ▶ Fallbeispiel Hauterkrankung).

Bei Hauterkrankungen, die mit einem starken Juckreiz einhergehen, helfen Bilder, die in Verbindung mit Ruhe eine angenehme, die Haut betreffende Körpererfahrung suggerieren (❑ Abb. 5.15).

Juckreiz – Schwimmen im Bergsee
„Halten Sie bitte die Hände wie eine Schale … und blicken Sie in Ihre Hände … als ob da ein Bild wäre … ein Bild von einem angenehmen Bergsee … an dem Sie vielleicht schon einmal waren … oder gern sein möchten … Wie sieht die Umgebung dort aus … wie erhaben oder auch nicht sind die Berge herum … wie sieht der See aus, mit seinem klaren, frischen Wasser … vielleicht gibt es dort auch Tiere … z. B. Vögel, deren Zwitschern Sie hören können … wie fühlt es sich an, diese angenehme Luft einzuatmen … vielleicht scheint die Sonne und wärmt Sie … und ich weiß nicht, ob Sie alleine oder mit einem vertrauten Menschen an diesem Bergsee sind … dort können Sie Ruhe finden … können eine Stille wahrnehmen … die von diesem Ort ausgeht … Und wir sprachen davon, wie es ist, in diesem Bergsee … mit seinem klaren und angenehm frischen Wasser … einmal

Fallbeispiel Hauterkrankung

Eine 46-jährige Patientin berichtete, eine Neurodermitis bestehe bei ihr schon seit der Kindheit. Bis zum 10. Lebensjahr habe sie sehr unter dem quälenden Juckreiz gelitten, dadurch oft nachts nicht schlafen können. In der Pubertät habe sich die Haut insgesamt beruhigt. Nur noch die Hände, wenige Bereiche am Hals und an den Armen seien von den juckenden Hautveränderungen betroffen. Aktuell habe sie wieder vermehrt beruflichen Stress und komme kaum noch zur Ruhe. Jetzt im Sommer mit den heißen Temperaturen schwitze sie natürlich vermehrt. Das habe schon immer den Juckreiz verstärkt. Nachts schlafe sie deshalb sehr schlecht. Sie erhoffe sich von der Hypnose eine Linderung des Juckreizes, dadurch auch eine Abnahme der Hautrötungen. Sie wünsche sich, mal wieder durchzuschlafen.

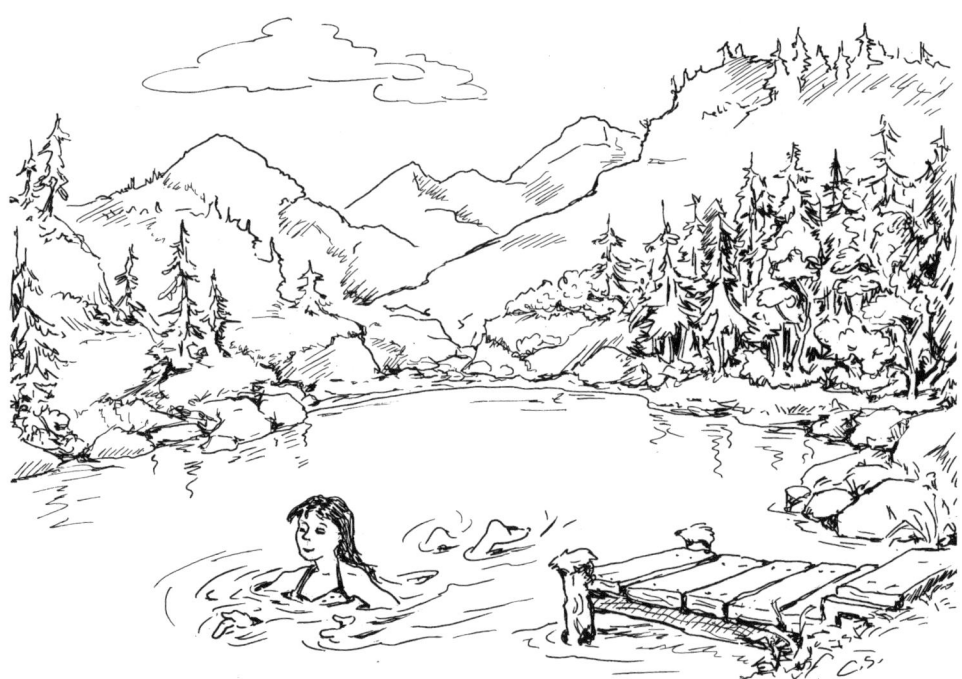

◻ **Abb. 5.15** Kühlender Bergsee gegen Juckreiz

mit den Händen das Wasser zu schöpfen … ein Wasser, das genau die richtige Temperatur hat … einfach mal das Gesicht mit diesem frischen Wasser benetzen … die Arme … Wie fühlt sich diese angenehme Kühle auf der Haut an … anfangs vielleicht etwas frisch … um dann viel Ruhe mit sich zu bringen … und spüren Sie bitte einmal diese Frische des Wassers auf Ihrer Haut ganz deutlich … wie fühlt sich das an? … Prickelnd? … Wärmt die Sonne die Haut angenehm? … Und so können Sie erleben, wie Ihre Haut sich beruhigt … und was passiert in Ihnen? … Diese Frische kann Ruhe … Beruhigung … ausdrücken … hat Beruhigendes in sich … und vielleicht wollen Sie ja mehr von diesem Wasser auf Ihrer Haut spüren … wahrnehmen, wie sich das Wasser des Bergsees auf der Haut anfühlt … dem ganzen Körper anfühlt … und Sie auch mit den Füßen dieses wunderbare Wasser spüren können … um vielleicht weiter in den See hineinzugehen … sodass auch Ihre Beine und die Hüfte diese wohltuende Frische wahrnehmen können … und ich weiß nicht, ob Sie langsam ins Wasser gleiten wollen … oder einfach mit einem kurzem Sprung … ganz in dieses herrliche Bergwasser eintauchen … und erleben, wie Sie mit Ihren Schwimmzügen ruhig durchs Wasser gleiten … einem Wasser, das beruhigt … Ihre Haut … Ihr Inneres … Und diese Erfahrung von Ruhe und kühler Frische wird dazu führen, dass gerade die Haut sich wieder gesund anfühlt … Sie sich in Ihrer Haut wohlfühlen … gesundet durch das heilsame Wasser des Bergsees … und die Ruhe um Sie herum … eine tiefe Ruhe … kann eine Erfahrung sein, die dieses Wohlfühlen noch verstärkt … eine Ruhe und ein Wohlfühlen, das Sie in sich erleben … auf Ihrer Haut spüren … erfahren können … jetzt in diesem Moment … aber auch im Alltag … ist diese Ruhe da … können Sie spüren, wie es ist … sich in Ihrer Haut wohlzufühlen."

Neben der Behandlung des Juckreizes fließen in die Hypnotherapie von Hauterkrankungen die Vorstellungen des Patienten über Gesundheit und Heilungsvorgänge mit ein. Die Patientin im Fallbeispiel berichtet z. B. über ihre Erfahrung, gerade im Urlaub, an bestimmen „Heilorten" eine vollständige Beruhigung der Erkrankung und Abnahme der Hautveränderungen zu erfahren: „Wissen Sie, im letzten Urlaub, an der Nordsee; da gab es einen bestimmten Strand, wo nicht viele Menschen hinkommen … wenn ich dort diese Luft einatme, die Weite um mich herum sehe und den Wind spüre … ist es für mich so … als würde der Wind alles Rote und Juckende an mir einfach wegblasen … und weil der Wind so kräftig ist, wird auch meine Haut stärker, ist nicht mehr so empfindlich … das kann ich aber nur oben an der Nordsee so erleben."

Die an ihrem „Heilort" an der Nordsee gemachten Erfahrungen wurden in Hypnose vertieft. Zudem übte die Patientin die „1-2-3-Methode" als Möglichkeit zur Entspannung in belastenden Alltagssituationen. Durch die regelmäßige Selbsthypnose konnte die Patientin schließlich ihren Juckreiz während der Sommermonate deutlich reduzieren und wieder besser schlafen.

5.11.2 Tinnitus

Der Tinnitus ist eine auditive Wahrnehmung, bei der die Betroffenen unangenehme Geräusche hören, die keiner äußeren Schallquelle zuzuordnen sind. Dies kann ein Zischen, Rauschen, ein Brummton oder Klopfen sein. Die Intensität kann sich verändern, gleich bleiben oder sich rhythmisch-pulsierend verändern. Nach Schätzung erkranken bis zu 25 % der Bevölkerung in den Industrieländern im Laufe ihres Lebens an einem Tinnitus. Bei den meisten tritt das Ohrgeräusch erfreulicherweise nur vorübergehend auf. Nach einer Untersuchung der deutschen Tinnitus-Liga leiden ca. 1,5 Mio. Menschen in Deutschland an einer mittelschweren bis schweren Form – dem dekompensierten Tinnitus: Dieser beeinträchtig erheblich die Lebensqualität; die Betroffenen entwickeln unter anderem Schlafstörungen und psychische Symptome.

Die genauen Ursachen für die Entstehung der Erkrankung sind noch nicht bekannt. Als Risikofaktoren gelten unter anderem ein Knalltrauma, Entzündungen des Ohres, Mittel und -Innenohrerkrankungen, Hörsturz, Schwerhörigkeit, bestimmte Medikamente, Bluthochdruck, Gefäßverengungen im Bereich des Ohrs, eine kraniomandibuläre Dysfunktion (Veränderungen im Kiefergelenk, die mit Knirschen und Nackenkopfschmerzen einhergehen), das Schlaf-Apnoe-Syndrom, andere nächtliche Atemprobleme sowie anhaltender, negativer Stress.

Die Einteilung des Tinnitus in eine subjektive und objektive Form ist möglich. Beim subjektiven Tinnitus können nur die Betroffenen das Ohrgeräusch hören, bei der objektiven Form ist das Ohrgeräusch auch in einer audiometrischen Untersuchung messbar. Der objektive Tinnitus, der z. B. durch Gefäßverengungen am Ohr zustande kommt, ist sehr selten.

Fallbeispiel Tinnitus

Ein 51-jähriger Patient, der sich ursprünglich wegen einer Depression bei mir in Behandlung befand, klagte über ein neu aufgetretenes Ohrgeräusch: ein Pfeifton, der durchgehend vorhanden und sehr lästig war. Seine HNO-Ärztin habe einen Tinnitus diagnostiziert und mit einer Infusionsbehandlung begonnen. Diese helfe bisher gar nicht. Wegen dem Tinnitus schlafe er zunehmend wieder schlechter; sich zu konzentrieren falle schwer und seine Stimmung sowie sein Antrieb verschlechterten sich zunehmend. Hinzu würde die Unsicherheit an seinem Arbeitsplatz durch die geplanten Umstrukturierungen kommen. Ob es nicht eine Behandlungsmöglichkeit des Tinnitus durch Hypnose gebe.

Abhängig von der bestehenden Dauer des Ohrgeräusches werden ein akuter und ein chronischer Tinnitus unterschieden. Gerade ein chronischer Tinnitus (Ohrgeräusche bestehen seit mindestens 3 Monaten) kann erheblich das Privat- und Berufsleben beeinflussen. So ist Stille für viele Betroffene nur schwer zu ertragen. Bedingt durch das unangenehme Ohrgeräusch entwickeln sich häufig Schlafstörungen und die Konzentration verschlechtert sich. Depression sowie Angsterkrankungen sind weitere, mögliche Folgeerkrankungen.

Die kognitive Verhaltenstherapie versucht die Lebensqualität der Betroffenen zu verbessern, indem diese einen anderen Umgang mit den Ohrgeräuschen lernen: Unter anderem durch Aufmerksamkeitslenkung weg vom Tinnitus und Erlernen hilfreicher, entlastender Gedanken. Ziel ist, eine Gewöhnung an den Tinnitus zu erreichen und weniger subjektiv unter den Tönen/ Geräuschen zu leiden.

Die Hypnotherapie möchte durch geeignete Techniken ebenfalls helfen, dass die Betroffenen die durch den Tinnitus bedingten Belastungen besser bewältigen können. So kann z. B. in Hypnose ein Umdeuten und positives Erleben des primär belastenden Ohrgeräusches erlernt werden. Auch üben die Patienten Selbsthypnose zur Entspannung, da eine erhöhte innere und muskuläre Anspannung die Tinnituswahrnehmung verstärken kann (► Fallbeispiel Tinnitus).

Ziel der Behandlung ist, das unangenehme Tinnitusgeräusch zu desensibilisieren. Das heißt die Betroffenen sollen lernen, auf das Ohrgeräusch mit einer angenehmen Erfahrung zu reagieren und dadurch das Geräusch weniger belastend erleben.

Tinnitus und singende Vögel

„Schließen Sie bitte die Augen und begeben sich an einen angenehmen Ort … vielleicht eine Wiese … und in der Ferne können Sie einen Wald sehen … auf dieser Wiese steht ein junge Birke … die leicht vom Wind hin und her bewegt wird … die Birke ist in ihren Ästen und Zweigen ja ganz beweglich … und doch ist sie mit ihren Wurzel tief verankert … Sie können auch das leichte Rauschen des Windes hören … vielleicht scheint die Sonne … und während Sie die Birke – ihr Hin- und Herschwingen – beobachten … kann sich auch in Ihnen ein Schwingen … ein sanfter Rhythmus von hin und her einstellen … und es mag sein, dass Ihr Oberkörper dieses Schwingen – wie die Bewegung der Birke – ausdrücken möchte … sodass auch äußerlich dieser angenehme Rhythmus sichtbar wird … Und in der Birke sind Vögel … deren Zwitschern und Pfeifen Sie hören können … wie die Vögel voller Freude ihr Lied singen … ein Lied, das Lebensfreude und Lebenskraft ausdrücken kann … und so wird sich auch in Ihnen … beim Zuhören dieses Pfeifens … Zwitscherns und Trällerns Freude einstellen … eine tiefe Lebensfreude, die sich durch das Pfeifen ausdrückt … und das Pfeifen der Vögel wird diese Freude noch verstärken … die Vögel können die Lautstärke ihres Singens verändern … werden in der Nacht nur ganz leise zu hören sein – nur wenige von Ihnen singen … um dann am Morgen wieder kräftig los zu trällern … Es kann sein, dass gewisse Töne Sie an den Ton in Ihrem Ohr erinnern … und dabei können Sie dieses Schwingen in sich erleben … diesen Rhythmus der Birke … diese Leichtigkeit in den Bewegungen … und ihren Rhythmus … wie sich das Schwingen angenehm anfühlt … Sie Freude an den Tönen der Vögel erleben … Freude an ihrem Ton haben, der Sie an die Vögel in der Birke erinnert … wie auf Ihren Lippen ein Lächeln entstehen kann … wenn Sie den Vögeln zuhören … wenn Sie Töne in sich hören … und jeden Ton … jedes Ohrgeräusch können Sie durch dieses Schwingen ausdrücken … um dabei Freude zu erleben … beim Schwingen … beim Zuhören der Vögel … bei jedem Pfeifton … Zwitschern … oder einer anderen Melodie … und Sie werden sich erinnern … wie es sich dort anfühlt … am Waldrand bei der Birke … dem Singen der Vögel … und wie das Pfeifen in Ihnen … Ihre Freude an der Bewegung … am sanften Hin und her verstärken kann … und umgekehrt … auch im Alltag ist diese Freude … beim Zuhören der Vögel … vorhanden … Und dabei können Sie in ihrem Rhythmus schwingen … das Pfeifen im Ohr kann der Anfang sein … um im eigenen Rhythmus sich zu bewegen … den Oberkörper leicht hin- und herschwingen zu lassen … wie diese vom Wind bewegte Birke … und dabei Leichtigkeit … und Freude erleben … durch das Schwingen … dem Zuhören der Vögel … dem Pfeifen … und anderer, schöner Melodien."

5.12 Medizinische Maßnahmen und Untersuchungen

Medizinische Maßnahmen wie z. B. eine Magenspiegelung sind für viele Patienten sehr unangenehm und mit Angst vor der Untersuchung verbunden. Dies kann bei den Betroffenen eine starke psychische und hormonelle Stressreaktion auslösen. Dadurch wird die Durchführung der Untersuchung möglicherweise erschwert und Komplikationen können auftreten.

Welche **medizinischen Maßnahmen** als Belastung erlebt werden, ist individuell sehr unterschiedlich: Schon eine Blutentnahme kann bei einer Spritzenphobie massiven Stress auslösen, die Behandlung beim Zahnarzt assoziieren viele mit starkem Schmerz und Menschen mit Platzangst erleben auch radiologischen Untersuchungen wie eine Kernspintomografie als bedrohlich. Hypnose kann hier helfen, die Angst vor Schmerzen, Angst vor Luftnot, der Enge oder vor anderen, unangenehmen Empfindungen zu reduzieren. So wird nicht nur die Durchführung der medizinischen Maßnahme für den Patienten angenehmer; oft ist Sie durch eine Hypnosebehandlung erst möglich und es kann auf sedierende Medikamente verzichtet oder die Dosis reduziert werden.

Als Möglichkeit für eine entspannende, angstreduzierende Hypnose bietet sich das Aufsuchen des „Wohlfühlorts" an, wie er im Kapitel Krebserkrankungen bereits beschrieben wurde. Als Induktion für die Trance eignet sich bei medizinischen Maßnahmen die Stiftfixation. Der Behandler hält dabei den Stift ca. 60 cm vor die Augen des zu Untersuchenden und in einem Winkel, der den Blick des Patienten leicht nach oben richtet.

Stiftfixation – Wohlfühlort und medizinische Maßnahmen

„Betrachten Sie bitte einmal diesen Stift und bewegen dabei nicht die Augen … den Stift weiter fixieren … und Sie werden vielleicht bemerken, wie die Augen allmählich müde werden … angenehm schwer werden … den Wunsch entwickeln, sie zu schließen … Halten Sie bitte die Augen noch geöffnet … und fixieren weiter den Stift … Es kann sein, das Sie den Stift vor Ihren Augen verschwommen wahrnehmen … oder die Augen etwas feucht werden … das sind ganz normale Reaktionen … Und während Sie den Stift weiter betrachten … kann Ruhe in Ihnen entstehen … eine tiefe und vertrauensvolle Ruhe … und wenn Sie möchten … können Sie die Augen jetzt schließen … und begeben sich an Ihren Wohlfühlort … an den Ort, von dem wir sprachen … wo Sie diese tiefe Ruhe und Entspannung erleben können … Sie sich wohlfühlen … die Umgebung, die Sie so erfreut … immer wieder betrachten … und diese Ruhe in sich ganz deutlich spüren können … Sie den Wind auf Ihrer Haut so erfrischend wahrnehmen … die gesunde Luft tief einatmen … und dabei noch deutlicher Ruhe und Entspannung in sich spüren … Und auch, wenn es gleich Geräusche … oder einen Druck gibt … bleiben Sie an Ihrem Wohlfühlort … ruhig und entspannt … wie jemand, der von außen etwas betrachtet … Berührung, Druck oder Stimmen … und all das kann die Ruhe und Entspannung … das Wohlfühlen an Ihrem ganz besonderen Ort noch verstärken … dort, wo Sie sich wohlfühlen … kommen Sie ganz zur Ruhe und Entspannung … so wie Sie auch jetzt diese Ruhe und Entspannung in sich ganz deutlich wahrnehmen können … bleiben am Wohlfühlort … und es mag sein, dass Sie sich an Ihrem Ort auch gerne bewegen … können spüren, wie diese Bewegungen sich anfühlen … hören in diesem Moment vielleicht Geräusche um sich … all das kann Ihre Ruhe und Entspannung noch vertiefen … und so können Sie allmählich auch wieder von Ihrem Wohlfühlort zurück kommen."

Durch die angenehmen Empfindungen am Wohlfühlort ist der Patient zum einen von der Untersuchung abgelenkt, durch den Trancezustand ist er zudem schmerzunempfindlicher und durch Suggestionen von Vertrauen und Sicherheit an seinem Wohlfühlort kann ein Erleben von Angst kaum durchdringen.

Werden vom Patienten **Schmerzen während einer Untersuchung** in einem bestimmten Körperbereich befürchtet (z. B. Bauchschmerzen während einer Darmspiegelung) wird zunächst die Schmerzunempfindlichkeit in einer Hand suggeriert – z. B. durch die Vorstellung, die Hand taucht in ein Eiswasser und wird dadurch taub und unempfindlich. Diese Technik wird im Kapitel „Zahnbehandlung und Hypnose" noch detaillierter beschrieben. Ist die Schmerzunempfindlichkeit in der Hand ausreichend erreicht, legt der Patient die Hand auf die zu untersuchende Körperregion.

„Dieses taube, kalte Gefühl in Ihrer rechten Hand … diese Unempfindlichkeit kann sich auch auf die Haut Ihres Bauches ausbreiten und langsam in die Tiefe wandern … Schicht für Schicht können Sie diese angenehme Taubheit und Kälte spüren … von der Haut … über das Fettgewebe … hin zu den Bauchmuskeln und in den Bauchraum hinein … Ihr ganzer Bauch ist unempfindlich … taub … und unempfindlich … durch diese Kälte … die sich im ganzen Bauchraum ausbreitet … und die Taubheit … Unempfindlichkeit noch verstärkt."

Auch in **Notfallsituationen** wird Hypnose angewendet. In diesen sind Patienten oft maximal angespannt, fühlen sich hilflos und ausgeliefert. Hier kommen Methoden zur Anwendung, die nicht durch eine klassische Induktion der Trance, die Durchführung der Hypnose und Rücknahme der Trance gekennzeichnet sind. Vielmehr wird ein ruhiges, sicheres und doch auch autoritäres Auftreten des Behandlers genutzt. Er fordert z. B. den angespannten Patienten auf, die Hände zu Fäusten zu ballen, angespannt zu haltend und dann los zu lassen; anschließend die Entspannung in den Muskeln zu beobachten. Dieses Anspannen/Loslassen soll er 2- bis 3-mal wiederholen. Vermutlich wird in der Entspannungsphase ein körperlicher Kontakt des Untersuchers helfen – z. B. indem er die Hand auf den Unterarm des Patienten legt. Dadurch drückt der Behandler auch Empathie für den Erkrankten aus. Diese Kurzintervention reicht oft schon, um den Patienten ausreichend zu beruhigen, sodass die Krankheitsgeschichte erhoben und weitere medizinische Maßnahme leichter durchgeführt werden können.

Zur Reduktion von Ängsten und Aufbau von Zuversicht/Optimismus kann als **Vorbereitung auf eine Operation** und die anschließende Heilungsphase folgende Hypnose angewendet werden.

Operationsvorbereitung durch Hypnose

„Beobachten Sie bitte Ihren Atem … Ihren Atemrhythmus … wie sich der Bauch hebt und senkt … Ihr Brustkorb … und wie durch den Atem sich eine beginnende Ruhe einstellen kann … Ruhe und Gelassenheit … die sich beim Ein- und Ausatmen weiter verstärken können … Eine angenehme Ruhe und Gelassenheit … kann sich ganz von alleine einstellen … diese Ruhe wird Sie auch bei jedem Schritt, den Sie in Richtung Krankenhaus machen, vertiefen … bei jedem Schritt … jedem Ein- und Ausatmen ist diese Ruhe und Gelassenheit noch etwas deutlicher zu spüren … Ruhe in sich können Sie auch wahrnehmen beim Betreten des Krankenhauses … auf dem Weg zu Ihrem Zimmer … wenn Sie in Ihrem Rhythmus gehen … einem Rhythmus der Ruhe und Gelassenheit ausdrückt … und tief in Ihnen ist dieses Wissen … dass all da, was es zu bewältigen gibt … Sie gut bewältigen werden … mit Ruhe, Gelassenheit und Zuversicht … alles wird gut … und dieses tiefe, innere Wissen kann Ihre Ruhe und Zuversicht noch verstärken … eine Zuversicht, die Sie auch nach außen ausstrahlen … von der Sie vielleicht selbst etwas überrascht sind … die zu einem kleinen Lächeln führen kann …,Ja, ich spüre diese Ruhe und Zuversicht … Ruhe und Zuversicht sind da' … und so werden Sie auch gelassen die Vorbereitungen für die Operation angehen … Erleben auch hier diese tiefe Ruhe und Zuversicht in sich … alles wird gut … diese Zuversicht werden Sie auch auf dem Weg in den Operationssaal haben … dieses tiefe innere Wissen. Ihr Unbewusstes weiß … was notwendig ist … damit durch die Operation Heilung entsteht … Ihr Unbewusstes wird während der Operation aufmerksam sein und all die notwendigen körperlichen Reaktionen anstoßen … ganz von alleine … damit ungesundes Gewebe leicht vom Operateur entfernt werden kann … und gesundes Gewebe sich zusammen-fügt … Blutungen stoppen sofort … und die Wunde wird sich rasch und komplett verschließen … und all die Heilungskräfte in Ihnen werden von Ihrem Unbewussten in positiver Weise angeregt … sodass die Operation ganz leicht … erfolgreich … und schneller als gedacht erfolgen wird … darauf können Sie sich verlassen … dieses tiefe innere Wissen hilft … das Wissen zur Heilung … ist da … steht Ihnen zur Verfügung … die heilende Kräfte sind in Ihnen … Und so können Sie mit einer tiefen Gelassenheit aufwachen … werden angesprochen … und spüren …,Mir geht es gut … ja, wirklich gut' … und so können Sie mit Gelassenheit erleben … wie Sie die Operation gut hinter sich gebracht haben … und auch hier kann ein Lächeln auf Ihren Lippen entstehen … ein Lächeln als Ausdruck von Freude … wie erstaunlich gut es Ihnen geht … und ein Lächeln als Ausdruck Ihrer Zuversicht: Mein Unbewusstes wird mir auch weiterhin helfen … bei der Heilung der Wunde … dass Kraft und Stärke … die Sie auch schon in diesem Moment spüren können … rasch zurückkommen … eine rasche Gesundung wird sich einstellen … alles wird gut … Dieses innere Wissen … diese Zuversicht ist in Ihnen … gehört zu Ihnen … hilft Ihnen auch bei weiteren Herausforderungen … darauf können Sie sich verlassen. Und so können Sie beim Zählen von 3 bis 1 … mit Ruhe … Gelassenheit … und Zuversicht … wieder ins Hier und Jetzt zurückkommen … in Ihrem eigenen Tempo … so wie es für Sie angenehm ist."

5.13 Geburtsvorbereitung

Viele Mütter wünschen sich für ihre Geburt Methoden anwenden zu können, welche eine schmerzfreiere Geburt ermöglichen und die helfen, dass Sie den Geburtsverlauf entspannter, weniger sorgenvoll und subjektiv sicherer erleben können. Dies ist z. B. durch die „Hypnomen-tale Geburtsvorbereitung nach Schauble und Hüsken-Janßen" möglich. In der Regel wird diese als Kurs mit 4–6 Sitzungen, die 14-tägig stattfinden, angeboten und für das letzte Schwanger-schaftsdrittel empfohlen. Die hypnomentale Geburtsvorbereitung bewährt sich bei Geburten seit vielen Jahren. Mit dieser Methode wird der Kreislauf aus Angst, innerer und muskulärer

Anspannung sowie Schmerzen während der Geburt unterbrochen. Die Wirksamkeit der hypnomentalen Geburtsvorbereitung im Hinblick auf Reduktion von Angst und Schmerzen wurde in wissenschaftlichen Untersuchungen nachgewiesen.

Im Mittelpunkt der Geburtsvorbereitung steht – ähnlich wie bei der Behandlung anderer angstbesetzter Situationen – das Üben eines entspannten, angstfreien Geburtsvorgangs in Hypnose. In Trance werden die Schwangeren zudem in ihrem inneren Wissen bestärkt, die Geburt gut bewältigen zu können. Die werdenden Mütter sollen mit Hilfe einer CD regelmäßig zu Hause üben.

Das Gefühl von Entspannung, Sicherheit und Kontrolle können die Teilnehmerinnen an ihrem imaginativen „Wohlfühlort" erleben. In einer entspannten Trance werden auch Informationen zum natürlichen Geburtsverlauf gegeben.

Das Erlernen von Schmerzkontrolle geschieht über die „Handschuhanästhesie". In der Hand wird über die Vorstellung, dass in diese ein Schmerzmittel injiziert wird, eine Schmerzfreiheit suggeriert. Durch das Auflegen der schmerzfreien Hand auf den Bauch kann in diesem diese Schmerzfreiheit ebenfalls erzielt werden.

Und schließlich wird die erfolgreiche Geburt in Hypnose vorweggenommen – als Zukunftsprogression.

Geburtsvorbereitung mit Hypnose

„Nach der Geburt können Sie nun spüren, wie Ihr Kind an Ihrer Brust liegt … wie es sich anfühlt, ihm in die Augen zu schauen … die Händchen und Finger zu betrachten … ihm sanft über den Kopf zu streicheln … und Sie können den Kontakt zwischen Ihnen und Ihrem Kind ganz deutlich zu spüren … diese Nähe, die es da gibt … dieses Vertrauen … diese Liebe … und wie es ist, den wohltuenden Geruch Ihres Babys einzuatmen … Die Geburt liegt nun weit hinter Ihnen … Sie erinnern sich, wie es war … mit diesem Erleben von Zuversicht und Vertrauen, Ihr Kind zu gebären … wie diese vertrauensvolle Zuversicht während der Geburt immer da waren … wie leicht es für Sie war … Ihr Kind, auf die Welt zu bringen … das Sie jetzt in Händen halten … voller Liebe und Zuneigung … wie Ihr Kind einfach für Sie da ist … sich in Ihren Händen geborgen und sicher fühlt … und Sie die Geburt erfreulich leicht erlebt haben … Sie diese Zuversicht immer spüren konnten … und das Vertrauen in sich …"

Nach Erfahrungsberichten kann durch Hypnose auch eine Linderung des Erbrechens während der Schwangerschaft sowie das Abwenden einer drohenden Frühgeburt erreicht werden.

Hypnose und Zahnarztbehandlung

Matthias Rauscher

© Springer-Verlag Berlin Heidelberg 2016
M. Rauscher, *Hypnose wirkt!*, DOI 10.1007/978-3-662-50282-2_6

Hypnose wird schon sehr lange zur Unterstützung einer Zahnarztbehandlung erfolgreich angewendet. Schon im 19. Jahrhundert kam hier die Hypnosebehandlung zum Einsatz. Auch die Hypnose bei der Zahnbehandlung geriet im Laufe der Zeit in Vergessenheit, gewinnt seit Mitte des letzten Jahrhunderts aber wieder rasant an Bedeutung.

Viele Menschen erleben den Zahnarztbesuch angstbesetzt. So verwundert es nicht, dass die Nachfrage nach geeigneten Methoden zur Angst- und Schmerzreduktion groß ist. Hypnose ist eine wirksame Methode zur Reduktion von Stress, Angst und Schmerz bei der Zahnbehandlung. Sie wurde auch in diesem Bereich erfolgreich wissenschaftlich untersucht und die Wirksamkeit nachgewiesen. Neben der Behandlung einer Angst vor der Zahnbehandlung wird Hypnose unter anderem zur Schmerzausschaltung, der Behandlung eines Würgereizes und des Zähneknirschens (Bruxismus) angewendet. Im Kindesalter findet Hypnose zudem Anwendung bei schädlichen Gewohnheiten wie dem Daumenlutschen und zur Verbesserung der Mundhygiene.

Durch das Erlernen geeigneter Hypnosetechniken lernt der Patient, Symptome wie Angst oder evtl. Schmerzen zu kontrollieren. Beim Zähneknirschen wird die Hypnose unter anderem zur Entspannung und Stressreduktion eingesetzt.

Patienten machen durch die Hypnosebehandlung die Erfahrung, dass sie auf die Behandlung Einfluss nehmen können und sich nicht mehr hilflos ausgeliefert fühlen. Je häufiger sie durch Hypnose eine entspannte Zahnbehandlung erleben, desto angstfreier werden die nachfolgenden Zahnarztbesuche.

Hypnose und Zahnarztbehandlung (ausgewählte Indikationen)
- Angst vor der Zahnbehandlung insgesamt, vor Materialen wie Amalgam; Spritzenphobie, zusätzliche Ängste
- Schmerzausschaltung, Kontrolle chronischer Schmerzen
- Würgereiz
- Fehlfunktion Kiefergelenkknirschen, Lippenbeißen
- Entzündungen des Zahnfleisches oder der Schleimhäute
- Allergie gegenüber Schmerzmittel, bestimmtem Material
- Subjektive Prothesenunverträglichkeit
- Überempfindlichkeit der Zähne

Wie bei anderen Anwendungsgebieten der Hypnose wird Ihr Zahnarzt vor der Behandlung eine ausführliche Anamnese erheben: Neben der Klärung medizinischer Fragen wird er psychologische Faktoren einschätzen: welche Ängste liegen vor, soll Hypnose zur alleinigen Schmerzausschaltung (ohne zusätzliches Injektion eines Schmerzmittels) genutzt werden und gibt es Vorerfahrungen mit Hypnose. Der Zahnarzt wird über die Möglichkeiten der Hypnose bei der Zahnbehandlung und eventuellen Nebenwirkungen (wie vorübergehende Müdigkeit nach Beendigung der Hypnose) informieren sowie einen konkreten Behandlungsplan vorschlagen. Er wird Ihnen genügend Zeit geben, Fragen zu stellen. All dies trägt zur Entstehung eines vertrauensvollen Verhältnisses zwischen Zahnarzt und Patient bei – eine wesentliche Voraussetzung für eine erfolgreiche Hypnosebehandlung.

Nachfolgend werden die häufigsten Einsatzgebiete der zahnärztlichen Hypnose beschrieben: Angst vor der Zahnbehandlung und Schmerzausschaltung durch hypnotische Trance. Die Behandlung von Zähneknirschen durch Hypnose wird gezeigt – als Beispiel für die Therapie

---

Fallbeispiel Angst vor Zahnbehandlung

Eine 44-jährige Patientin schilderte ihre massiven Ängste vor Zahnarztbesuchen und bat um Unterstützung durch eine Hypnosebehandlung. Sie habe schon seit Kindheit Angst vorm Zahnarzt, aufgrund ihrer damals schlechten Zahnhygiene musste sie schon früh wegen Karies behandelt werden. Ihr damaliger Zahnarzt wie auch ihren Eltern seien nicht sehr einfühlsam gewesen: „Hab dich doch nicht so; so schlimm kann die Spritze doch auch nicht sein." Im Erwachsenenalter musste sie weniger oft behandelt werden; sie achte seitdem mehr auf das Zähneputzen und esse auch weniger Süßes. Die letzten Jahre habe sich die Angst wieder verstärkt – sie vermute aufgrund einer langwierigen Wurzelbehandlung. Diese konnte sie nur ertragen, da ihr Zahnarzt Lachgas anwendete. Ihre Angst beziehe sich mittlerweile auch schon auf die Kontrolluntersuchungen, ganz zu schweigen von Behandlungen wie „Zahnstein entfernen". Ihr Hausarzt habe schon „Beruhigungstabletten" verschrieben. Die würden aber nur bedingt helfen. Die letzten 3 Jahre habe sich ihre Angst vor den Zahnarztbesuchen so verstärkt, dass sie seitdem bei keiner Kontrolluntersuchung mehr war. Schon der Gedanken daran, einen Termin zu vereinbaren, führe bei ihr fast schon zu einer Panikattacke.

---

eines chronischen, zahnärztlichen Krankheitsbildes, welches auch Beschwerden in anderen Körperregionen verursachen kann.

6.1 Angst vor der Zahnbehandlung

Nahezu jeder dritte Zahnarztpatient wird von Zahnärzten als ängstlich eingeschätzt. Eine ausgeprägte Angst vor der Zahnbehandlung, die auch in eine Panikattacke und einem Vermeidungsverhalten münden kann – Betroffene gehen gar nicht mehr zum Zahnarzt – haben in Deutschland ca. 10 % der Bevölkerung. Die Angst vor einer Zahnbehandlung ist wesentlich durch die Erwartungsangst vor möglichen Schmerzen geprägt. Häufig liegen die Ursachen der Zahnarztangst in negativen Erfahrungen bei Zahnarztbesuchen in der Kindheit.

Es besteht ein enger Zusammenhang zwischen Angst, einer inneren und körperlichen Anspannung, sowie Schmerzen. So verstärkt die Angst vor einer Zahnbehandlung nicht nur das Schmerzerleben; die Angst führt auch zu einer körperlichen und inneren Anspannung, die die Hemmschwelle für Schmerzerleben wiederum senkt und auch die Angst verstärkt. Greift der Behandler durch die Hypnose in diesen Kreislauf ein, reduzieren sich folglich das Schmerzerleben, die Angst sowie die innere/muskuläre Anspannung gleichzeitig.

Angst vor der Zahnbehandlung kann sich auf das Gefühl, hilflos ausgeliefert zu sein, auf den engen Kontakt zum Zahnarzt oder die Sorge vor Schmerzen allgemein beziehen. Die Angst kann spezifisch gegenüber der Injektion einer Spritze bestehen. Neben der Angst vor der Zahnbehandlung kann zusätzlich eine Angst vor engen Räumen und vielen Menschen vorhanden sein, was bei der Zahnbehandlung berücksichtigt werden muss (▶ Fallbeispiel Angst vor Zahnbehandlung).

Im Fallbeispiel galt es nun mit der Patientin, mehrere Möglichkeiten der Einflussnahme auf ihre Angst zu erarbeiten. Als ersten Schritt sollte die Patientin einen sicheren Ort in Hypnose erleben können, an dem sie sich sicher, geborgen und beschützt fühlte – vielleicht zusammen mit einer vertrauten Person oder einem geliebten Tier. An diesen sicheren Ort können sich die Patienten beim Zahnarztbesuch imaginativ zurückziehen. Dies führt zu einer deutlichen Beruhigung und Entspannung. Gelingt durch diese Technik eine Abnahme der inneren und muskulären Spannung, erhöht sich dadurch auch die Hemmschwelle für das Wahrnehmen evtl. auftretender Schmerzen.

Sicherer Ort

„Achten Sie bitte auf Ihre Atmung … das Ein- und Ausatmen … und wie Sie auch zum Ein- und Ausatmen zählen können … Beim Einatmen von 1 bis 4 … oder gar bis 5 oder 6 … und auch beim Ausatmen zählen Sie bitte von 1 bis zu der Zahl, die für Ihren Atemrhythmus noch angenehm ist … 1, 2, 3, 4, 5 beim Einatmen … und 1, 2, 3, 4, 5 … beim Ausatmen … üben Sie den Atemrhythmus ruhig ein paar Mal für sich selbst … ja, genau so … und Sie können vielleicht schon wahrnehmen, wie durch den Atem sich eine beginnende Ruhe einstellen kann … die sich bei jedem Einatmen … bei 1, 2, 3, 4 … vertiefen kann … und auch beim Ausatmen … 1, 2, 3, 4, … einen weiten Raum in Ihnen einnimmt … (Anmerkung: Therapeut beobachtet Atmung des Patienten und zählt mit dem Patienten synchron mit) … Diese Ruhe können Sie auch bei einem Spaziergang zusammen mit Ihrem Hund erleben … wie Sie am Waldrand entlang spazieren gehen … Ihren Hund beobachten, wie er voll Freude sich bewegt … Sie sein Fell streicheln … wie es sich anfühlt … und da gibt es vielleicht diesen besonderen Ausdruck im Gesicht Ihres Hundes … diesen Ausdruck von Nähe und Vertrauen … das dazu führen kann, dass bei Ihnen ein Lächeln entsteht … und während Sie weiter am Waldrand entlang spazieren … können Sie die Umgebung um sich wahrnehmen … die Farben … vom Wald, den Wiesen … betrachten vielleicht den Himmel … und Ihr Hund begleitet Sie … ist an Ihrer Seite … und es mag da ein paar Spaziergänger geben … oder Sie sind alleine mit Ihrem Hund … an Ihrem sicheren Ort … Ihr Hund an Ihrer Seite lässt Sie spüren … ‚ich bin für dich da … pass auf … bin gerne an deiner Seite' … sodass in Ihnen ein Gefühl von Ruhe, Vertrauen und Sicherheit entstehen kann … eine tiefe Ruhe und Sicherheit ist in Ihnen."

Für die Patientin aus dem Fallbeispiel war ihr primäres Ziel, ihre Angst überwinden zu können, um erst einmal überhaupt wieder zu ihrem Zahnarzt in die Praxis zu gelangen. Dazu wurde die Erfahrung von Ruhe, Vertrauen, Sicherheit, die sie ja an ihrem sicheren Ort erleben kann, genutzt und zunächst in Hypnose mit dem Gang zum Zahnarzt in Verbindung gebracht. In der Hypnosesitzung wird der Therapeut sich immer wieder durch eine vorher vereinbarte Geste oder direkte Ansprache versichern, ob die Patienten gut bei ihrer Ressource sind oder die Angst zu bedrohlich wird.

Mit Unterstützung zum Zahnarzt – Hypnotischer Begleiter

„Und schon am Morgen beim Aufstehen ist in Ihnen dieses Erleben von Ruhe und Sicherheit … wie Sie es beim Spaziergang mit Ihrem Hund erleben können … Ruhe wahrzunehmen … die angenehme Stille um Sie herum … Ihren Hund zu beobachten … ihn zu berühren … und Sie diese Vertrautheit spüren … mit dieser Ruhe und dem Vertrauen werden Sie sich anziehen … frühstücken … und dabei können Sie weiter Ruhe und Sicherheit in sich erleben … Beobachten Sie bitte einmal, wo genau im Körper diese Ruhe, dieses Vertrauen besonders tief verankert sind … auch diese Sicherheit, die Sie wahrnehmen können … Ruhe und Sicherheit werden sich auch durch Ihre Atmung vertiefen … bei jedem Ein- und Ausatmen spüren Sie deutlich: Ruhe, Sicherheit und Vertrauen … und so können Sie das Haus verlassen" … *Therapeut:* „Können Sie die Ruhe und Sicherheit in sich spüren?" … *Patientin* nickt … *Therapeut:* „Mit dieser Ruhe in sich, können Sie zur Straßenbahn gehen … und auch am Bahnsteig bleibt diese Sicherheit in Ihnen … und Sie erinnern sich, wie es sich anfühlt, Ihren Hund anzublicken … diesen Ausdruck von Zutrauen und Sicherheit zu spüren … und Sie mit dieser Sicherheit in die Straßenbahn einsteigen und Richtung Zahnarzt fahren" … (Anmerkung: Patientin hebt an dieser Stelle die Hand als Zeichen, dass Ihre Angst stärker wird) … „Ja, und wir halten das

Bild an dieser Stelle einmal an … und anstelle des letzten Bilds können Sie nun wieder Ihren Ort am Waldrand aufsuchen … wie es sich dort anfühlt … Sie sind zusammen mit Ihrem Hund … erleben Ruhe … die Sicherheit und das Vertrauen, die tief in Ihnen verankert sind … beobachten Ihre, seine Bewegungen … seinen Blick … der Ruhe, Vertrauen und Sicherheit ausstrahlt … und berühren vielleicht Ihren Hund einmal, spüren das weiche Fell … und erleben, wie sich Ruhe und Vertrauen auch auf Sie übertragen … sodass in Ihnen Ruhe, eine vertrauensvoll Ruhe spürbar ist … Können Sie Ruhe und Sicherheit wieder deutlich in sich spüren?" … *Patientin* nickt … *Therapeut*: „Ja, und so werden Sie mit dieser Ruhe, der Sicherheit in Ihnen an der passenden Haltestelle ankommen … und sich auf den Weg zu Ihrem Zahnarzt machen … vielleicht hilft auf dem Weg Ihr Hund, der neben Ihnen läuft … und es mag sein, dass er das wirklich darf … und einmal fühlen, wie Sie Ihrem Hund durchs Fell streicheln … er Sie anblickt … und Sie spüren können … ‚Ich kann das, kann auf die Sicherheit in mir vertrauen' … und so werden Sie an der Tür Ihres Zahnarztes ankommen und die Praxis betreten."

Handelt es sich – wie in unserem Beispiel – um eine massive Zahnarztphobie, sind für das Üben des Wegs bis zum Zahnarzt schon einige Sitzungen notwendig. Im nächsten Schritt wurden die weiteren Schritte geübt: Wartezimmer, Gang zum Behandlungsraum, Warten auf dem Zahnarztstuhl, Zahnarzt tritt ein, Besprechen, Liegen und Mund öffnen, Behandlung. Wichtig ist, dass in Trance die einzelnen Schritte mit einem Erleben von Ruhe und innerer Sicherheit möglich sind. Wird die Angst zu massiv, können die Patienten die Tranceszene verlassen, ihren sicheren Ort aufsuchen oder weitere Helfer werden aktiviert.

Gelingt der Zahnarztbesuch gut in Hypnose, erfolgt der Übertrag ins reale Leben – in der Praxis des Zahnarztes.

Wie bei anderen Ängsten werden neben inneren Bildern andere Möglichkeiten zur Selbstberuhigung vermittelt: Eine ruhige Atmung oder Autosuggestionen – „bin ruhig und sicher, ich kann das – schaff das." Die Patientin im Fallbeispiel übte zunächst real den Weg bis vor die Zahnarztpraxis. Als dies gelang, vereinbarte sie einen konkreten Termin. Für den ersten Zahnarztbesuch nach fast 3 Jahren bat ich ihr an, sie dort zu treffen, um in Absprache mit ihrem Zahnarzt sie durch eine Hypnose vor Ort zu unterstützen. Die Kontrolluntersuchung mit anschließender professioneller Reinigung der Zähne gelang im Übrigen gut.

Ist die Angst vor einer Zahnbehandlung nicht so ausgeprägt, dass Betroffene schon vor dem Zahnarzttermin Unterstützung brauchen, wird in der Regel der in Hypnose geschulte Zahnarzt die Angstbehandlung mit integrieren. Dazu wird er klären, ob das Ziel eine allgemeine Reduktion der Angst vor der Zahnbehandlung sein soll, ob spezifische Ängste bestehen und inwieweit eine Zahnbehandlung unter alleiniger Hypnoseanästhesie gewünscht wird.

Zahnreinigung mit Urlaubsgefühl

„Schauen sei bitte auf meinen Stift und dieses Licht … halten die Augen geöffnet … und fixieren den Stift, das Licht … dabei die Augen mal nicht bewegen … genau … und Sie werden vermutlich merken, wie die Augen, sich vielleicht etwas trocken oder auch feucht anfühlen … Sie vermehrt blinzeln müssen … das sind alles natürliche Reaktionen … es kann sein, dass das Bild vom Licht auch schon verschwimmt … Sie den Wunsch haben, die Augen zu schließen … betrachten Sie bitte das Licht weiterhin … und geben dann dem Impuls, die Augen zu schließen ruhig nach … Genau (Anmerkung: Behandler senkt den Stift mit der Lampe rasch ab) … und können sich erinnern, wie es für Sie ist, an Ihrem schönen Urlaubsort zu sein … wie Sie dort die Umgebung betrachten … die Farben … das Licht … Sie Ihre Lieblingsfarbe sehen können … wie vielleicht die Sonne die Haut angenehm wärmt … Sie den Boden spüren … sich ganz ruhig bewegen oder liegen … sitzen … und dieser Kontakt zum Boden … zur Unterlage … wird die Ruhe und Gelöstheit in Ihnen noch

6

verstärken … an Ihrem Urlaubsort gibt es auch bestimmte, angenehme Gerüche … als das kann dazu beitragen … dass sich eine beginnende Ruhe und Entspannung einstellt … eine Ruhe und Entspannung, die sich mit jedem Ein- und Ausatmen noch vertiefen wird … Gut … sich entspannt, gelöst, ganz ruhig erleben … und das Licht, das ich anmache, kann wie die Sonne an Ihrem Urlaubsort sein … (Anmerkung: Behandlungsleuchte geht an) … und ein Öffnen Ihres Mundes kann Ausdruck Ihrer Bewunderung sein … über die Schönheit an Ihrem Urlaubsort … geben Sie ruhig dem Impuls, Ihren Mund zu öffnen nach … gut … ruhig weit öffnen … eine Ruhe und Gelöstheit sind da, die Sie körperlich spüren können … wie die Muskulatur ganz entspannt ist … Sie sich an Ihrem Urlaubsort umschauen … und sich beim Ausatmen weiter entspannen … genau … und ich weiß nicht, welche Geräusche oder Töne dort am Urlaubsort für Sie am angenehmsten sind … vielleicht der Wind in den Bäumen … ein Lachen der Kinder … oder das Rauschen der Wellen (Anmerkung: Sauger und Bohrer für die Zahnreinigung gehen an) … All das wird dazu beitragen, dass sich diese tiefe Ruhe und Gelöstheit in Ihnen weiter vertiefen … Ruhe und Gelöstheit sind in Ihnen … Ruhe, Entspannung, Gelöstheit … Ihr Atem mit seinem ruhigen Rhythmus ist Ausdruck der tiefen Ruhe und Entspannung in Ihnen (Anmerkung: Zahnreinigung wird fortgeführt und schließlich beendet) … gut gemacht … wenn ich jetzt langsam von 3 bis 1 zähle, können Sie in Ihrem eigenen Tempo ins Hier und Jetzt zurückkommen. 3 … 2 … und … 1 … Allmählich auch die Augen öffnen … sich dehnen und strecken … bis Sie wieder ganz im Hier und Jetzt sind."

Neben dem Erleben von Ruhe an einem Wohlfühlort wird der Zahnarzt bei der Behandlung meist auch Techniken zur Schmerzausschaltung anwenden.

6.2 Schmerzausschaltung durch Hypnose

Gerade die Angst vor Schmerzen führt bei vielen Menschen zu einer generellen Angst vor der Zahnbehandlung. Wie oben bereits beschrieben verstärken sich Angst – Schmerzen – innere/muskuläre Anspannung gegenseitig. Die Angst verstärkt nicht nur das Schmerzerleben; sie führt auch zu einer körperlichen und inneren Anspannung, die die Hemmschwelle für Schmerzerleben wiederum senkt. Mehr Schmerzen verstärken die Angst. Greift der Behandler durch die Hypnose in diesen Kreislauf ein, reduzieren sich folglich das Schmerzerleben, die Angst sowie die innere/muskuläre Anspannung.

Wird Hypnose zur Schmerzbewältigung – z. B. bei einer Wurzelbehandlung eingesetzt – können nicht nur die Schmerzen reduziert oder ganz ausgeschaltet werden, es werden zudem geringere Gewebeschäden und eine verbesserten Wundheilung beobachtet (◘ Abb. 6.1).

Mit kalter Hand – Schmerzausschaltung durch Hypnose

„Heben Sie bitte den rechten Arm, halten ihn so, dass es für Sie angenehm ist … suchen Sie eine Position, in der Sie den Arme bequem halten können … lassen Sie sich ruhig Zeit … sodass Sie eine angenehme Position finden … gut … schließen Sie bitte die Augen und schicken mal ein ‚Ja' in die rechte Hand … Ja signalisiert mir während der Behandlung alles ist okay … welcher Finger der rechten Hand soll signalisieren: ‚alles okay'? … der Zeigefinger … und jetzt schicken Sie bitte ein ‚Nein' in die rechte Hand … auch hier wird Ihnen Ihr Unbewusstes zeigen, welcher Finger zeigen soll ‚Nein, das ist nicht gut' … Lassen Sie sich Zeit … okay, der Daumen … Nehmen Sie nun einmal bewusst Ihre Atmung wahr … den Rhythmus von Ein- und Ausatmen … wie durch den Atemrhythmus eine tiefe Ruhe in Ihnen entstehen kann … mit jedem Ein- und Ausatmen kann sich diese Ruhe in Ihnen verstärken … vertiefen … mit ruhigem Rhythmus … der in Ihnen ist … entsteht Ruhe und Entspan-

□ Abb. 6.1 Hypnose beim Zahnarzt

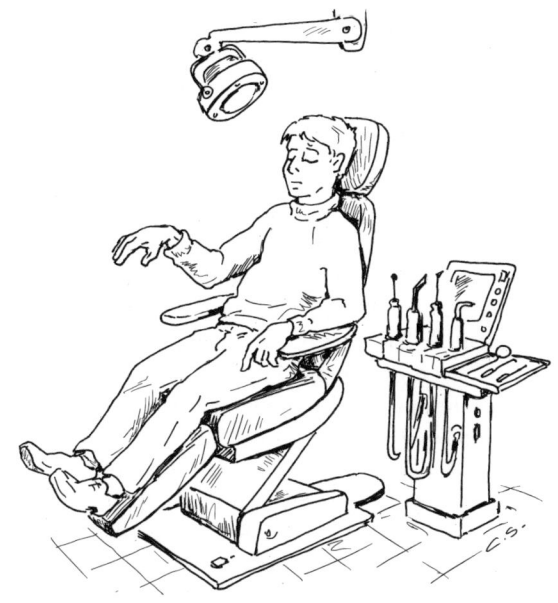

nung ... Eine Ruhe, die Sie von Urlauben am Meer kennen ... auch dort gibt es diesen Rhythmus ... den Rhythmus der Wellen ... der eine gleichmäßige Ruhe ... verlässliche Ruhe mit sich bringt ... Und wenn ich jetzt gleich Ihre rechte Hand berühre ... wird sich das anfühlen, als ob ich eine Salbe mit einem starken Betäubungsmittel auftrage ... was dazu führt, dass Ihre Hand ganz unempfindlich wird ... (Anmerkung: Behandler berührt Hand des Patienten) ... eine Unempfindlichkeit, die dazu führt ... dass Sie meine Berührungen immer weniger wahrnehmen ... und Sie können auch eine Kälte in der rechten Hand spüren ... eine Kälte, als ob ich mit einem Kühlspray Ihre Hand ganz schnell taub und unempfindlich mache ... diese Kälte wird diese Unempfindlichkeit noch vertiefen ... Ihre rechte Hand wird nun ganz taub ... ganz und vollständig taub ... taub und kalt ... sodass sich die Hand vielleicht auch etwas fremd anfühlt ... mit Ihrer Unempfindlichkeit ... Ihrer Taubheit ... der Kälte ... geben Sie mir bitte ein Zeichen, ob Sie diese Unempfindlichkeit wahrnehmen können (Anmerkung: Behandler testet mit einer Nadel die Empfindlichkeit an der Hand – Patient signalisiert ein Okay) ... ich nehme jetzt gleich Ihre rechte Hand und führe Sie an Ihre rechten Oberkiefer (Anmerkung: Behandler führt diese Bewegung aus) ... auch hier können Sie jetzt deutlich diese Kälte spüren ... eine Kälte, die von Ihrer rechten Hand ausgeht und sich auf den Oberkiefer überträgt ... anfangs können Sie diese Kälte auf der Haut spüren ... die von dort immer tiefer in den Oberkiefer eindringt ... sodass der ganze rechte Oberkiefer von dieser Kälte angefüllt ist ... die dazu führt, dass auch hier eine Unempfindlichkeit entsteht ... Ihr Oberkiefer ist jetzt taub ... unempfindlich ... und die Kälte wird diese Taubheit ... Unempfindlichkeit ... noch verstärken ... Und Ihr Unterbewusstsein kann mir ein Zeichen geben, ob Sie diese Unempfindlichkeit im rechten Oberkiefer spüren können ... (Anmerkung: Patient signalisiert ein Ja, Behandler überprüft die Empfindlichkeit) ... Gut ...
Wir sprachen vom Meer, dort den Wellen zuzuhören ... den Rhythmus der Wellen zu spüren ... und wie diese Ruhe in Ihnen sich ausbreitet ... jedes Ein- und Ausatmen diese Ruhe verstärkt ... und am Meer kann die Sonne hinter einer Wolke hervortreten (Anmerkung: Behandlungslampe geht an) ... und Sie können eine angenehme Kälte an den Händen ... beim Berühren des Meerwasser spüren ... und wenn ich jetzt gleich mit dem Finger Ihr Kinn berühre, wird sich Ihr Mund ganz weit öffnen (Anmerkung: Patient öffnet Mund) ... und Sie können noch tiefer in diese Erfahrung der Ruhe

und Entspannung am Meer eintauchen … und wenn Sie Geräusche hören … kann Sie das an das Rauschen des Meeres erinnern … und die Ruhe und Entspannung in Ihnen vertieft sich (Anmerkung: Sauger geht an, Bohrer geht an, Behandlung beginnt) … Und vielleicht möchten Sie ja auch die Umgebung am Meer betrachten … die Farben … das Glitzern des Wassers … wie sich die Sonne darin spiegelt … und Sie dort diese Ruhe und Entspannung erleben können … eine tiefe Ruhe und Entspannung ist in Ihnen."

Die Hypnose wird während der ganzen Behandlung aufrechterhalten, indem der Behandler immer wieder den Patienten zum Wohlfühlort führt. Dort kann er mit allen Sinnen Ruhe, Entspannung und ggf. nochmals Kälte erfahren. Signalisiert der Behandelte ein Unbehagen durch ein Zeichen, wird die Behandlung kurz unterbrochen und die Schmerzausschaltung durch Suggestion von Kälte und Unempfindlichkeit erneut verstärkt.

Zum Schluss der Behandlung kann eine Suggestion zur Wundheilung eingebaut werden: „Das Unbewusste wird jetzt auch die Blutung stoppen – die Blutung stoppt jetzt – und bewirken, dass die Wunde rasch und komplett abheilt."

Anschließend erfolgt wieder die Rückführung ins Hier und Jetzt.

Hypnose zur Schmerzausschaltung wirkt nicht nur erfolgreich bei der Zahnbehandlung akuter Schmerzen oder bei der Zahnprophylaxe. Sie wird auch bei chronischen Beschwerden zur Schmerzkontrolle eingesetzt: psychogene Schmerzen; Fehlfunktion/-stellung des Kiefergelenks – kraniomandibulärer Dysfunktion; Entzündung des Zahnfleisches – Parodontitis. Durch das Erlernen von Selbsthypnose haben die Patienten auch zu Hause die Möglichkeit, ihre Beschwerden weiter zu reduzieren.

6.3   Zähneknirschen (Bruxismus)

Immer wieder auftretendes, meist unbewusstes Zähneknirschen (auch Bruxismus genannt) kann zu Schäden an den Zähnen führen. Diese können verschleißen, das Zahnfleisch verändert sich und der Zahnhalteapparat wird zunehmend überlastet. Schäden am Kiefergelenk, Einbußen in der Funktion, Kieferfehlstellungen, ein überhöhter Muskeltonus in der Kaumuskulatur sowie anderer Muskeln sind möglich. Neben diesen Veränderungen klagen Betroffene häufig über Schmerzen in der Kaumuskulatur oder im Kiefergelenk.

Treten zu den Schmerzen, die durch das Knirschen resultieren weitere Symptome wie Tinnitus, Schwindel, Sehstörungen, Ohren- oder Nacken-/Kopfschmerzen auf spricht man von einer kraniomandibulären Dysfunktion (CMD). An dieser Erkrankung leiden ca. 8 % der deutschen Bevölkerung.

Neben der Versorgung durch den Zahnarzt mit z. B. einer Knirscherschiene/Aufbissschiene kann die Behandlung des Knirschens durch Krankengymnastik, Selbstmassage oder Akupunktur erfolgen. Da der erhöhte Muskeltonus oft stressbedingt ist, kommen aus psychologischer Sicht Methoden zur Anwendung, die eine Entspannung fördern, aber auch evtl. unterdrückte Gefühle wie Wut, Ärger oder Enttäuschung thematisieren. Hinter diesen kann sich auch eine psychische Erkrankung wie Depression oder Angststörung verbergen.

Die Behandlung des Knirschens durch Hypnose soll zum einen eine regelmäßige Entspannung ermöglichen. Zum anderen wird mit den Patienten geübt, dass die Muskelanspannung aus dem Kiefer z. B. in die Hand abfließen kann. Bei der Hypnose zum Einschlafen wird ein ruhiger, entspannter Schlaf suggeriert, bei dem vor allem die Kaumuskulatur „locker, ganz entspannt" erlebt wird (▶ Fallbeispiel Zähneknirschen).

Fallbeispiel Zähneknirschen

Ein 52-jähriger Patient fragte nach den Möglichkeiten einer Hypnosebehandlung aufgrund seines nächtlichen Knirschens. Dieses sei schon mit Mitte 30 aufgetreten, seitdem trage er durchgehend eine Knirscherschiene. Gegen diese habe er mittlerweile eine deutliche Aversion entwickelt. Aus Angst vor weiteren Zahnschäden wolle er aber auf diese nicht verzichten. Das Thema „Wut äußern" habe er schon vor Jahren in einer ambulanten Psychotherapie durchgekaut. Die Therapie habe aber zu keiner Verbesserung des Knirschens geführt. Auch eine krankengymnastische Behandlung zur Lockerung der Kau- und Hals-/Nackenmuskeln habe nicht geholfen. Stressig sei es bei ihm eigentlich immer. Seine Arbeit als leitender Angestellter einer Automobilzuliefererfirma bringe das mit sich. Die Kinder seien in der Pubertät, da sei auch zu Hause wenig Zeit zum Entspannen. Von der Hypnose erhoffe er sich, dass er nachts besser – im Sinne von weniger Knirschen – schlafen könne und somit auf die Schiene verzichten.

Aufgrund der deutlichen, inneren Anspannung des Patienten begannen wir die Behandlung zunächst mit einer klassischen Entspannungshypnose am Meer. In diese wurden gezielt Suggestionen eingebaut, welche die Kaumuskulatur entspannen.

Entspannte Kaumuskulatur am Meer

„Wir sprachen von Ihrem Urlaub am Meer … wie Sie dort am Strand entlang gehen … ganz locker und entspannt … die Sonne scheint … und wie Sie Ruhe und Entspannung an diesem Ort besonders intensiv erleben können … Sie spüren die Sonne auf Ihrer Haut … wie die Sonne Sie angenehm wärmt … wohlig warm von der Sonne beschienen … und auch Ihr Gesicht kann diese angenehme Wärme wahrnehmen … die Kaumuskeln … der Nacken … all die kleinen Gesichtsmuskeln … sich ganz locker und entspannt anfühlen … wohlig warm … ganz locker … und es gibt im Bereich der Kaumuskeln vielleicht noch eine gewisse Anspannung … diese kann durch Ihr Ausatmen … über die Schultern … den Arm … zu den Händen fließen … und über die Fingerspitzen den Körper verlassen … genau … und ruhig noch einmal beim Ausatmen … Spannung, die vielleicht noch da ist einfach ausatmen … Sie können auch einmal mit Ihrer linken Hand das rechte Kiefergelenk berühren … und durch Ihre Bewegung der Hand … kann sich die Anspannung im Kiefer lösen … und Sie können über den Hals … die Schulter … den Arm und die Hand … die restliche Spannung einfach mit der linken Hand ausstreichen … und durch diese Bewegung … können sich Ruhe und Entspannung noch vertiefen … können Sie in den Kaumuskeln eine tiefe Gelöstheit empfinden … und auch die anderen Muskeln haben dies Lockerheit in sich … Ihr ganzer Körper ist nun erfüllt von Ruhe … und Gelöstheit … die Sie dort am Strand erleben … der Sonne … dieser angenehmen Wärme … die Sie äußerlich … und innerlich spüren können … eine deutliche Ruhe … Gelöstheit … auch in den Muskeln des Gesichts … im Kiefer."

Neben der für den Alltag wichtigen Entspannung galt es im Weiteren, vor allem das nächtliche Knirschen durch positive Suggestionen zu beeinflussen.

Mit entspanntem Kiefer tief schlafen

„Die Füße sind müde und dürfen jetzt schlafen … auch die Beine sind müde und dürfen schlafen … entspannt, gelöst schlafen … Hände und Arme sind müde und dürfen schlafen … tief schlafen … ein ruhiger, entspannter Schlaf stellt sich ein … auch die Schultern und der Nacken sind müde und dürfen jetzt schlafen … sind entspannt und gelöst … vom Nacken bis zum Kopf … und auch im Kiefer … stellt sich eine Gelöstheit … und tiefe Müdigkeit ein … Stirn, Augen und Wangen sind müde und dürfen schlafen … Sie können eine angenehme Müdigkeit spüren … im Gesicht … an der Stirn … an den Wangen und dem Kiefer … ganz entspannt und gelöst in den Schlaf gleiten … auch der Rücken ist müde und darf schlafen … wird entspannt und gelöst schlafen … ebenso der Bauch … ist müde und darf schlafen … tief schlafen … ein tiefer, gelöster Schlaf kann sich einstellen … der Oberkörper ist müde und darf schlafen … der ganze Körper ist müde und darf schlafen … und auch das Bewusstsein ist müde und darf schlafen … ist müde und kann tief schlafen … und vielleicht tauchen im Schlaf Bilder vom Alltag auf … Situationen, die anstrengend waren … zu Spannungen geführt haben … und doch gibt es diesen Teil in Ihnen … Ihr Unbewusstes … das dafür sorgen wird … das Sie in einen angenehmen und tiefen Schlaf eintauchen können … Sie während dem Schlaf … im ganzen Körper diese Ruhe und Gelöstheit spüren können … und auch im Kiefer ist diese angenehme Gelöstheit da … ohne dass Sie sich kümmern müssen … wird Ihr Unbewusstes auch im Schlaf … immer wieder zu dieser Ruhe … Gelöstheit finden … die einen erholsamen … tiefen Schlaf ermöglicht … Sie dürfen ruhig und gelöst einschlafen."

Betroffene, die an Bruxismus leiden, haben ihre Beschwerden oft schon seit vielen Jahren. Deshalb ist es wichtig, dass durch eine regelmäßige Selbsthypnose – in unserem Fallbeispiel durch Anhören der aufgenommenen Hypnosesitzungen – regelmäßig, korrigierende Erfahrungen zum Knirschen in Trance erlebt werden. Nur so ist eine anhaltende Besserung oder sogar Heilung möglich.

Hypnose bei Kindern und Jugendlichen

Matthias Rauscher

© Springer-Verlag Berlin Heidelberg 2016
M. Rauscher, *Hypnose wirkt!*, DOI 10.1007/978-3-662-50282-2_7

Kinder sprechen insgesamt sehr gut auf Hypnose an. Die gute Vorstellungskraft und Fantasie erleichtert den Kindern den Zugang zu dieser Methode. Sie erleben auch ohne Hypnose häufig tranceähnliche Zustände in Tagträumen und entwickeln lebhafte innere Bilder. Sie können Trance gut mit geschlossenen oder offenen Augen erleben. Manchmal stehen sie dabei auf, gehen herum und sind ganz in ihrer inneren Vorstellungswelt vertieft. Kinder sind in der Regel sehr interessiert an neuen Dingen und wollen meist gerne etwas für sie Neues wie Hypnose ausprobieren. Für die Ängstlichen unter Ihnen muss sich der Therapeut am Anfang etwas mehr Zeit nehmen. Hat er das Vertrauen der kleinen Patienten gewonnen, gelangen auch ängstliche Kinder rasch in einen Trancezustand, den der Behandler weiter therapeutisch nutzen kann.

Kommen Eltern mit ihrem Kind zum ersten Mal zu einer geplanten Hypnosebehandlung stehen die meisten von Ihnen dieser Methode positiv gegenüber. Die skeptischen Eltern können durch gute Information und indem Ihnen genügend Zeit für ihre Fragen und Sorgen eingeräumt wird, gut vom Nutzen einer Hypnosebehandlung für ihr Kind überzeugt werden. Dies ist von nicht unerheblicher Bedeutung, da die Haltung der Eltern die Hypnotisierbarkeit der Kinder beeinflusst.

7.1   Ziele und Indikationen der Hypnose bei jungen Menschen

Eine auf die vorhandenen Fähigkeiten ausgerichtete Therapie bezeichnet man als ressourcenorientierte Psychotherapie. Diese Ressourcenorientierung ist wesentlicher Bestandteil der Hypnotherapie/Hypnosetherapie und wird zunehmend in anderen Therapierichtungen miteingebunden.

Wie bei der Hypnosebehandlung Erwachsener bildet ein vertrauensvolles Verhältnis zwischen Therapeut und dem Kind sowie seinen Eltern die Grundlage für eine erfolgreiche Hypnoseerfahrung.

Als Therapeuten suchen uns Eltern mit ihrem Kind in der Vorstellung auf, dass wir ein bestimmtes Problem oder ein Erkrankung behandeln – diese durch unser Tun verschwindet. Das Ziel der Behandlung durch Hypnose ist, die Selbstheilungskräfte des Kindes durch die Vorstellung innerer Bilder, durch Suggestionen oder andere Techniken zu stärken. Und es gilt, die Kinder aktiv und kreativ in diesen Prozess mit einzubeziehen; sie ernst zu nehmen und dabei zu unterstützen, dass sie selbst ihr Symptom in den Griff bekommen. Oft haben die Beschwerden auch eine spezielle Funktion im Familienverbund. Diese Funktion gilt es zu verstehen und muss in der Behandlung natürlich berücksichtigt werden.

Kinder sie sind sehr suggestibel und profitieren von einer Hypnose bei einer Vielzahl von Erkrankungen. Ab ca. dem 4. Lebensjahr kann Hypnose eingesetzt werden – im Einzelfall früher. Kinder in diesem Alter hören im Allgemeinen gerne Geschichten und Märchen, die auch in Hypnose gezielt Anwendung finden. Leicht gelingt es z. B. einem Zauberer, Schmerzen einfach wegzuzaubern. Oder eine gute Fee hilft. Bei Jugendlichen wird Hypnose unter anderem bei Prüfungsängsten erfolgreich angewendet. Kinder und Jugendliche haben einen unterschiedlichen Entwicklungsstand, den es in der Hypnosesprache, den Suggestionen und der Auswahl von Geschichten/Metaphern zu berücksichtigen gib. So ist bei Kindern eine gewisse Kreativität bei der Auswahl der Methoden gefragt. Auch die Eltern sollten gut mit in die Behandlung einbezogen werden. Die der Hypnose gegenüber sehr kritisch eingestellten Eltern kann der Behandler durch Information oder gemeinsames Üben mit dem Kind mit ins „Behandlungsboot" holen. Je nach Einzelfall werden Therapeut, Kind und Eltern entscheiden, ob letztgenannte während der Hypnose anwesend sein sollen oder nicht. Jugendliche kommen dagegen oft ohne ihre Eltern zur Behandlung. Sind die Eltern/ein Elternteil während der Hypnosesitzung anwesend, fühlen sie sich möglicherweise von den Suggestionen oder imaginativen Bildern ebenfalls angesprochen. Die Hypnose muss dann auch bei ihnen formal aufgelöst werden.

Die allgemeinen und spezifischen **Ziele der Hypnotherapie** bei Kindern unterscheiden sich nicht wesentlich von denen Erwachsener. Ziel ist zunächst, durch eine altersentsprechende Induktion einen Trancezustand zu erreichen. Anschließend werden die Kraftquellen/Ressourcen, die für die Bewältigung eines bestimmten Problems hilfreich sind, aktiviert. Insgesamt soll ein positives, inneres emotionales Erleben aufgebaut werden. Dieses kann durch Suggestionen verstärkt werden. Und schließlich wird mit den aktivierten Ressourcen und Suggestionen einem spezifischen Problem begegnet, dieses ausgeschaltet oder als weniger belastend innerlich integriert.

Ziele der Hypnotherapie bei Kindern

Allgemeine Ziele der Hypnotherapie bei Kindern

- Aufbau einer vertrauensvollen therapeutischen Beziehung – Eltern gut miteinbeziehen
- Fundierte Erhebung der Krankheitsanamnese – Symptome im Zusammenhang mit dem Familienverbund verstehen
- Therapieplan und -ziele gemeinsam mit Kind und Eltern festlegen
- Ausführliche Information über Hypnose als Therapie – Vorstellungen des Kindes und der Eltern über die Wirkweise von Hypnose miteinbeziehen

Spezifische Ziele

- Trance als wesentlichen Wirkfaktor einsetzen
- Sprache des Therapeuten muss sich am Alter, Entwicklungsstand und an den Interessen des Kindes orientieren
- Kreative Stärkung von Ressourcen, die je nach Kind und Krankheitsbild besonders wirksam sind, z. B. Helden und Tiere als innere Helfer, biografische Erfahrungen
- Positives, emotionales Erleben aufbauen (z. B. sich stark fühlen), Suggestionen als Verstärker nutzen
- Durch die Ressource und ein positives emotionales Erleben korrigierende Erfahrungen ermöglichen
- Spezifische Symptome ausschalten oder weniger unangenehm erleben
- Möglichkeit für nachträgliche, innere Veränderungen oder zum Erleben vorweggenommener Erfolge berücksichtigen
- Kind in aktiver Rolle bestärken, es lernt Symptome zu kontrollieren, Selbstwert aufzubauen

---

7.2 Hilfreiche Techniken bei Kindern

7.2.1 Erzeugen einer Tranceinduktion

Im Prinzip können die oben bereits beschriebenen Methoden zur Induktion einer Trance ebenfalls bei Kindern zum Einsatz kommen. Sie müssen aber je nach Bedürfnis und Vorlieben des Kindes modifiziert werden. So sollte auch das Alter des Kindes bei der Wahl der Induktionsmethode berücksichtigt werden. Bei Vorschulkindern oder Kindern am Anfang der Grundschule kann z. B. eine Handpuppe helfen, die Aufmerksamkeit des Kindes zu lenken. Durch eine für das Kind geeignete Sprache wird anschließend ein Trancezustand erzeugt. Gerade für jüngere Kinder ist es hilfreich, die Augen offen halten zu können. Sie ängstigen sich schnell, wenn sie die Augen schließen sollen und gelangen bei geschlossenen Augen oft deutlich schwerer in eine Trance. Das Kind sollte schon bei der Induktion das Gefühl haben, die Kontrolle behalten zu dürfen. Beruhigendes Summen, Schaukeln oder Musik hören wird bei Kindern ebenfalls zur Einleitung der Hypnose angewendet. Für den Therapeuten ist es hilfreich, sich in der Welt der Kinder/Jugendlichen auszukennen: Welche aktuellen Kinofilme, Bücher, Computerspiele oder Musik gibt es? Wer ist als Helfer aus diesen Geschichten für ein bestimmtes Problem des Kindes geeignet? Lassen sich Lieblingsorte finden?

Bei der **Stiftfixation** oder **Fixierung auf einen Zauberstab** wird das Kind gebeten, die Spitze des jeweiligen Gegenstands zu fixieren, bis die Augen müde werden. Das Bild des Stabes – der z. B. mit Sternen geschmückt ist – verschwimmt und das Kind möchte irgendwann die Augen schließen. So kann sich eine angenehme Müdigkeit und Entspannung einstellen.

Die **Handlevitation** – das Suggerieren von Leichtigkeit im Arm zusammen mit der Vorstellung von Ballons, durch die sich Hand und Arm von der Unterlage abheben ist eine weitere, beliebte Methode zur Induktion einer Trance. Das Hochsteigen von Hand und Arm kann auch durch Fäden von Spiderman gelingen, der diese spielerisch nach oben zieht. Durch „Freeze" bleibt der Arm in seiner gehobenen Position –„wie vereist."

Farbenkontrastmethode

Bei der Farbenkontrastmethode richtet das Kind seinen Blick leicht nach oben auf eine weiße Karte, auf der zwei Rechtecke mit unterschiedlicher Farbe (z. B. gelb und blau) gemalt sind: „Schau mal … ich habe hier eine Karte … was siehst du? … Genau das Blau von Benjamin Blümchen und irgend ein Gelb … das Gelb erinnert dich an eine Sonnenblume … gut … versuche nun die Karte anzuschauen … das Blau mit dem Benjamin Blümchen und dem Gelb der Sonnenblume … ohne dass die Augen sich bewegen … gut, genauso … und du merkst vielleicht, wie die Ränder der Farben mit der Zeit verschwimmen … das ist ganz normal … es kann auch sein, dass die Farben sich miteinander mischen … das gibt neue, lustige Farben oder Bilder … wenn die Augen etwas müde werden, macht das gar nichts … das ist okay. … Versuche die Karte noch etwas länger anzuschauen … gut … und wenn du möchtest, kannst du auch die Augen jetzt schließen (Anmerkung: Therapeut senkt die Karte) … Und du siehst wahrscheinlich immer noch die Farben … das Blau vom Benjamin … das Gelb der Sonnenblumen … die sich vermischen … ein neues Bild ergeben … Und während du das bunte Bild so betrachtest … kannst ganz entspannt werden … fühlst dich wohl … kannst wie in einem Film … die Farben … die Bilder anschauen … und es genießen."

Oft sind bei Kindern auch keine langen oder formalen Induktionen notwendig, damit sie in eine Trance gelangen. Oft reicht schon das Erzählen vom **Lieblingsort**: „Du hast mir ja von deinem Lieblingsort erzählt … an dem du so gerne mit deinem Hund bist … stell dir vor, du kannst mit einem fliegenden Teppich da ganz schnell hingelangen … schwups … bist dort … an dem Ort, an dem du dich so super wohlfühlst … genau … kann es sein, dass du dort schon mit deinem Hund spielst? … Ihr gemeinsam rumtollt … du sein Gesicht und sein Fell anschaust … es streicheln darfst … dich riesig freust … mit deinem Hund zu spielen."

Ist das Kind erfolgreich an seinem Lieblingsort angelangt, kann es ein vereinbartes Zeichen geben –z. B. das Heben eines Fingers – als Ausdruck, dass die Induktion erfolgreich war.

Beim **Fernsehen** darf das Kind seine Lieblingssendung sehen. Es stellt am Fernseher erst mal das richtige Programm ein oder sucht die passende DVD aus; wählt dann mit der Fernbedienung die richtigen Einstellungen, macht es sich bequem und darf das Sehen und Hören genießen. Die Kinder dürfen in ihrer Lieblingssendung auch mitspielen und nehmen bestimmte, für die eigene Genesung hilfreiche Rollen ein. Die Fernsehfiguren können vom Kind auch verändert und spezifisch mit in die Behandlung eines bestimmten Problems einbezogen werden.

Durch die **Vorstellung, Sport zu machen** können Kinder, die einen starken Bewegungsdrang haben leicht in Trance gelangen. Das Kind darf z. B. mit seiner Lieblingsmannschaft Fußball spielen, hilft der Mannschaft zu gewinnen. Beim Spiel spürt das Kind seine Muskeln und seine Bewegungen; wie sich ein Torschuss anfühlt und es den Ball kontrollieren kann.

Beim **Stehen wie ein Baum** dürfen sich die Kinder hinstellen: „Ihr seid groß wie ein mächtiger Baum. Der hat tiefe Wurzeln. Eure Füße sind der Stamm und eure Arme sind die Äste. Haltet die Arme mal nach oben und spürt, wie der Wind kräftig durch die Äste bläst. Vielleicht scheint die Sonne auf den Baum, auf euch. Und ihr seid mit den Beinen und Füßen tief verwurzelt in der Erde. Fühlt, wie die stark der Baum ist, wie stark ihr seid. Die Wurzeln halten euch, die Äste dürfen sich bewegen. Ihr seid so stark, dass ich euch nicht wegheben kann. Seid stark wie ein mächtiger Baum."

Durch die **Erzählung einer Geschichte** wird sich das Kind auf diese konzentrieren und dadurch – z. B. von einem medizinischen, angstbesetzten Eingriff – abgelenkt. Die Geschichte kann vom Therapeuten frei gestaltet sein. Er kann auch ein bekanntes Märchen verändern und das Kind, beim Erzählen mit einbeziehen. Dadurch wird er die Fantasie des Kindes anregen, und es ist nicht mehr mit seinen Ängsten beschäftigt.

Zahlreiche, weitere Möglichkeiten zur Einleitung einer Hypnose bei Kindern gibt es. Zudem haben Kinder oft selbst Ideen, wie eine Hypnose beginnen kann. Letztendlich werden Therapeut und Kind die am besten geeignete Hypnoseeinleitung finden. Diese kann auch schnell wechseln oder zwei Methoden werden vermischt – ganz nach Fantasie und Vorlieben der Beteiligten.

7.2.2 Aktivierung von Kraftquellen (Ressourcen) und Überzeugungen (Suggestionen) verstärken

Je nach spezifischem Problem oder Behandlungswunsch können nun in Trance Kraftquellen aktiviert werden. Das kann z. B. das Erleben von Sicherheit sein bei einem Kind mit Prüfungsangst. Diese Sicherheit kann durch einen Helfer (Held oder Tier) verstärkt werden. Vielleicht hat das Kind ja auch schon eine schwierige Prüfung gemeistert – dann kann es in Trance diese erneut erleben und auf andere, schwierige Situationen übertragen.

Kinder, die noch einnässen, können z. B. bei einem Bewegungsspiel ein Gefühl von Kontrolle und Autonomie spüren – wie sich die Muskeln anfühlen, das Anspannen und Loslassen; sie ihre Körper schnell und sicher beherrschen. Wie es Ihnen gelingt, beim Ballspiel einen bestimmten Pass zu spielen.

Zur Stärkung des Selbstvertrauens können in Trance Erfahrungen von Stolz genutzt werden. Beherrscht ein Kind gut und sicher das Fahrradfahren und ist stolz auf sein neues Mountainbike, wird der Therapeut es zunächst an eine schöne, stolze Fahrradfahrt erinnern. Wurde die Induktion „Fernsehen" gewählt, kann das Kind diese Fahrt auf dem Fernseher anschauen und den Film mit Hilfe des Therapeuten so verändern, dass auch schwierige Alltagssituationen (z. B. auf dem Schulhof) mit Selbstvertrauen gemeistert werden.

All die gewünschten und hilfreichen Erfahrungen können auch durch direkte Formulierungen aktiviert und dadurch zu inneren Überzeugungen werden: „Ruhig und selbstsicher betrittst du die Schule; dort stehst du vor der Klasse und hältst mit Ruhe und Sicherheit dein Referat – ruhig und sicher; du kannst das!"

Nässt ein Kind noch ein, kann zur Kontrolle des Schließmuskels beispielsweise die direkte Suggestion „Mein Schließmuskel hält nachts dicht – so lange bis ich auf der Toilette bin" helfen. Diese Suggestionen werden während einer Hypnose immer wieder formuliert und zuletzt auch mit einer Suggestion, die über die Hypnose hinaus wirkt, verbunden: „Und wenn die Hypnose vorbei ist, behalte ich die Kontrolle über meinen Schließmuskel; wird dieser sich auch nachts so lange zusammenziehen, wie ich es brauche."

Symbole, Umdeuten von Symptomen, Märchen/Metaphern

Das Symbolisieren von Symptomen bietet sich bei diffus geschilderten Beschwerden wie Angst oder Schmerzen an. So kann zunächst nach Einleitung einer leichten Trance das Konkretisieren des Symptoms erfolgen: Wie groß ist es, welche Farbe hat es? Ist es weich oder hart, wie fühlt es sich an? Wann kommt es besonders häufig, wann gar nicht? Wo im Körper ist es, was hat schon mal geholfen? Im Anschluss daran kann das Kind das Symbol zeichnen und ihm einen Namen geben. Dadurch ergibt sich ein konkretes Bild, das außerhalb von sich wahrgenommen werden kann. Das Kind kann natürlich das Symptom/Bild jetzt auch verändern, z. B. Helfer hinzuziehen und sich überlegen, was mit dem Bild geschehen soll. Nicht immer soll es gleich verschwinden. Oft brauchen die Kinder ja ein Symptom – z. B. stellvertretend für ein unangenehmes Gefühl, das sie noch nicht als solches wahrnehmen können. Stellvertretend für das Malen kann auch mit Knetmasse, Holz oder Lehm gearbeitet werden – je nach Vorlieben des Kindes.

Sich erleben wie der Held aus einer Lieblingsserie kann helfen, das Selbstbewusstsein eines Kindes zu stärken oder schwierige, soziale Situationen besser zu meistern. Wer würde sich nicht gerne mal als Harry Potter fühlen, sich Dinge einfach herzaubern können und heldenhaft die schlimmsten Gefahren meistern. Hier muss natürlich mit dem Kind gut besprochen werden, was genau es an ihrem Held so fasziniert. Welche Situationen, die der Held schon gemeistert hat, möchte das vielleicht ängstliche Kind bald bewältigen? Ein Harry-Potter-Zauberspruch – oder ein Spruch, den das Kind neu erfindet – kann auch Schmerzen wegzaubern oder störende Gedanken vorm Einschlafen.

Kindern mit Prüfungsängsten könnten die „Drei Fragezeichen" helfen, die jeden Fall/jede Aufgabe lösen. Die Helden helfen schon bei der Vorbereitung: Das Kind übt in Hypnose mit Justus, Bob oder Peter und gemeinsam finden sie das richtige Ergebnis, die beste Idee. Dies stärkt das Selbstvertrauen und ebenso in der Prüfungssituation kann ein Held imaginativ dabei sein, das Kind bei der Prüfung unterstützen.

Kinder, die plötzlich Angst vorm Zahnarztbesuch entwickeln, die es bis dahin nicht gab, haben möglicherweise unangenehme Gespräche über den Zahnarzt oder Ausschnitte eines Films mitbekommen, in denen der Zahnarztbesuch als schmerzhaft geschildert wurde. Das Kind entwickelt nun eine Angst; zum einen vor möglichen Schmerzen, zum anderen davor, dem Zahnarzt hilflos ausgeliefert zu sein. Wurde vom bisherigen Zahnarzt die **Ampelregel** noch nicht eingeführt (Arm nach oben bedeutet grün – Zahnarzt kann weiter machen; Arm halb hoch bedeutet gelb – kurze Pause; Arm ablegen bedeutet rot – Pause) wird die Angst als willkommene Anregung gedeutet, diese Regel seinem Zahnarzt endlich mal beizubringen. Und dies wird mit Humor in Trance geübt: Situationen entstehen, in denen der kleine Patient seinen Zahnarzt mit der Ampelregel zunächst „nach seiner Pfeife tanzen lässt". Beim Zahnarztbesuch werden weitere Techniken wie „Lieblingsort aufsuchen" angewendet.

7.2.3 Rücknahme der Trance

Es gibt mehrere Techniken, die Trance und Hypnose zu beenden. Ziel dabei ist, dass das Kind allmählich seine Aufmerksamkeit wieder nach außen, auf die Umgebung, hin zur Realität richtet und es schließlich wieder den normalen Wachzustand erreicht. Allgemein lässt der Therapeut dem Kind dafür viel Zeit. Folgende Formulierung ist möglich: „… Und wenn ich jetzt rückwärts von 3 bis 1 zähle … kannst du allmählich wieder ins Hier und Jetzt zurückkommen … und deine Augen öffnen."

Hat das Kind schon einige Hypnoseerfahrungen, reicht vermutlich der Hinweis: „ … Und allmählich, in deinem eigenen Tempo kannst du dich von deinem Lieblingsort/Film/etc. verabschieden … wieder ganz bei dir selbst ankommen und die Augen öffnen."

7.2.4 Selbsthypnose

Kinder können im Rahmen einer Hypnotherapie auch Techniken zur Selbsthypnose erlernen – sich ohne Anwesenheit des Therapeuten in einen Trancezustand zu versetzen und diesen zu nutzen. Durch die Selbsthypnose haben sie die Möglichkeit, ihr spezielles Problem zu verändern und positiv zu beeinflussen. Auch die Kontrolle über ihre Trance erfahren sie dadurch deutlicher. Bestehen bestimmte Störungen oder ungewünschte Gewohnheiten schon länger, wird der Therapeut vermutlich auf jeden Fall zur Selbsthypnose raten. Das regelmäßige Üben verstärkt deutlich die Hypnosewirkungen.

Es ist möglich, eine einzelne Sitzung auf einen geeigneten Tonträger aufzunehmen. Vielleicht mag ja das Kind die Einleitung der Hypnose selber besprechen. Dies erhöht zusätzlich die Selbstverantwortung und Selbstwirksamkeit. Mit den Aufnahmen können die Kinder zu Hause weiter üben. Die Eltern sollten darauf achten, dass bei der Selbsthypnose möglichst kein Druck aufgebaut wird. Wie bei jeder Hypnosebehandlung profitieren die Kinder vor allem durch das Erleben von Freiwilligkeit und der Sicherheit, die Kontrolle behalten zu dürfen. Der Therapeut wird mit dem Kind gemeinsam überlegen, wie dieses sich am besten an die Selbsthypnose erinnert (z. B. Zettel an die Tür hängen).

Ein Kind, das immer wieder hyperaktiv ist und Hausaufgaben machen soll, kann vorher z. B. durch das „Stehen wie ein Baum" seinen Bewegungsdrang ausleben: Die Arme können sich wild bewegen, während die Beine schon mit dem Boden verwurzelt sind. Nachfolgend wird der Wind immer schwächer und auch die Äste/Arme schwingen weniger heftig und kommen schließlich ganz zur Ruhe. Anschließend sucht es z. B. seinen Lieblingsort auf, an dem es ihm schon gelingt, ruhig und konzentriert zu spielen. Nach Rücknahme der Trance kann mit den Hausaufgaben begonnen werden.

Ausgewählte Krankheitsbilder bei Kindern und Jugendlichen

Matthias Rauscher

© Springer-Verlag Berlin Heidelberg 2016
M. Rauscher, *Hypnose wirkt!*, DOI 10.1007/978-3-662-50282-2_8

Hypnotherapie bei Kindern wird bei einer Vielzahl von Erkrankungen eingesetzt. Sollen diese systematischer betrachtet werden, eignet sich z. B. die Einteilung nach dem ICD-10 Klassifikationssystem der WHO(Weltgesundheitsorganisation)-▶Kapitel F90–F98.

Verhaltens- und emotionale Störungen mit Beginn in der Kindheit und Jugend
- Hyperkinetische Störung des Sozialverhaltens (z. B. ADHS)
- Störung des Sozialverhaltens (z. B. fehlende soziale Beziehungen; aufsässiges Verhalten)
- Kombinierte Störung des Sozialverhaltens und der Emotionen
- Emotionale Störungen des Kindesalters (z. B. Trennungsangst, soziale Ängstlichkeit, phobische Störung)
- Störung sozialer Funktionen (z. B. Bindungsstörung mit Enthemmung)
- Tic-Störungen (motorisch; verbal; z. B. Tourette-Syndrom)
- Sonstige (z. B. Einnässen, Einkoten, Stottern)

Neben diesen Krankheitsbildern wird Hypnose bei Kindern auch bei Haare ausreißen, Nägelkauen, Daumen lutschen, Lern- und Leistungsproblemen, Trauerreaktionen, Depression, Essstörungen, Schlafstörungen, zur Gewichtsreduktion, vor Operationen/medizinischen Maßnahmen und bei einer Vielzahl körperlicher Erkrankungen angewendet. Letztgenannte wurden zum Großteil schon im ▶ Kap. 5 besprochen.

8.1   Einnässen (Enuresis)

Nässen Kinder ab einem Alter, in dem eine kontrollierte Harnentleerung schon zu erwarten ist (ab dem 5. Lebensjahr) noch ein, spricht man von einer Enuresis. Ungefähr 10 % aller Kinder im Alter von 5–6 Jahren sind davon betroffen. Unterschieden wird eine Tagesinkontinenz von der nächtlichen Inkontinenz. Letztgenannte tritt häufiger auf; von dieser sollen sogar bis zu 20 % aller 5-Jährigen betroffen sein. Der Therapeut wird die Eltern fragen, ob das Kind noch nie trocken war – primäre Enuresis – oder das Einnässen nach einer Phase, in der das Kind die Blasenentleerung schon kontrollieren konnte, erneut auftrat – sekundäre Enuresis.

Zunächst müssen körperliche Ursachen für das Einnässen ausgeschlossen werden. Häufig liegen auch psychisch belastende Faktoren wie anhaltende Spannungen zwischen den Eltern oder Rivalität mit Geschwistern der Erkrankung zu Grunde. In der Erhebung der Krankheitsgeschichte müssen die individuellen Faktoren der Kindheitsentwicklung im Zusammenhang mit der Familienstruktur sowie eventuell belastender Ereignisse gut eingeschätzt werden. Neben verhaltenstherapeutischen Maßnahmen (Führen eines Enuresiskalenders mit „Sonne-/Wolken-Tagen"; Klingelhose/Klingelmatratze) bietet sich eine Hypnosebehandlung an. Oft wird Hypnose auch unterstützend zur Verhaltenstherapie eingesetzt.

Mit dem Kind und den Eltern sollte die Zielsetzung der Hypnosebehandlung besprochen und möglichst positiv formuliert werden. Das Kind muss selbst motiviert sein, bei der Hypnose mitzumachen und zu Hause regelmäßig zu üben (◘ Abb. 8.1): „Wie wäre das, am Morgen in einem warmen und trockenen Bett aufzuwachen? Sich noch mal so richtig ins Bett reinkuscheln zu können, zusammen mit deinem Lieblingsbär? ... Dann zeige ich dir wie das klappt."

Ein Beispiel zeigt das ▶ Fallbeispiel Einnässen.

Fallbeispiel Einnässen

Die Mutter des 6-jährigen Paul berichtete, dass ihr Sohn schon 9 Monate trocken war und seit bald 4 Monaten wieder bis zu 2-mal die Woche nachts einnässt. Die vom Kinderarzt verordnete Klingelhose trage er nicht gerne und somit nur unregelmäßig. Ob nicht eine alternative Behandlung mit Hypnose möglich sei. Neben dem Schulbeginn sei für Paul sicherlich eine große Veränderung die Geburt seines Bruders vor 6 Monaten gewesen. Paul wolle seitdem wieder häufiger im Bett der Eltern schlafen.

◘ **Abb. 8.1** Wohlig schlafen im trockenen Bett

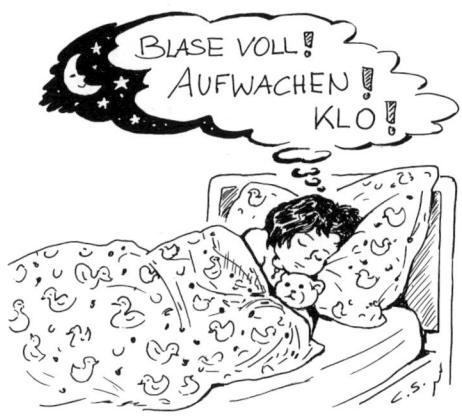

Einnässen – Kontrolle über die Blase vom Clown lernen

„Du hast mir erzählt, wie gerne du mit deinen Freunden auf einer Wiese spielst … wenn ihr so richtig rumtoben könnt … die Sonne scheint … vielleicht wurde die Wiese gerade frisch gemäht … und du spielst mit deinen Freunden Völkerball … du die Bälle mit ganzer Kraft wirfst … und wie es ist … zu schauen, wer am weitesten werfen kann … da auf der Wiese fühlst du dich wohl … so richtig gut … beim Spiel spürst du deine Muskeln … die kannst du trainieren … je kräftiger die Muskeln am Arm sind, desto weiter und toller kannst du werfen … und irgendwann beim Spielen merkst du auch.. dass du dich ausruhen möchtest … dich vielleicht ins Gras legst … und du das genießt … du hast auch erzählt, wie toll du Clowns findest … und stellt dir vor, so ein Clown besucht dich auf der Wiese … wo du so gerne bist … der Clown spielt da mit Luftballons … fällt hin … steht wieder auf … lacht und erzählt … er erzählt auch von sich … als er ein kleiner Junge war … wie er am Morgen im nassen Bett aufgewacht ist … und wie das aufgehört hat … erst einmal hat er verstanden, wie das mit der Blase, wo das Pipi drin ist, funktioniert … die Blase hat nämlich einen Muskel, der die Blase zuhält' … erklärte der Clown … damit die Blase immer zu ist, wenn sie zu sein soll … den Muskel kann man auch trainieren … so wie du deinen Arm trainieren kannst … sagte der Clown … am Tag machst du das von alleine, dass der Muskel die Blase verschließt … du merkst, du musst aufs Klo … erst dort erlaubst du dem Muskel, locker zu lassen … das Pipi kommt 'raus … Der Clown erklärt auch, wie das nachts funktioniert … die Blase – mit ihrem Muskel – spricht nämlich nachts mit dem Gehirn … wenn die Blase voll ist, meldet die das … und das Gehirn sagt dem Muskel an der Blase: ‚Anspannen und dicht halten.' … Und zudem macht das Gehirn, dass du aufwachst … und aufs Klo gehen kannst. … Und bestimmt willst du den Clown, wenn du auf der Wiese mit ihm allein bist fragen: Warum klappt das bei mir nicht immer in der Nacht, dass ich aufwache, wenn die Blase voll ist? … Der Clown erklärt dir, wie es bei ihm funktioniert hat: … Du musst einfach am Abend, 1 Stunde bevor du ins Bett gehst, deiner Blase und deinem Gehirn sagen: … Ich weiß ja jetzt, dass ihr nachts miteinander sprecht … aber … Blase, ab sofort meldest du deutlich dem Gehirn, wenn du voll bist … und … Gehirn: du weckst mich auf, wenn die Blase ‚voll' meldet … gibst mir ein Signal, damit ich aufwache … und sagst nicht einfach – ohne mich zu fragen – dem Muskel an der Blase ‚kannst jetzt locker lassen' … ich wache ab jetzt nämlich durch das Signal vom Gehirn auf … dann gehe ich aufs Klo … und … *ich* gebe dem Muskel an der Blase das Kommando, wenn das Pipi raus darf … ich bin nämlich der Boss … Und so erzählte der Clown wie er jetzt jeden Abend, eine Stunde bevor er ins Bett ging, … mit seiner Blase und seinem Gehirn sprach … sagte der Blase und dem Gehirn, dass er der Chef ist … er aufgeweckt werden möchte vom Gehirn … wenn die Blase voll ist … und so klappte es dann auch … die Blase meldete sich beim Gehirn, wenn sie voll war … das Gehirn weckte den Clown auf … der Clown stand aus seinem Bett auf … er ging aufs Klo … sagte dem Muskel an der Blase ‚kannst jetzt locker lassen zum Pipi machen' … ging zurück in sein Zimmer … und schlief im Bett wieder ein … mit der Zeit trainierte der Clown seine Blase sogar so gut, dass er nachts gar nicht mehr aufs Klo musste … der Muskel kann nämlich lange dicht halten … und die Blase kann viel Pipi aufnehmen … der Clown freute sich jetzt am Morgen immer über sein frisches Bett … kuschelte sich gemütlich rein … und war stolz, dass das so gut klappte. … Ja, Paul … so wie der Clown, kannst du das jetzt auch jeden Abend machen … du bist der Boss … sagst am Abend vor dem Bett gehen … Blase – du meldest ans Gehirn, wenn du voll bist … und Gehirn – aufwecken, wenn die Blase ‚voll' meldet … und so wirst vom Gehirn geweckt … stehst aus deinem Bett auf … gehst auf die Toilette … du gibst das Kommando der Blase und dem Muskel … wenn das Pipi raus soll … und kannst dann im Bett wieder einschlafen … am Morgen wirst du im trockenen, frischen Bett aufwachen … das genießen … und mit Stolz im Bett liegen … stolz, das du das jetzt so gut kannst … und du weißt … du hast einen guten Tag … als Chef deiner Blase mit seinem Muskel."

Neben dem regelmäßigen Üben durch Anhören der Hypnosesitzung – im Verlauf wählte Paul im Übrigen eine andere Induktion und sprach zu Hause mit einer neu erworbenen Clownspuppe – galt es, die familiären Veränderungen zu thematisieren. Die Mutter vereinbarte mit ihrem Sohn, regelmäßige „Nur-Paul-und-Mama-Spielzeiten", in die auch der Vater mit einbezogen wurde. So sollte die Geschwisterrivalität etwas ausgeglichen werden.

8.2   Warzen

Durch eine Infektion mit humanen Papilloma-Viren werden Warzen hervorgerufen. Sie finden sich vorwiegend bei Kindern/Jugendlichen. Die Übertragung der Viren erfolgt häufig in Schulen und Schwimmbädern. Warzen können sehr unterschiedliche Größen/Formen haben und an verschiedenen Stellen am Körper auftreten: An Händen und Fingern, am Fuß, im Gesicht sowie im Genitalbereich treten sie vor allem auf. Der häufigste Warzentyp – Verrucae vulgares – kann spontan nach Wochen oder Monaten abheilen, indem die körpereigene Immunabwehr eine Entzündungsreaktion auslöst und die Warzen schließlich abgestoßen werden. Die klassische Behandlung von Warzen beinhaltet das Abtragen der Warzen, die Vereisung oder das Auftragen von medizinischen Lösungen. Allerdings können die Warzen nach medizinischen Standardbehandlungen erneut auftreten.

Ein mehrmaliges Nachwachsen der Warzen trotz Behandlung ist einer der Gründe, warum sich Eltern mit ihrem Kind an einen Hypnotherapeuten wenden. Doch warum hilft Hypnose überhaupt bei der Behandlung von Warzen? Wie oben bereits erwähnt kann die hypnotische Trance das Immunsystem in positiver Weise beeinflussen. So stärkt sie das Immunsystem bei der Infektabwehr der Warzen. Zudem kommt es unter Hypnose zu Gefäßerweiterungen bzw. -verengungen, der Blutfluss zu den Warzen wird dadurch verändert. Letztendlich ist der genaue Wirkmechanismus bei der Behandlung der Warzen durch Hypnose jedoch noch nicht geklärt.

In Hypnose kann nun diese Veränderung des Blutzuflusses visualisiert werden: Je nach persönlicher Überzeugung der Kindern sollen sich die Blutgefäße, die zu Warze führen, verengen – bis diese schließlich abfällt. Oder die Blutgefäße erweitern sich; dadurch können ganz viele Körperpolizisten zur Warze kommen und die in der Warze sitzenden Viren aus dem Körper befördern. In der Regel reichen schon 2 Hypnosesitzungen aus, um Warzen erfolgreich zu bekämpfen. Die betroffenen Kinder/Jugendlichen sollten zu Hause aber zusätzlich durch Selbsthypnose üben. Die Wirksamkeit der Hypnosebehandlung bei Warzen wurde in Studien bestätigt.

Warzen – Zauberbehandlung mit Überzeugung und inneren Bildern

„Hast du es dir bequem gemacht, Paula? … (Anmerkung: Paula ist 8 Jahre alt) … Dann schau doch bitte auf den Zauberstaub, den du dir ausgesucht hast … schau ihn so an, dass sich deine Augen nicht bewegen … du kannst die Sterne auf dem Zauberstaub sehen … seine Farbe … es kann sein, dass du den Zauberstaub unscharf siehst … oder die Farben verschwimmen … und vielleicht werden deine Augen schon müde … das ist ganz normal … die Augen fühlen sich schwer an … auch die Augenlider werden schwer … vielleicht brennen die Augen ein bisschen … das sind alles normale Reaktionen deines Körpers … und wenn du möchtest, kannst du jetzt deine Augen auch schließen … gut … und siehst es jetzt vermutlich immer noch Farben des Zauberstaubs, wie diese verschwimmen … und du dich dabei schon ganz ruhig und entspannt fühlst … du hast ja erzählt, wie gerne du Zaubertricks magst … schon einem Zauberer mal zugeschaut hast … was der alles herbeizaubern konnte … und auch wegzaubern kann … du hast gestaunt … was der Zauberer alles konnte … und wie du ihm begeistert zugehört hast … ganz gebannt ihn beobachtet hast … und der Wunsch aufkam … das würde ich auch gerne können … und jetzt kannst du einmal die Zauberin sein … deine Warze an der linken Hand wegzaubern … mit deinem Zauberstaub, den du ja schon in der rechten Hand hältst … und du bist wie der Zauberer, den du kennst … ruhig und doch konzentriert … und weißt ganz genau … die Warze werde ich jetzt wegzaubern … hast deinem Publikum erklärt, dass sie das Verschwinden der Warze nicht sofort sehen können … aber schon ein paar Tage später … und sie beobachten können, wie die Warze sich verändert hat: austrocknet und demnächst ganz abfallen wird … Und so lege ich für dich deine rechte Hand auf die linke … sodass dein Zauberstaub die Warze berührt … und du hast dir ja schon überlegt, was dein Zauber bei der Warze bewirken soll … er wird die Blutzufuhr zur Warze unterbinden … dann hat die keine Nahrung mehr … verdurstet … trocknet aus … das sehen die anderen zunächst gar nicht … aber du weißt … so gelingt es, die Warze wegzuzaubern … und so kannst du jetzt innerlich oder laut deinen Zauberspruch sagen: ‚mirum, marum, hex – die Warze ist bald weg' … gut gesprochen … und du kannst schon spüren, wie sich an deiner Warze was verändert … es kann ein Kribbeln sein, ein Ziehen … oder es wird wärmer, vielleicht auch kälter … die Warze fängt schon an sich zu verändern – bekommt weniger Blut … fängt an, auszutrocknen … heilt ab … und du lässt deinen Zauberstaub einfach noch auf der Warze liegen … die Kraft deines Zauberstaubs trägt dazu bei, dass die Warze noch schneller austrocknet … schon kleiner wird … bald abfällt … und die Haut darunter ganz gesund heilt … und auch wenn du den Erfolg deines Zaubertricks noch nicht gleich sehen kannst … es ist eben auch ein Trick, den nur wahre Zaubermeister können … so weißt du ganz genau … die Warze verändert sich schon … ich spüre das … und du kannst mit deinem Zauberstaub … die Warze die nächsten Tage immer wieder berühren … dazu deinen Zauberspruch sagen …' mirum, marum, hex – die Warze ist bald weg' … dadurch wird die Blutzufuhr zur Warze ganz unterbunden … die Warze wird kleiner … trocknet

---

Fallbeispiel Prüfungsangst

Die 16-jährige Tanja berichtete über eine vor einem halben Jahr erstmals aufgetretene Prüfungsangst. Bis dahin sei sie relativ gut in der Schule gewesen, habe aber eine Mathearbeit „versaut." Normalerweise mache ihr das nichts aus. Jetzt sei aber ihre Versetzung gefährdet und sie brauche unbedingt eine gute Note in der nächsten Arbeit. Sie lebe zusammen mit ihrer Mutter und dem 4 Jahre jüngeren Bruder. Der Vater hat vor 9 Monaten die Familie verlassen und eine neue Beziehung. Sie schlafe in der letzten Zeit schlechter und könne sich beim Lernen auch nicht mehr so gut konzentrieren. Sie wisse, dass „das mit dem Vater" sie schon irgendwie belaste. Jetzt wolle sie sich aber auf die Prüfung konzentrieren. Danach „werde man sehen."

---

aus … verschwindet … fällt ab … und du freust dich schon, weil du weißt … dieser Zauber ist mir gut gelungen … ja, gut gemacht. … Und auch ich sehe und spüre, wie die Warze sich verändert, … du bist einfach eine sehr, sehr gute Zauberin! … Und wenn du möchtest, kannst du allmählich auch wieder ins Hier und Jetzt zurückkommen … mit dem Wissen … die Warze ist bald weg … kannst dich mal strecken … dehnen … genau … und langsam die Augen öffnen … mal tief durchatmen … dehnen und strecken … und bist wieder da."

8.3   Prüfungsangst

Prüfungsangst gehört zum Formenkreis der spezifischen Phobien. Das heißt, sie tritt nur in einer bestimmten Situation auf – nämlich bei Prüfungen – und das Hauptsymptom ist Angst. Hinzu kommen meistens körperliche Symptome wie Herzklopfen, Schwitzen, Schwindel, Übelkeit oder auch Kopf- und Bauchschmerzen. Die Kinder oder Jugendlichen möchten die Angst auslösenden Situation am liebsten meiden, erleben sich als extrem unsicher und das erlernte Wissen für die Prüfung scheint wie weggeblasen. Das Vermeiden der angstauslösenden Situation „Prüfung" (z. B. durch eine Krankmeldung) verstärkt nur noch die Prüfungsangst. Diese Angst kann sich bis hin zu einer Panikattacke steigern. Neben gezielten hypnotherapeutischen Maßnahmen steht am Beginn der Behandlung das Vermitteln von Zusammenhängen zwischen dem Gefühl der Angst, körperlichen Symptomen und dem Vermeidungsverhalten: Faktoren, die sich jeweils gegenseitig verstärken können. Auch die Lehrer sollten über die Prüfungsangst des Kindes informiert und diesbezüglich beraten werden. Ziel der Hypnose bei Prüfungsangst ist die Stärkung des Selbstvertrauens des Kindes, damit es wieder davon überzeugt ist, bevorstehende Prüfungen zu meistern. Dazu bietet sich an, dass das Kind in Hypnose lernt, sich der Prüfungssituation schrittweise zu stellen und diese mit Ruhe und Sicherheit erfolgreich in Trance meistert. Sicherlich wird der Therapeut auch auf die Notwendigkeit, regelmäßig zu lernen, hinweisen. Im Vorgespräch erfolgt wie immer die Erhebung der Krankheitsgeschichte, aller Symptome und deren Zusammenhang mit der Familienstruktur (▶ Fallbeispiel Prüfungsangst).

Wir vereinbarten zunächst 5 Termine für die Behandlung der Prüfungsangst, darin eingebunden auch das Erlernen von Selbsthypnose zur Verbesserung des Schlafs. Ein gestörter Schlaf hat erhebliche Auswirkungen auf das Konzentrationsvermögen.

Als Ressource zur Stärkung der Selbstsicherheit diente eine erfolgreich abgeschlossene Matheprüfung vor 2 Jahren. Diese Erfahrung sollte zunächst auf ihre aktuelle Prüfungsvorbereitung übertragen werden.

Prüfungsangst überwinden – „Ich kann das"

„Achte bitte mal auf deine Atmung … die du verändern kannst … du kannst mal 2, 3 kräftige Atemzüge nehmen … die Luft in deinen Lungen deutlich spüren … und all den Druck, die Sorgen einfach ausatmen … genau … kräftig den Druck ausatmen … und das Einatmen kann begleitet sein von Ruhe und Selbstvertrauen … Durch deinen Atem kann sich diese Ruhe … dieses Selbstvertrauen auch ausbreiten … Vielleicht spürst du diese Ruhe in einem Teil deines Körpers besonders tief … von dort kann sich Ruhe … kann sich dein Selbstvertrauen weiter vertiefen … mit jedem Ein- … und Ausatmen kannst du Ruhe und Selbstvertrauen spüren … Du kannst auch an deine Arme die Frage stellen: Wie fühlt sich Selbstvertrauen in diesem Bereich an? … Und die Arme werden antworten … sei es durch eine Entspannungsreaktion … oder ein anderes, angenehmes Körpergefühl … Eine vertrauensvolle Ruhe und Sicherheit ist in dir … du kannst auch an einen anderen Teil deines Körpers – den Brustraum, Bauchraum oder Rücken … die Frage stellen: Was bedeutet Selbstvertrauen in diesem Bereich? … Und der Bereich deines Körpers wird antworten … sodass in dir eine tiefe Ruhe … ein tiefes Vertrauen ist … ein Vertrauen in deine Fähigkeiten … Vertrauen, dass mit jedem Atemzug … ganz von alleine … tiefer und tiefer in dir vorhanden ist.

Wir sprachen auch davon, dass du gerne Filme schaust … wie du es dir auf dem Sofa bequem machst … und entscheiden kannst, welchen Film du sehen willst … und du kannst jetzt einmal die DVD ‚Meine erfolgreiche Matheprüfung vor 2 Jahren' einlegen … stell bitte auch die Lautstärke mit deiner Fernbedienung richtig ein … und freu dich auf den Film … wie du bei der Vorbereitung auf deine Matheprüfung … schon dieses Vertrauen … in dich … deine Fähigkeiten … spüren konntest … du ruhig und konzentriert lernst … rechnest … und du dich mit jedem Üben sicherer fühlst … In dir ist ein großes Vertrauen … eine Sicherheit spürbar … ‚Ich kann das' … und ich weiß nicht, wo du diese vertrauensvolle Ruhe besonders gut spüren kannst … sie ist da … so wie du mit dieser kraftvollen Ruhe am Tag der Prüfung das Klassenzimmer betreten hast … mit einem Lächeln deine Mitschüler begrüßt … und du dabei diese Sicherheit in dir fühlst … ‚Ich kann das' … eine Sicherheit, die du auch ausstrahlst … die andere bemerken … und bei der Prüfung ist diese Konzentration da … diese Ruhe, mit der du die Aufgaben löst … auch wenn es da welche gib, die schwieriger sind … du bleibst bei dieser Ruhe und Sicherheit in dir … mit einem Lächeln und dem Wissen ‚Das kriege ich gut hin' … gibst die Mathearbeit ab … und hast sie nach ein paar Tagen korrigiert zurück bekommen … und da war natürlich Freude in dir … und Stolz über das Ergebnis. … Stolz, den du immer noch spüren kannst … und dieses Lächeln in deinem Gesicht … dem Wissen … ‚Ich kann das … ruhig und mit Selbstvertrauen kann ich jede Matheprüfung meistern, … yes!'

Du kannst jetzt das Programm mal wechseln … und dir anschauen, wie du die letzten Tage gelernt hast … Konzentration und Selbstsicherheit noch nicht so gut waren, wie du es dir wünscht … du Sorgen hast … schaffe ich das … läuft der Film? … Okay, … wenn du jetzt mal bitte den Bildschirm teilst … auf der einen Seite läuft der Film ‚Meine erfolgreiche Matheprüfung vor 2 Jahren' … auf der anderen Hälfte der Film mit der noch nicht perfekten Vorbereitung … und lass jetzt bitte mal die beiden Filme sich überlappen … sodass die erfolgreiche, selbstsichere Tanja der Tanja, die etwas unsicher am Tisch sitzt helfen kann. … Klappt das? … Gut … und die sichere Tanja kann die andere Tanja mal berühren … ihr signalisieren … du schaffst das … ruhig und mit Selbstvertrauen … sodass sich Ruhe und Selbstsicherheit übertragen können … auch in der aktuellen Prüfungsvorbereitung ist nun in dir diese kraftvolle Ruhe … dieses Vertrauen … ‚Ich schaff das, … yes' … spürst, wie du ruhig und konzentriert deine Aufgaben löst … kannst wieder diese Sicherheit spüren … dieses Vertrauen in dir … ‚Ich kann jede Matheprüfung meistern' … mit Ruhe und Vertrauen … und du vielleicht lächelst, weil du eine Aufgabe ganz leicht gelöst hast … und nun können die beiden Tanjas auch langsam miteinander verschmelzen … kannst die Filme sich einfach überlappen lassen … und du siehst, wie auch jetzt … in diesem Moment … diese Ruhe, dein Selbstvertrauen da ist … du in dir ruhst … und weißt … die Vorbereitung auf die Prüfung … die Prüfung selbst gelingt mir …‚Ich kann das … hab das in der Vergangenheit schon gekonnt … und es wird mir wieder gelingen … mit Ruhe und Sicherheit' … Gut. … Wenn du möchtest, kannst du den Film wieder ausschalten … und auch beim Zurückkommen ins Hier und Jetzt … im Alltag … während du dich auf die die Matheprüfung vorbereitest … ist diese Ruhe … dieses Selbstvertrauen da …‚Ich schaff das, … yes' … dieses Selbstvertrauen gehört zu dir. … Und wenn ich jetzt von 3 bis 1 zähle kannst du in deinem Tempo dich wieder nach außen orientieren … die Übung zurücknehmen … im Hier und Jetzt ankommen … 3 … 2 … und 1."

In der nächsten Sitzung wurde das Filmschauen so verändert, dass das Erleben von Ruhe und Selbstvertrauen auf die aktuelle Sorgen bezüglich der Prüfungssituation übertragen wurde: „Kann ich das? Mir fällt bestimmt nichts ein? Ich werde so aufgeregt sein." Schließlich erfolgte das hypnotische Üben der unmittelbar bevorstehenden Prüfung. Und zum Schluss wurde ein Film mit Rückgabe der natürlich erfolgreich absolvierten Prüfungsergebnisse in Hypnose visualisiert.

Die Prüfung verlief im Übrigen erfolgreich – Tanja konnte in die nächste Klasse versetzt werden.

8.4   ADHS

Die Aufmerksamkeitsdefizit-/Hyperaktivitätsstörung (ADHS) ist eine der häufigsten psychischen Störungen im Kindes- und Jugendalter. Ungefähr 3–5 % aller Kinder/Jugendlichen sind davon betroffen. Bei Jungen tritt die Erkrankung deutlich häufiger auf. Die betroffenen Kinder fallen durch einen übermäßigen Bewegungsdrang auf (Hyperaktivität). Es fällt ihnen deutlich schwerer als Gleichaltrigen, ihre Aufmerksamkeit auf eine Sache zu fokussieren (Aufmerksamkeitsstörung) und sie neigen zu einem gesteigerten, impulsiven Verhalten. Um eine ADHS diagnostizieren zu dürfen, müssen die Störungen der Aktivität und der Aufmerksamkeit nicht nur vorübergehend, sondern seit mindestens 6 Monaten bestehen. Kinder mit einer Aufmerksamkeitsdefizit- und Hyperaktivitätsstörung entwickeln unbehandelt häufiger eine weitere psychische Erkrankung wie Depression, Suchterkrankung oder dissoziales Verhalten. Die Therapie der Erkrankung ist in der Regel vielschichtig. Neben der Vermittlung von Information und Verhaltenstipps über die Erkrankung (sog. Psychoedukation) stehen zunächst psychotherapeutische Verfahren im Mittelpunkt. Zu den Maßnahmen bei der Verhaltenstherapie gehören z. B. Konzentrationsübungen, das Setzen von Grenzen durch „Stopp-Karten", Belohnung für gewünschte Verhaltensweisen versus Ignorieren von negativen, Übungen zur besseren Wahrnehmung von Gefühlen und dem Körperempfinden. Die Eltern müssen ebenfalls im Umgang mit ihrem an ADHS leidenden Kind geschult werden. Sind diese Maßnahmen nur ungenügend wirksam, steht eine medikamentöse Behandlung zur Verfügung (► Fallbeispiel ADHS).

Die Hypnosebehandlung von Kindern/Jugendlichen mit ADHS hat unter anderem das Ziel, dass diese lernen, sich selbst besser zu kontrollieren – sowohl beim Ausdrücken ihrer Gefühle, als auch in ihrem Verhalten. Sie lernen bei der Hypnose, ihre Aufmerksamkeit auf äußere oder innere Wahrnehmungen zu richten und ihre eigene Labilität früher zu erkennen. Zudem gilt es, das Selbstvertrauen der immer wieder kritisierten Kinder zu stärken. Daraus resultiert meist auch eine Stärkung der Motivation für das notwendige, regelmäßige Üben durch Selbsthypnose. Die Kinder sollen verstehen, dass sie bei der Behandlung ihrer Probleme durch Hypnose, die Behandlung wesentlich mitbestimmen dürfen; damit aber auch

Fallbeispiel ADHS

Sven ist 8 Jahre alt und in der 3. Klasse der Grundschule. Seine Eltern erzählen, dass er in der Schule viele Probleme hat. Die Lehrer würden berichten, dass Sven sich schlecht konzentrieren kann. Er laufe im Klassenraum auch oft umher und störe dabei andere Kinder. Diese würden sich zunehmend von Sven zurückziehen, sodass er im Klassenverband zunehmend isoliert sei. Er versuche wohl als „Klassenclown" die Aufmerksamkeit der anderen auf sich zu ziehen, so störe er aber immer wieder massiv den Unterricht. Auch vergesse er sehr häufig seine Schulbücher oder einen Teil der Hausaufgaben. In den Pausen habe er oft Streit mit seinen Mitschülern. Interessiere ihn ein Thema im Unterricht, könne er durchaus folgen und konzentriert mitarbeiten. Die Lehrerin habe den Eindruck, Sven leide selbst unter seinem Verhalten und wirke oft bedrückt. Die Mutter berichtete, dass ihr Sohn zu Hause beim Spielen am Computer durchaus ruhig sitzen und sich konzentrieren kann. Das Hausaufgaben machen überfordere sie aber zunehmend, da Sven ständig etwas anderes machen wolle und einfach nicht ruhig sitzen bleibe. Das sei auch bei den Mahlzeiten so, was wiederum die ganze Familie störe. Soll Sven mal sein Zimmer aufräumen oder die Spülmaschine ausräumen, fielen ihm tausend andere Dinge ein, die er zeitgleich auch noch tun könne. Seine Freunde hätten sich zunehmend zurückgezogen, wohl weil Sven immer bestimmen wolle, was gespielt wird und sie es „einfach anstrengend" empfinden. Sven selbst sagt, er wolle nicht mehr in die „blöde Schule" gehen. Seine Freunde würde er aber dann schon vermissen.

mitverantwortlich für die gewünschten Fortschritte sind. Idealerweise finden sie auch wieder mehr Freude am Lernen.

Am Anfang der Behandlung wird mit den Kindern/Jugendlichen besprochen, welches Ziel sie denn eigentlich selbst erreichen wollen – z. B. die Versetzung in die nächste Klasse, besser mit seiner Lehrerin auszukommen oder wieder mehr Freunde finden. Je nach individuellem Ziel wird besprochen, warum das noch nicht klappt und wie das erreichte Ziel konkret in Zukunft aussehen, sich anfühlen würde.

Kinder mit ADHS benötigen oft ihre übermäßige Aktivität, um sich wohl zu fühlen. Eine klassische Entspannungshypnose zur Spannungsreduktion wird deshalb meist nicht möglich sein. Vielmehr sollten Methoden ausgewählt werden, die eine körperliche Bewegung oder die Vorstellung von Körperempfinden mit einbezieht.

ADHS – Mächtiger Baum und konzentrierter Schüler

„Hallo Sven ... stell dich bitte mal so hin ... dass du ganz groß und stark bist ... du kennst vielleicht einen Baum bei dir in der Nähe ... oder im Wald ... der groß und kräftig ist ... so wie du gerade ... strecke doch mal die Arme nach oben ... genau ... bewegst deine Arme mal ... so, als ob ein Wind durch die Äste und Zweige bläst ... kannst deine Arme hin und her bewegen ... und deine Beine und Füße sind fest mit dem Boden verwurzelt ... so wie der mächtige Baum, den du kennst ... den reißt so schnell nichts um ... du hast Wurzeln ... spürst du die? ... Wie die Wurzeln von deinen Füßen durch den Boden, in die Erde wachsen und wachsen ... ganz fest verwurzelt sein. ... Fühl mal wie stark du bist ... und die Arme, die Äste vom Baum ... die kann der Wind ruhig wild hin und her bewegen ... das macht dem Baum gar nichts aus ... die Bäume ... sie sind fest verwurzelt ... bleiben bei sich ... ruhen tief in sich ... die bringt nichts aus der Ruhe ... stark sein wie ein Baum ... Darf ich mal versuchen dich hochzuheben? ... Ja?! ... Okay, ... das gelingt mir ja gar nicht ... du bist so stark ... hast so kräftige Wurzeln ... ich kann dich um keinen Millimeter verrücken ... du bleibst da ... wo du gerade stehst ... Super! ... Und jetzt stell dir mal vor, der Baum steht an deinem Lieblingsort ... du weißt ja, wie es dort aussieht ... die Umgebung ... wer alles an deinem Lieblingsort

sein darf … welche Farben es dort gibt … ob die Sonne dort scheint … du die Sonne auf deiner
Haut fühlst … oder ein anderes, angenehmes Gefühl auf deiner Haut erlebst … Vielleicht hörst du
auch den Wind, wie er durch die Äste und Blätter dieses großen und kräftigten Baumes weht … An
deinem Lieblingsort fühlst du dich wohl … bist stark … da kann dir alles gelingen … und da gibt
es auch einen Fernseher … den kannst du jetzt einmal einschalten … hast die Fernbedienung in
der Hand … und siehst dich in deinem Klassenzimmer sitzen … die Lehrerin an der Tafel, wie sie
gerade etwas erklärt … und du spürst deine Füße, da im Klassenzimmer … die sind verwurzelt …
am Boden … die Wurzel gehen bis tief in die Erde … du bist stark … bleibst an deinem Platz … und
willst das auch … schaust ruhig und konzentriert in dein Buch … es gelingt dir, Satz für Satz zu lesen … konzentriert … und du weißt … ich kann das … ruhig sitzen … konzentriert lesen … spürst
das auch im Körper … die Beine und Füße, die verwurzelt am Boden sind … und der Oberkörper,
die Arme, der Kopf … fühlen sich ganz leicht und beweglich an … beim Schreiben … beim Zuhören … wenn dich die Lehrerin anspricht … und sie möchte vielleicht, dass du etwas vorliest … und
du liest … ruhig und konzentriert die Geschichte … die dir gefällt … fühlst dich wohl und ruhig …
und merkst … ,Ich kann das … bei der Sache bleiben, beim Lesen … und das macht mir Freude …
nichts kann mich ablenken' … je länger du liest, desto mehr kannst du auch das Erstaunen … und
die Freude bei deiner Lehrerin sehen … ,Mensch, der kann das aber gut' … und kriegst auch von
der ganzen Klasse ein dickes, fettes Lob … ,der kann das … ruhig und konzentriert lesen … dabei
bleiben … sich nicht ablenken lassen' … Prima gemacht! … Und du weißt … das gelingt dir auch
in der nächsten Stunde … in Mathe … kannst ruhig und konzentriert rechnen … und da gibt es
vielleicht auch Momente … in denen du dich unruhig fühlst, dich bewegen willst … dann wirst du
dich erinnern … wie sich das anfühlt … wie ein Baum … tief verwurzelt mit den Beinen und Füßen
zu sitzen … diese Ruhe und Konzentration zu spüren … und zu wissen … ,Ich bin stark … ich kann
das' … bleib ruhig und konzentriert … und während du an deinem Lieblingsort den Film von dir
anschaust … wie du ruhig und konzentriert im Klassenzimmer bist … merkst du auch … ,Das kann
ich ja wirklich … das ist kein Film … ich bin stark … kann ruhig und konzentriert lesen … und rechnen … ich spüre auch jetzt, in diesem Moment meine Wurzeln, von den Beinen und Füßen in den
Boden … das gehört alles zu mir … ich bin stark … ruhig und konzentriert … und ich kann all das
zeigen und spüren … morgen in meiner Klasse … an jedem Tag in der Schule … bin ich stark …
spüre meine Wurzeln … diese Ruhe und Konzentriertheit' … Und wenn du möchtest, kannst du den
Film auch wieder abschalten … noch diese Gewissheit genießen … ,Ich kann das, bin stark … ruhig
und konzentriert' … dann deinen Lieblingsort auch wieder verlassen … wenn ich von 3 bis 1 zähle,
wieder im Hier und Jetzt ankommen … 3 … 2 … und … 1."

8.5　Angst vor der Zahnbehandlung

Kinder müssen sich angenommen fühlen und auf eine liebevolle Behandlung durch den Zahnarzt vertrauen können. Auch die Erwachsenen werden mit in die Behandlung des Kindes mit
einbezogen. Für Eltern und Kind kann so eine angenehme Atmosphäre bei ihrem Zahnarzt
entstehen. Dies erleichtert den Zugang zu anfangs oft misstrauischen Kindern, die Angst vor
Schmerzen haben und sich vielleicht wenig kooperativ zeigen. Bei ihnen wird der Zahnarzt sich
viel Zeit für Information nehmen und zunächst mit einfachen Hypnoseerfahrungen beginnen.
Oft benötigt er dafür mehrere Termine, bevor mit der eigentlichen Hypnose und Zahnbehandlung begonnen werden kann.

Die Einleitung der Hypnose beginnt mit der Induktion. Beim Kind wird dabei die Aufmerksamkeit weg von Angst oder Schmerz gelenkt, hin zu entspannter Konzentration und

◙ Abb. 8.2 Kinderleicht beim Zahnarzt

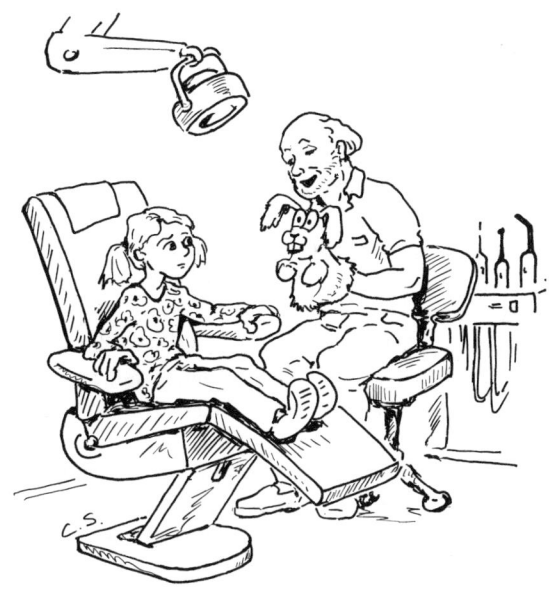

Erleben einer positiven Erfahrung. Mitgebrachte Stofftiere der Kinder oder eine Praxishand-puppe (z. B. „Lucie") sind dazu äußerst hilfreich und werden in den Hypnoseablauf mit einbe-zogen(◙ Abb. 8.2).

„Das ist Lucie … willst du die Lucie mal begrüßen … genau, sag mal hallo … Lucie hilft mir immer bei der Behandlung … Lucie ist superschlau und die kann Sachen, die ich einfach nicht so gut kann … z. B. merkt die, wenn Kinder noch ein bisschen aufgeregt sind … die kennt das … weißt du, was Lucie dann immer sagt?" … *Lucie* (Anmerkung: Mit hoher Stimme): … „Hallo, ich bin Lucie … ich hab manchmal auch ein bisschen Angst … weißt du, was ich dann mache … ich puste dreimal kräftig … dann geht es mir wieder gut … Sollen wir mal gemeinsam pusten? … Ja? … Also gemein-sam (Anmerkung: kräftiges Ausatmen vormachen) … Genau … und nochmal pusten … und noch einmal … Gut gemacht … ahhh, jetzt merke ich, wie es mir schon besser geht … ich glaube, ich werde schon ein bisschen müde … meine Augen werden schon ganz schwer … und … kann das sein? … Dass du auch schon ein bisschen müde wirst … während ich so plaudere … das macht gar nichts … ist sogar gut … du bist im Sommer ja gerne draußen … im Garten … und spielst da mit deinen Freunden … wenn es schön warm ist … dürft ihr auch den Gartenschlauch benutzen und euch richtig nass machen … und vor Freude schreit ihr und hüpft so lange im Wasserstrahl rum, bis ihr ganz müde seid … und zufrieden … entspannt … dann kommt auch noch der Eismann … mit seinem bunten Auto und ihr freut euch … natürlich bekommen alle eine große Portion Eis …"

Der in Hypnose geübte Zahnarzt erkennt anhand eines ruhigen Verhaltens, dem Blick des Kindes, der Atmung und der Aufmerksamkeit, ob die Induktion zur Trance gelungen ist und er mit der Hypnose weiter machen kann. Auch durch die Suggestion, dass sich der Arm des Kindes unwillkürlich hebt, kann der Trancezustand überprüft werden:

„Und bei euch im Garten gibt es Luftballons … in verschiedenen Farben … denen du beim Fliegen zuschauen kannst … einen Luftballon hältst du noch in der Hand … den hast du dir mit einer Schnur am Arm befestigt … und auch dieser Luftballon steigt nach oben … umso höher er steigt, umso mehr wird sich auch deine rechte Hand … dein rechter Arm nach oben bewegen."

Gelangt das Kind im Laufe der Hypnose wieder in einen Wachzustand – was bei Kindern häufiger passieren kann – reagiert der Behandler darauf, indem er die Aufmerksamkeit auf eine andere Geschichte lenkt oder im Gespräch die begonnene Trancegeschichte einfach weiter erzählt.

„Dein Lieblingseis ist also Schokolade und Himbeere … die schmecken mir auch gut … und kannst du dich erinnern, wie es das das letzte Mal geschmeckt hat … das leckere Schokoladeneis? … ja, gut … und was isst du zuerst … Schoko oder Himbeere? … Okay, als Schoko … hmm … und schmeckst du schon, wie lecker das Eis ist? … Ich glaube Lucie hätte auch gerne so ein Eis … Was? Lucie, du magst auch Schoko und Himbeereis am liebsten … ich sehe doch wie ihr beide euch auf ein Eis freut … du das Eis schon an den Lippen schmeckst … schön kalt … und lecker … und während du das Eis so isst … merkst du … wie du nach dem ganzen Herumtoben müde bist … müde und zufrieden … nach einem so schönen Tag mit deinen Freunden … und das Eis ist so gut … ganz lecker … du isst deine Lieblingssorten … schmeckst das Eis im Mund … hörst, wie ihr alle ein zufriedenes ‚Hmmm' sagt … und dann wieder einen großen Bissen Eis nimmst … dazu den Mund ganz weit aufmachst … so wie das die Lucie beim Eis essen auch macht … der hast du ja auch schon in den Mund geschaut … und wie sieht das Eis in deinem Mund eigentlich aus … mach doch mal bitte den Mund ganz weit auf … so wie die Lucie … genau, super … wie beim Eis essen … den Mund weit aufmachen und mal so lassen … Gut, prima … damit Lucie sehen kann, was du schon alles für Eissorten gegessen hast … *Lucie* (Anmerkung: mit beruhigender Stimme):„Ich sehe Schokolade und Himbeere … die haben ja eine schöne Farbe zusammen … du kannst ja toll den Mund aufmachen … da im Mund ist es bestimmt jetzt ganz kalt von dem vielen Eis … so kalt, dass du fast nichts mehr spüren kannst … da spürst du die kleinen Berührungen gar nicht (Anmerkung: Zahnarzt verabreicht Spritze) … und das Eis, das fühlt sich da so angenehm kühl an … und wie du den Geschmack deines Lieblingseis auf der Zunge schmecken kannst … einfach lecker."

Vor Beginn der Hypnose vereinbart der Zahnarzt mit dem Kind ein Zeichen, das anzeigt ob es etwas mag oder nicht. Zum Beispiel kann das Heben der rechten Hand, die einen Zauberstab halten darf, bedeuten: „Das mag ich nicht, ich brauche eine Pause." Und natürlich sollte der Behandler auf die Reaktion reagieren, bestätigen dass er das Zeichen gesehen hat und den Fortlauf der Behandlung ggf. verändern.

„Ja, ich sehe, du hebst gerade den Zauberstab … das magst du gerade nicht so?! … (Anmerkung: Zahnarzt unterbricht die Behandlung) … Kennst du eigentlich die Geschichte vom Zauberwald? … In den gelangt man mit einem einfachen Zauberspruch … eins, zwei, drei … der Zauberwald kommt herbei … im Zauberwald gibt es natürlich viele Tiere … die sind alle ganz bunt … so wie der Zauberstab in deiner Hand … die Tiere, Blumen und Bäume im Zauberwald leuchten dort … bestimmt findest du ein Tier in deiner Lieblingsfarbe … und da gibt es Vögel, die so eine schöne Melodie singen können … ein Lied, das dich ganz leicht und ruhig macht … und da gibt es Elefanten, die trinken Zauberwasser … das Schlürfen kann man richtig gut hören (Anmerkung: Sauger wird angemacht) … und riechst du auch die gute Luft im Zauberwald? … Ganz frisch nach Blumen oder einer Wiese … die Elefanten im Zauberwald sind ganz stark … die tragen dort Bäume … und da gibst es leider auch Bäume, die nicht mehr so gesund sind … und damit wieder neue, frische Bäume wachsen können … rüttelt der Elefant ein paar Mal am kranken Baum (Anmerkung: Milchzahn ziehen erfolgt) … da kracht es auch mal … und schwups … hat der Elefant den Baum schon rausgezogen …

super gemacht … und trägt den Baum einfach fort … damit wieder ein bunter Baum, in deiner Lieblingsfarbe wachsen kann …

Jetzt kannst du auch aus dem Zauberwald wieder zurückkommen … dazu reicht es, wenn du deinen Zauberstab 3-mal nach oben und wieder nach unten bewegst … ich zähle mal mit … 1 und 2 … und 3 … genau … jetzt bist du wieder zurück … und drück mal ganz fest meine beiden Hände … gut."

Dieser Ausschnitt einer Zahnbehandlung eines Grundschulkindes ist natürlich stark verkürzt dargestellt. In der Zahnbehandlung wird das Zahnarztteam immer wieder kurze Pausen einlegen und die Trancegeschichten auch wechseln, da bei kleineren Kindern die Aufmerksamkeitsspanne für eine Erzählung meist nicht groß genug ist. Der Zahnarzt wird die Schritte der Behandlung in kindgerechter Sprache erklären: „Das ist jetzt ein Strohhalm, mit dem der Zahn einen Schlafsaft bekommen kann" – Spritze und Betäubungsmittel. So bezieht er die kleinen Patienten immer wieder mit in die Behandlung ein. Die Hypnosebehandlung beim Kind erfordert Zeit, ermöglicht aber eine angstfreie Zahnarztbehandlung selbst in schwierigen Fällen. Die Therapie sollte in jedem Fall von einem in Kinderhypnose geschulten Zahnarzt durchgeführt werden.

8.6 Grenzen der Hypnose

Die Hypnose lebt durch die Sprache des Therapeuten sowie der Fähigkeit der Kinder, sich innere Bilder vorstellen zu können und die vom Hypnotherapeuten formulierten Überzeugungen kognitiv und emotional verarbeiten zu können. Bei Kindern muss die Trancesprache dementsprechend vom Behandler angepasst werden. Bestehen bei Kindern Einschränkungen im Sprachverständnis oder gar eine geistige Behinderung kann dies die Möglichkeiten für eine erfolgreiche Hypnose beeinträchtigen. Leiden Kinder/Jugendliche an einer akuten Psychose – als einer Erkrankung die mit Wahnvorstellungen, Sinnestäuschungen und einem Verschwimmen der Grenze von Ich und Außenwelt einhergeht – darf Hypnose nicht durchgeführt werden. Im akuten Stadium der Erkrankung ist die Gefahr zu groß, dass sich das Krankheitsbild verschlimmert. Haben Kinder oder Jugendliche den Wunsch zu sterben oder gar sich etwas anzutun, steht die Abklärung und Einleitung notwendiger Maßnahmen im Vordergrund (z. B. stationäre Aufnahme). Bestehen eine starke körperliche oder innere Gespanntheit und Unruhe, erlaubt diese es Patienten oft nicht, sich auf die Sprache des Therapeuten und auf ein Umfeld von Ruhe/Entspannung ausreichend einzulassen.

Andererseits wird Hypnose in diesem Bereich erfolgreich zur Entspannung und Selbstregulation eingesetzt (z. B. ADHS).

Jeder Therapeut hat seine spezifische Ausbildung und Grenzen im Hinblick auf sein Können. Liegt die Behandlung eines bestimmten Krankheitsbildes außerhalb seiner professionellen oder persönlichen Erfahrung, sollte er dies den Eltern und dem Kind gegenüber ehrlich kommunizieren. Er muss auch auf andere Therapieformen hinweisen, die möglicherweise für die Behandlung einer bestimmten Erkrankung wirkungsvoller als Hypnose sind. Wie vor Beginn jeder Psychotherapie muss er dafür Sorge tragen, dass körperliche Ursachen (z. B. beim Einnässen) ausgeschlossen oder adäquat mitbehandelt werden.

Die Hypnotherapie hat natürlich auch ihre Grenzen, kann keine Wunder vollbringen und oft nur dazu beitragen, Leiden zu lindern. Hoffnung und Zuversicht sind für jede Therapie ein wirkungsvolles Instrument. Stark erhöhte Erwartungen der Eltern oder des Kindes sollten aber korrigiert werden.

Selbsthypnose

Matthias Rauscher

© Springer-Verlag Berlin Heidelberg 2016
M. Rauscher, *Hypnose wirkt!*, DOI 10.1007/978-3-662-50282-2_9

Der für die Verbreitung und wissenschaftliche Untersuchung der Hypnose so bedeutsame ame-rikanische Arzt und Psychologe Milton Erickson übte regelmäßig Selbsthypnose. Er war mit 17 Jahren akut an Kinderlähmung erkrankt und zunächst vollständig gelähmt. Seiner Über-zeugung nach war es vor allem die Selbsthypnose, mit der er seine gelähmten Muskeln wieder funktionstüchtig machte. Durch wiederholtes Vorstellen seiner gesunden Bewegungen vor Aus-bruch der Erkrankung konnte er ca. 1 Jahr nach Krankheitsbeginn wieder mit Unterarmstützen laufen. 2 Jahre später hinkte er lediglich mit dem rechten Bein – ein beeindruckendes Beispiel für die Wirkung von Selbsthypnose.

9.1   Was ist Selbsthypnose?

Selbsthypnose kennzeichnet die Möglichkeit und Fähigkeit, sich selbstständig (ohne die An-wesenheit eines Hypnotiseurs) durch geeignete Techniken oder auch zufällig in einen hypnoti-schen Trancezustand zu versetzen. Einen tranceähnlichen Zustand erleben viele Menschen z. B. im Halbschlaf, beim Anhören toller Musik oder bei einer angenehmen Tätigkeit, bei der sie mit ihrer ganzen Aufmerksamkeit und ihrem Erleben dabei sind. Das bewusste Erreichen dieses Trancezustands ist das Ziel der Selbsthypnose. In Trance können – wie bei der Hypnose mit Hilfe eines Therapeuten – ein Entspannungszustand, Kraft, Sicherheit oder andere Kraftquellen aktiviert werden. Dieser Zustand wird nicht immer gleich sein. Mal nehmen wir in Trance gar nichts um uns herum wahr – kein Geräusch, keine sonst störenden Dinge; sind ganz in unse-rer inneren Welt. Ein anderes Mal ist die Trance eher wie Entspannung, bei der auch mal die Gedanken abschweifen. Rechnen Sie mit unterschiedlichen Tranceerfahrungen. Ein Gut oder Schlecht gibt es hier nicht.

Einen Trancezustand können wir durch unsere eigene, innere Sprache erreichen oder das Anhören einer Tonaufnahme. Diese kann man zum Zwecke der Selbsthypnose selbst bespre-chen oder die Aufnahme stammt aus einer Sitzung beim Hypnotherapeuten. Natürlich gibt es auch zahlreiche, im Handel erhältliche Aufnahme zur Selbsthypnose.

Ziele der Selbsthypnose sind unter anderem: Entspannung, Kraftquellen finden und stärken, Leistungssteigerung, Reduktion von Stress, Raucherentwöhnung, Stärkung des Selbstvertrauens, Gewichtsreduktion, Angstbewältigung oder ein erholsamer Schlaf.

Egal auf welchem Weg wir in Trance gelangen möchten, die Bereitschaft und Offenheit jedes Einzelnen ist dafür Voraussetzung. Durch regelmäßiges Üben wird die Fähigkeit, den Trancezustand selbst zu induzieren, weiter verbessert.

Die Psychotherapieforschung zeigt, dass für die Bewältigung von vielen psychischen Proble-men und Belastungen ein aktives, wiederholtes Einüben neuer Verhaltensweisen oder – wie bei der Hypnose – von positivem inneren Erleben notwendig ist (Grawe 2004). Die Selbsthypnose und das Üben durch die Patienten sind deshalb für eine erfolgreiche Hypnosebehandlung wich-tig. So stärken die Betroffenen ihre Ressourcen/Kraftquellen und können im Laufe der Behand-lung ihrem spezifischen Problem leichter und zuversichtlicher begegnen. Je länger Beschwerden oder Erkrankungen andauern, desto häufiger sollte Selbsthypnose geübt werden. Natürlich gibt es auch Fälle, bei denen durch eine einmalige Hypnose tiefgreifende Veränderungen möglich sind. Zum Beispiel gelingt es langjährigen Rauchern durch eine einmalige Hypnose immer wieder, anhaltend mit dem Rauchen aufzuhören. Oder durch nur eine Tranceerfahrung sehen Menschen wieder klare Ziele für ihren weiteren Lebensweg.

Geht es um die Stärkung des Selbstbewusstseins, die Behandlung von Ängsten oder chronischer Schmerzen, profitieren die Betroffenen jedoch ganz wesentlich von einer regelmäßigen Selbsthypnose.

Lernen Sie Selbsthypnose zum ersten Mal kennen, empfiehlt sich das Üben an einem ruhigen, angenehmen Ort. Sie sollten Umgebungsgeräusche minimieren und den Ort so angenehm wie möglich gestalten. Vielleicht hören Sie gerne entspannende Musik im Hintergrund. Möchten Sie an einem Ort üben, an dem Nebengeräusche einfach da sind, beziehen Sie diese mit ein: „Bei jedem Fahrzeug, das vorbei fährt kann sich meine Ruhe – Gelassenheit – Stärke – etc. noch vertiefen."

Das Anzünden einer Kerze kann zu einem Ritual werden, mit dem Sie sich auf die Selbsthypnose bewusst einstellen. Selbsthypnose im Liegen und Sitzen ist möglich. Falls Sie im Liegen regelmäßig einschlafen, ist das Üben im Sitzen für Sie geeigneter. Planen Sie auch genügend Zeit für die Selbsthypnose ein. Am Anfang ist ein Zeitrahmen von 15–20 Minuten hilfreich. Eine zeitliche Begrenzung im eigentlichen Sinn gibt es nicht. Die Augen können offen oder geschlossen sein. Sie werden für sich auch die richtige Tageszeit zum Üben finden, die unter anderem von ihren persönlichen Gewohnheiten abhängt. Sind Sie geübter können Sie Selbsthypnose nur wenige Sekunden oder Minuten lang einsetzen.

Wie oft Sie in der Woche oder am Tag Selbsthypnose praktizieren, entscheiden Sie. Sie nehmen selber am besten wahr, welche Übungen für Sie am hilfreichsten sind und wie oft Sie von diesen profitieren möchten. Wie bei anderen schönen Dingen wird es sicherlich auch Tage geben, an denen das Überwinden des „inneren Schweinehundes" doch notwendig ist. Die Freude wird sich beim Üben wieder einstellen. Regelmäßige Selbsthypnose kann besser wirken. Durch das Üben gelangen Sie rascher und tiefer in einen entspannten Trancezustand und Sie machen häufiger die Erfahrung eines z. B. gestärkten Selbstvertrauens.

Am Anfang der Selbsthypnose kann es passieren, dass ihre Gedanken noch häufig abschweifen, diese sich auf bestimmten Sorgen oder noch zu erledigende Aufgaben beziehen. Das ist ganz normal und wird einfach mit in die Selbsthypnose eingebaut: „Auch wenn ein Teil von mir mit meinen Gedanken noch bei den vor mir stehenden Aufgaben ist, kann ein anderer Teil schon eine beginnende Ruhe – Stärke – Kraft wahrnehmen."

An jedem Ort ist im Prinzip Selbsthypnose möglich – egal wie viel Ruhe oder Lärm um Sie herum ist, ob Sie alleine oder unter vielen Menschen, in Ruhe oder in Bewegung sind. Selbsthypnose kann auch in solchen Situationen angewendet werden und wirkt.

Woran erkennen Sie, dass „das jetzt Hypnose" war und diese bei Ihnen wirkt? Den erwünschten Trancezustand, in dem Sie so viel zugänglicher sind für das Erleben ihrer persönlichen Kraftquellen oder für das Verstärken positiver Überzeugungen kennen Sie aus Tagträumen und anderen Situationen, die ihre volle, positive Aufmerksamkeit auf sich ziehen. In der Selbsthypnose ist ihre Aufmerksamkeit auf ein intensives, inneres Erleben gerichtet. Nach der Hypnose können Sie verwundert feststellen: „Es war, als ob ich dort (z. B. am Meer) gewesen wäre, habe den Sand in den Fingern richtig spüren können, auch die Ruhe." Oder Sie empfinden nach Suggestionen zu Kraft und Stärke diese während und nach der Trance noch ganz deutlich. Viele sind auch überrascht, um wie viel länger die Hypnose wirklich gedauert hat: „Dachte, es ging nur 10 Minuten" (bei einer Hypnose von 18 Minuten Dauer). Vielleicht fühlten Sie sich „wie in einer anderen Welt, alles war so weit weg". Die Wirkung der Selbsthypnose können Sie also unmittelbar erleben. Oder Sie spüren im Alltag – ohne dass Sie groß darauf geachtet hätten – dass Sie ruhiger, gelassener etc. werden.

9.2 Tiefenentspannung, Stärkung des Selbstvertrauens und Schlafförderung durch Selbsthypnose

Möchten Sie in schwierigen Situationen abschalten, sich entspannen, einen schönen Moment erleben oder einfach besser zur Ruhe kommen, bietet sich das Aufsuchen ihres Wohlfühlorts an. Dies kann ein Ort sein, an dem Sie schon einmal waren oder ein Ort, wie Sie ihn sich idealerweise wünschen. Haben Sie noch keine konkrete Vorstellung, wie der Wohlfühlort aussehen soll, können Sie diesen durch folgende Selbsthypnose finden (◘ Abb. 9.1).

Tiefenentspannung – Wohlfühlort

„Ich schließe die Augen und spüre, wie ich sitze oder liege ... nehme den Kontakt wahr zur Unterfläche ... wie die Füße den Boden berühren ... mein Rücken von der Unterlage oder der Rückenlehne getragen wird ... spüre die Muskelspannung in meinem Körper ... die genau richtig ist ... sodass sich eine beginnende Entspannung einstellen kann ... und beobachte meinen Atem ... das Ein- und Ausatmen ... wie der Atem ganz von alleine seinen Rhythmus findet ... durch den Atem der Brustkorb sich hebt ... und senkt ... auch der Bauch vom Atem bewegt wird ... und während ich meinen Körper und den Atem beobachte ... kann ich spüren, wie eine angenehme Ruhe in mir entsteht ... eine Ruhe, die sich ausbreiten kann ... durch jeden Atemzug ... sich vertiefen wird ... diese Ruhe und Entspannung spüre ich im ganzen Körper ... im Kopf und den Schultern ... im Gesicht ... den Armen ... den Händen ... und so wird sich die Ruhe weiter ausbreiten ... über den Oberkörper zum Bauch ... über die Hüfte zu den Knien ... von dort zu den Füßen ... eine angenehme Ruhe und Entspannung ist in mir ... diese Ruhe und Entspannung kann ich auch an meinem Wohlfühlort finden ... schon auf dem Weg dorthin werde ich mich auf meinen Wohlfühlort freuen ... kann mit jedem Schritt ... je näher ich komme ... diese Ruhe und Entspannung deutlicher in mir spüren ... Ruhe, die ich gerade an meinem Wohlfühlort so genießen kann ... dort angekommen, blicke ich mich um ... genieße, was ich sehe ... vielleicht eine schöne Landschaft ... bin mitten in der Natur ... oder kann durch ein Fenster blicken ... und erfreue mich an dem, was ich sehe ... ich kann mich an meinem Wohlfühlort ausruhen ... oder genieße es, mich dort zu bewegen ... meinen Körper zu spüren ... in der Ruhe ... bei der Bewegung ... es mag sein, dass es an meinem Ort auch besondere Gerüche gibt ... ich einen bestimmten Geruch wahrnehme, den ich liebe ... der das Lächeln ... die Freude in mir noch verstärken kann ... vielleicht gibt es an meinem Wohlfühlort auch bestimmte Töne ... Geräusche ... oder Musik ... es kann auch sein, dass ich an meinem Ort vor allem die Stille schätze ... und während ich mich an meinem Wohlfühlort umblicke ... spüre ich in mir eine tiefe Ruhe ... eine tiefe Entspannung ... und ich kann das Lächeln auf meinen Lippen sehen ... in einem Spiegel ... dem Wasser ... oder einfach das Lächeln nur spüren ... das Lächeln als Ausdruck meiner Freude ... an meinem Wohlfühlort zu sein ... an dem ich auch den Kontakt zu meiner Umgebung wahrnehme ... wie sich der Boden unter den Füßen anfühlt ... die Hände etwas berühren ... oder vielleicht die Hände berührt werden dürfen ... mein ganzer Körper kann sich an diesem Ort wohlfühlen ... es kann sein, dass ich mit meinem Wohlfühlort auch einen bestimmten Geschmack verbinde ... beim Trinken ... oder Essen ... der Ausdruck der Ruhe ... der Freude ist ... ich kann eine tiefe Ruhe erleben ... auch in mir ist diese besondere Ruhe ... Entspannung und Freude ... sich einfach wohlfühlen ... dort ... an meinem Wohlfühlort ... und lasse dieses Erleben – wenn ich jetzt schweige – noch lebendiger werden.

(Anmerkung: 2–3 Minuten Pause)

... Und so habe ich meinen Wohlfühlort gefunden ... an dem ich mich zurückziehen kann ... dort kann ich Ruhe ... Freude ... Entspannung erleben ... all das, was mir wichtig ist ... und ich bin dankbar ... dass es diesen Wohlfühlort für mich gibt ... an dem ich mich immer begeben kann ... der

◻ **Abb. 9.1** Mein Wohlfühlort

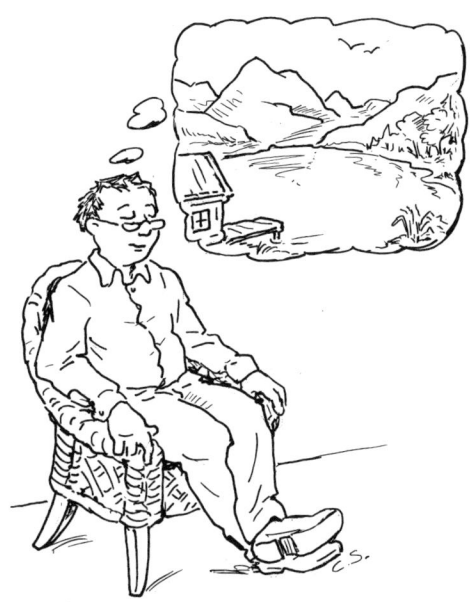

mir hilft … wenn ich es brauche … wenn ich es mir wünsche … und so verlasse ich auch allmählich meinen Wohlfühlort … mit dem Wissen – ich kann dorthin jederzeit zurückkommen … verabschiede mich … blicke mich noch einmal um … und bin bei 3 … 2 … und 1 … wieder im Hier und Jetzt angelangt … kann mich noch strecken … dehnen … nehme mir all die Zeit, die ich brauche … und orientiere mich … auf das … was mich umgibt … öffne die Augen … bin von meinem Wohlfühlort wieder zurück."

In diesem Beispiel des Wohlfühlorts lag der Fokus auf dem Erleben von Ruhe, Entspannung und Freude. Natürlich können Sie auch andere Gefühle an ihrem Wohlfühlort besonders intensiv wahrnehmen: Kraft, Stärke, Gelassenheit, Zuversicht, Hoffnung, Sicherheit, Energie etc. Vielleicht verändert sich dabei ihr Wohlfühlort etwas oder es entsteht ein anderer. Sie selbst können am besten spüren, welche Sinnesqualitäten am besten sind.

Eine beliebte Methode, um Ruhe, Gelassenheit, Sicherheit oder Entspannung zu erreichen, ist die im ▶ Abschn. 4.1 in Kurzform vorgestellte „1-2-3-Methode". Diese kann auch zur Reduktion von Angstzuständen erfolgreich angewendet werden. Die Durchführung ist jederzeit auch in Alltagssituationen möglich, unmittelbar zur Angst- oder Stressreduktion.

Ruhe und Gelassenheit – 1-2-3-Methode (Kurs Bongartz 2012)

„Ich nehme 2–3 tiefe Atemzüge … und atme die Spannung, die in mir ist, einfach bewusst aus … bei jedem Ausatmen geht die unangenehme Spannung einfach raus … und beim Einatmen kommen ganz von alleine Ruhe und Gelassenheit … Noch einmal atme ich Spannung aus … und Ruhe … Gelassenheit … ein … Auch mein Arme sind ruhig und gelassen … 1 … meine Arme sind ruhig und gelassen … 1 … ich bin ruhig und gelassen … 1 … Arme und Schultern sind ruhig und gelassen … 1 … Arme und Schultern sind ruhig und gelassen … 1 … ich bin ruhig und gelassen … 1 … Arme, Schultern und Rücken sind ruhig und gelassen … 1 … Arme, Schultern und Rücken sind ruhig und gelassen … 1 … ich bin ruhig und gelassen … 1 … mein Oberkörper ist ruhig und gelassen … 2 … mein Oberkörper ist ruhig und gelassen … 2 … ich bin ruhig und gelassen … 2 … mein Oberkörper und mein Bauch sind ruhig und gelassen … 2 … mein Oberkörper und Bauch sind ruhig und gelassen … 2 … ich bin ruhig und gelassen … 2 … Oberschenkel sind ruhig und gelassen … 3 … Oberschenkel sind ruhig und gelassen … 3 … ich bin ruhig und gelassen … 3 … Oberschenkel und Unterschenkel sind ruhig und gelassen … 3 … Oberschenkel und Unterschenkel sind ruhig und gelassen … 3 … ich bin ruhig und gelassen … 3 … Oberschenkel, Unterschenkel und Füßen sind ruhig und gelassen … 3 … Oberschenkel, Unterschenkel und Füßen sind ruhig und gelassen … 3 … ich bin ruhig und gelassen … 3 … ich bin ruhig und gelassen … bei … 1 … 2 … und … 3."

Bei der Anwendung der 1-2-3-Methode im Alltag ist eine Rücknahme der Übung meist nicht notwendig, weil die entstehende Trance durch die Symptome wie Angst, Anspannung oder Stress meist nicht sehr tief sein wird. Gelingt eine tiefere Trance, reicht meist ein innerlich gesprochener Satz wie „Ich nehme die Übung jetzt zurück" für die Beendigung der Selbsthypnose. Eine kurze körperliche Bewegung kann sich anschließen.

Nicht immer wünschen wir uns Ruhe, Entspannung oder Gelassenheit. Manchmal im Leben gibt es einfach stürmische Zeiten, denen wir mit Kraft und Standhaftigkeit begegnen müssen. Diese lassen sich durch Selbsthypnose gut stärken.

Standhalten – Stürmische Zeiten

„Ich schließe die Augen und balle die Hände zu Fäusten … in den Fäusten kann ich diese Kraft spüren … eine Kraft, die so groß ist, wie ich sie brauche … ganz deutlich ist diese Kraft in meinen Händen und Fäusten da … ich löse die Fäuste und spüre, wie sich diese Kraft ausbreiten kann … von den Händen zu den Armen … bis in die Schultern … den Rücken … ich richte mich einmal auf … sodass ich auch durch meine Haltung Kraft ausdrücke … Kraft in Händen … Armen … Schultern und Rücken spüre … Ich balle noch einmal die Hände zu Fäusten … spüre diese Kraft ganz deutlich … wie sie sich weiter ausbreitet … im Oberkörper und Bauch zu spüren ist … und über die Hüfte … zu den Beinen … bis zu den Füßen gelangt … Ich löse die Fäuste wieder … spüre dieser Kraft nach … wie sie sich anfühlt … und balle innerlich die Hände noch einmal zu Fäusten … spüre jetzt auch innerlich diese Kraft … wie sie sich innerlich in mir ausbreiten kann … wächst … spürbar ist … Diese Kraft kann ich auch bei einem Spaziergang im Wald wahrnehmen … wenn es stürmt … ich sicher am Waldrand stehe und die Bäume beobachte … wie sie vom Wind hin und her bewegt werden … ganz wild … immer wieder … Und doch weichen sie nicht … die Bäume … sie sind standhaft … fest verwurzelt … bekommen durch ihre Wurzeln Kraft … Energie … und Standhaftigkeit … egal wie stark der Sturm ist … sie bleiben in sich stark … geben mit ihren Ästen und Zweigen dem Wind nach … vielleicht bricht auch einmal ein Ast ab … und doch halten sie aus … wissen, dass der Sturm irgendwann vorübergeht … jeder Sturm vorbeizieht … Und wenn ich nach einem Sturm durch den Wald gehe … kann ich die Kraft vom Sturm noch spüren … diese knisternden Energie … die noch in der Luft ist … die Frische in der Luft … als ob der Sturm die Luft gereinigt hat … und kann diese Stärke und Energie einatmen … spüre dies kraftvolle Luft in mir … wie sich diese Stärke in mir ausbreitet … ich kraftvoll meinen Weg weiter gehen … Ich betrachte die Bäume … wie ihre Äste … nach dem Sturm nun langsam und gleichmäßig vom Wind hin und her bewegt werden … sehe am Boden ein paar abgebrochen Zweige … die Bäume … sie bleiben verwurzelt … standhaft … sie haben dem Sturm getrotzt … biegen sich …aber brechen nicht … und ich kann nach dem Sturm wieder die Vögel hören … als ob sie mit noch mehr Freude ihre Lieder singen … nach dem Sturm … der vorüberzieht … ich spüre diese angenehme Frische, die der Wind jetzt mit sich bringt … atme die Waldluft tief ein … und spüre die Kraft im Wald … Es kann sein, dass es im Wald eine Quelle gibt … ich dieses frische Quellwasser trinken mag … angenehm kühl und kräftigend … und sich mit jedem Schluck, diese kraftvolle Ruhe in mir noch verstärkt … Hinter den Wolken versucht die Sonne durchzukommen … und wird das auch schaffen … wie nach jedem Sturm … irgendwann scheint wieder die Sonne … Jeder Sturm geht vorüber … und so kann ich mit jedem Atemzug diese Kraft spüren … diese Energie in mich aufnehmen … erleben wie ich mich aufrichte … Kraft und Zuversicht auch in stürmischen Zeiten da sind … in mir sind … deutlich zu spüren … wenn ich die Übung jetzt gleich zurücknehme … bleiben Kraft und Zuversicht in mir … gehören zu mir … auch wenn ich sie nicht immer sofort wahrnehme … Kraft und Zuversicht sind da … wann immer ich sie brauche … und so orientiere ich mich langsam von innen wieder in die Außenwelt … nehme mir Zeit … dehne und strecke mich … mache die Augen auf … und bin wieder im Hier und Jetzt angelangt."

Wer hat in seinem Leben noch nicht gezweifelt oder war sich unsicher, ob der eingeschlagene Weg der Richtige ist. Viele Menschen trauen sich auch nicht zu, andere Wege zu gehen oder fühlen sich insgesamt einfach unsicher. Folgende Übung kann das Vertrauen stärken.

Selbstvertrauen stärken – Mein Weg

„Ich halte die Hände leicht gebeugt vor mir … die Handflächen schauen zueinander … und ich nehme den Raum zwischen meinen Händen wahr … bewege die Hände leicht aufeinander zu … oder voneinander weg … und spüre die Energie, die zwischen den Händen ist … Diesen Raum kann ich verändern … nehme mir so viel Raum wie ich möchte … vergrößere den Abstand zwischen meinen Händen … oder die Hände bewegen sich aufeinander zu … sodass sich die Kraft zwischen den Händen verdichten kann … Ich kann das entscheiden … darf das entscheiden … bewege die Energie im Raum zwischen meinen Händen … eine Kraft, die ruhig und still sein kann … oder sich deutlich bewegen und verdichten möchte … Ich kann darauf vertrauen … dass eine kraftvolle Energie in mir ist … die zu mir gehört … und nun kann ich die Hände auf meinen Oberschenkeln ablegen … vielleicht möchte ich die Hände aber noch vor mir halten … ich darf das entscheiden … und während ich der Kraft und dem Vertrauen nachspüre … kann sich ein Weg auftun … den ich betrete … auf dem ich ein Stück laufen möchte … Voller Vertrauen bewege ich mich … blicke um mich … betrachte die schönen Dinge um mich herum … sei es die Natur … oder Häuser … eine Stadt … nehme vielleicht auch das ein oder andere Geräusch wahr … das ich auf meinem Weg hören kann … und spüre dabei ganz deutlich … ich bin auf meinem Weg … habe einen Weg eingeschlagen, dem ich folgen möchte … kann innerlich spüren wie sich das anfühlt … vertrauensvoll seinen Weg gehen … Auf meinem Weg treffe ich vielleicht auch andere Menschen … beim Kontakt mit ihnen bleibt Vertrauen in mir … mein Selbstvertrauen … bleibt weiter bestehen … Auch anderen fällt auf, wie ich Vertrauen – Selbstvertrauen – ausstrahle … wie ich in mir ruhe … Und da gibt es vielleicht einen Raum in mir … den ich das Unbewusste nennen kann … in dem ich dieses Selbstvertrauen noch deutlicher spüren kann … als ob in mir ein tiefes Reservoir ist … angefüllt mit Selbstvertrauen … das weiß, welchen Weg ich weiter gehen möchte … und so traue ich mir zu … den Weg weiter zu gehen … Vielleicht darf mich auf meinem Weg jemand begleiten … ein Mensch … eine Tier … oder eine andere hilfreiche Kraft … durch die ich mich begleitet und unterstützt fühle … auf meinem weiteren Weg … Am Himmel sind vielleicht Vögel … die vom Wind getragen werden … sie sind voller Vertrauen … mein Weg kann auch mühsam und steil sein … dann werde ich mir der Kraft und Energie in mir bewusst … die da ist … in mir vorhanden ist … mir zur Verfügung steht … Kraft, die ich auch körperlich spüren kann … gehe meinen Weg weiter … steil hinauf … und kann eine Rast machen … mich ausruhen … wieder Kraft schöpfen … Sich vertrauen kann auch bedeuten … mal eine Pause einzulegen … frisches Wasser oder ein anderes angenehmes Getränk zu trinken … um dadurch wieder Frische und Kraft zu bekommen … das Ausruhen wird mir helfen … kann darauf vertrauen – meine Kraft und Energie kommen wieder … und wenn ich lange genug geruht habe … werde ich mich wieder auf den Weg machen … voller Energie, voller Vertrauen … kann auch den

Wind oder die Sonne auf meiner Haut spüren ... die mein Vertrauen ... die Kraft in mir ... noch verstärken ... Da gibt es vielleicht auch eine Abzweigung ... oder ich habe den Weg verlassen und finde nur schwer zurück ... so kann ich andere nach dem Weg fragen ... kann mich vertrauensvoll an Freunde ... die Familie ... oder den Partner wenden ... und diese vertrauensvolle Erfahrung habe ich schon gemacht ... dass jemand mir geholfen hat ... für mich da war ... da ist ... und wenn dies gerade nicht der Fall ist ... darf ich vertrauensvoll darauf hoffen ... es gibt Menschen ... die helfen ... für mich da sind ... da sein werden ...
So werde ich meinen Weg weiter gehen ... und nicht immer wissen ... was mich noch auf meinem Weg erwartet ... mit diesem Vertrauen ... dieser Kraft in mir ... werde ich meistern können ... was immer auf meinem Weg sein mag ... möchte vielleicht auch zurückblicken ... welchen Weg ich schon zurückgelegt habe ... was ich schon bewältigt habe ... und das kann ein Lächeln auf meine Lippen zaubern ... ein Lächeln als Ausdruck der Freude ... über die Kraft in mir ... das Selbstvertrauen ... mein Selbstvertrauen ... das weiter wachsen kann ... auf meinem Weg ... ein Selbstvertrauen das in mir ist ... das mir hilft ... wann immer ich es brauche ... darauf kann ich vertrauen ... auf meinem Weg habe ich Kraft und Vertrauen ... und so werde ich den Weg langsam wieder verlassen ... Kraft und Selbstvertrauen bleiben bei mir ... gehören zu mir ... Und komme langsam in einem ruhigen Tempo wieder ins Hier und Jetzt zurück ... zähle von 3 bis 1 ... und bin dann wieder ganz im Hier ... 3 ... 2 ... und 1 ... öffne die Augen ... bewege leicht Arme und Füße ... den Oberkörper ... und nehme die Übung ganz zurück."

Neben der allgemeinen Aktivierung positiver Gefühle zum Zwecke der Entspannung, einer Leistungssteigerung oder der Stärkung seines Selbstvertrauens kann Selbsthypnose auch zur Behandlung spezifischer Probleme oder Erkrankungen eingesetzt werden. Selbsthypnose wird z. B. erfolgreich zur Schmerzkontrolle bei medizinischen Maßnahmen angewendet. Auch Menschen, die an chronischen Schmerzen leiden, praktizieren diese Methode und reduzieren so ihre Schmerzen.

Schmerzlinderung bei Rückenschmerzen – Sommerwiese

„Ich schließe die Augen ... nehme ein paar tiefe Atemzüge ... Atemzüge, die ich auch auf meiner Sommerwiese so genießen kann ... dort liege ich im weichen Gras ... blicke hinauf zum Himmel und sehe die weißen Wolken langsam vorbeiziehen ... wie sie sich ruhig und gleichmäßig bewegen ... langsam vom Wind bewegt ... in der Nähe sehe ich einen Baum ... von dem langsam ein Blatt Richtung Boden fällt ... und je näher das Blatt sich Richtung Erde bewegt, desto mehr kann die Spannung in mir abfallen ... kann ich entspannen ... mich leicht und locker fühlen ... Das Blatt wird auch ein wenig vom Wind hin und her bewegt ... und ich spüre, wie ich diese leichte, schaukelnde Bewegung mitmache ... Ich liege im weichen Gras ... beobachte das zum Boden gleitende Blatt ... und spüre meinen Körper ... wie er diesen Rhythmus des Blatts ... langsam und leicht sich zu bewegen ... aufnimmt ... sich mein Kopf leicht hin und her bewegt ... gleichmäßig ... sanft ... mein Oberkörper diese leichte Bewegung fortführt ... und die Spannung, die vielleicht noch in meinen Schultern oder dem Nacken ist ... einfach vom weichen Gras aufgenommen wird ... durch das leichte ... sanfte Schaukeln ... vermutlich sind es nur ganz kleine Bewegungen ... dieses Hin- und Herschaukeln meines Körpers ... Sie führen dazu, dass sich mein Körper lockert ... leicht und beweglich wird ... das Blatt wird sanft vom Wind bewegt ... als ob es dem Wind voll und ganz vertraut ... Dieser sanfte Wind ... der das richtige Maß an Bewegung für das Blatt findet ... und so kann auch mein Körper seinen eigenen Rhythmus finden ... kann sich das leichte Schaukeln auf meinen Rücken übertragen ... ganz leicht nur ... so wie es für mich angenehm ist ... kann ich wie das Blatt leicht und beweglich werden ... kann auch mein Rücken ... diese sanfte und gleichmäßige Bewegung spüren ... die von der Hüfte und den Beinen fortgeführt werden kann ... hin und her ... bewegt werden … wie ein Blatt im Wind … sanft und gleichmäßig … dort auf meiner Wiese … wird das Blatt langsam den Boden berühren … Und auch ich spüre, wie ich vom Boden … dem sanften Gras getragen werden … der Boden nimmt die Spannung, die es vielleicht im Rücken noch gibt auf … ich darf loslassen … sodass ich noch leichter diesen Rhythmus in mir … meinen Rhythmus spüren kann … in mir … in meinem Rücken … den Schultern und im Nacken … Und dieser Rhythmus hilft … Spannung, die noch da sein mag … weiter abzugeben … an den Boden … und die Erde … die diese Spannung aufnehmen … und beim Einatmen kann ich diese ganz bestimmte Luft … dort auf meiner Wiese wahrnehmen … den Duft der Blumen … vielleicht von gemähtem Gras … nehme die Töne und Geräusche um mich herum wahr … das Singen der Vögel oder das Summen von Insekten … und kann die Wiese mit meinen Händen spüren … All das kann dazu beitragen … dass sich Spannung in mir weiter löst … mein Körper … mein Rücken sich gelöster und gelöster anfühlen … und mit diesem Erleben von Gelöstheit … der Leichtigkeit und Geschmeidigkeit meines Körpers … kann ich weiter … mit einem sanften Hin und Her … dort auf der Wiese liegen … oder ich stehe langsam auf … spüre die Leichtigkeit und angenehme Energie in mir … mit der ich mich bewegen möchte … den Boden unter meinen Füßen spüre … vielleicht mag ich gerade das Barfußlaufen so gerne … spüren wie sich die Wiese anfühlt … das Gras … und kann auch die Sonne auf meiner Haut wahrnehmen … die mich wärmt … meinen Rücken … die Sonne schenkt mir ihre angenehme Wärme … und der Rücken … sich dadurch noch leichter … beweglicher anfühlen kann … Und diese Leichtigkeit … Geschmeidigkeit … kann ich mit jedem Schritt spüren … diesen sanften, gleichmäßigen Rhythmus beim Gehen … auf meiner Wiese … mit ihrem Duft … der Umgebung herum … Und ich gehe langsam zu dem Blatt … das ich beobachtet habe … das sanft und leicht vom Wind getragen wurde … und hebe es auf … betrachte es mit seiner Schönheit … seiner Farbe … spüre, wie das Blatt in meiner Hand liegt … und weiß … wenn ich dieses Blatt mir im Alltag vorstelle … kann ich wieder diese Leichtigkeit dort auf meiner Wiese spüren … kann Spannung abfallen … in mir … im Rücken … wird die Wiese, die Erde dort … meine Spannung aufnehmen … und ich kann wieder diesen Rhythmus von Leichtigkeit … Sanftheit … in mir erleben … und mit diesem Vertrauen in mir … jederzeit auf meine Wiese zurückkommen zu können … werde ich die Wiese nun langsam verlassen … kann mir Zeit nehmen … möchte mich vielleicht noch einmal umschauen … hören … riechen … oder schmecken … beobachten, was mich umgibt … noch einmal all das Schöne meiner Wiese aufnehmen … und kann in dem Rhythmus, der mir gut tut … mich von meiner Wiese verabschieden … mich langsam wieder ins Hier und Jetzt zurück orientieren … kann mich dehnen … strecken … mit sanfter … leichter Bewegung … vielleicht die Augen schon öffnen … und schließlich wieder im Hier und Jetzt ankommen."

Sie können und sollten ein Selbsthypnose zur Schmerzlinderung so verändern, dass all die in der Hypnose vorgeschlagenen Erfahrungen auch wirklich für Sie hilfreich sind. Schmerz und dessen Linderung erleben die Menschen sehr unterschiedlich. Hilft beim einen Wärme, schadet das dem anderen – er wünscht sich vielmehr Kälte. Die Vorstellung von Bewegung kann eine schmerzlindernde Erfahrung in Hypnose sein. Viele wollen aber in ihrer Vorstellung auch liegen. Sie entscheiden bitte, welche Ressourcen für Sie am geeignetsten für eine Schmerzreduzierung sind und werden dies mit zunehmender Hypnoseerfahrung noch besser einschätzen können.

Schlafstörungen sind eine sehr häufige Störung und gerade das Einschlafen kann mit der nächsten Selbsthypnose gut gefördert werden.

Gut schlafen

„Ich spanne meinen rechten Arm an und balle die rechte Hand zur Faust … so wie es für mich noch angenehm ist … halte die Spannung (Anmerkung: ca. 10–15 Sekunden) … und lasse wieder los …

spüre, wie die Muskeln der Hand und des Arms sich allmählich entspannen … und beginnen, müde zu werden … jetzt spanne ich den linken Arm an, balle die linke Haut zur Faust … so wie es für mich angenehm ist … halte auch diese Spannung (Anmerkung: jede Anspannung nun 10–15 Sekunden halten) … und löse die Spannung … spüre, wie die linke Hand, der linke Arm sich nun anfühlen … ob sich schon eine beginnende Entspannung einstellt … der Arm und die Hand müde werden … angenehm entspannt und müde … Nun ziehe ich die Schultern hoch … halte auch diese Spannung … und darf die Schultern nun fallen lassen … vielleicht gibt es in diesem Bereich noch Anspannung … dann darf das auch sein … oder ich spüre schon eine beginnende Entspannung … wie auch die Schultern müde werden … ich runzle jetzt die Stirn … als ob ich nachdenke … halte auch diese Spannung … und löse sie wieder … schließe noch deutlicher die Augen … soweit es angenehm ist … halte die Augen fest geschlossen … und löse die Spannung … All die Anspannung des Tages, die es vielleicht gab … kann sich jetzt lösen … ziehe nun die Mundwinkel leicht nach hinten … halte auch diese Spannung … und löse sie wieder … beobachte das Gesicht … wie sich der Bereich an der Stirn … um die Augen … der Mund … anfühlen … sich Entspannung einstellen darf … auch das Gesicht kann müde werden … ganz entspannt und müde … halte nun kurz die Luft an (Anmerkung: ca. 5–10 Sekunden) … spüre die Spannung im Brustraum … und löse die Spannung wieder … Kann jetzt den Atem beobachten … seinen Rhythmus … egal wie schnell oder langsam er gerade ist … und bei jedem Ausatmen … kann auch die innere Anspannung abfallen … Spüre im Brustraum schon Entspannung und eine angenehme Müdigkeit … spanne nun die Bauchmuskeln etwas an … halte die Spannung … und löse sie wieder … spüre, wie sich der Bauch gerade anfühlt … sich Entspannung schon einstellen darf … eine tiefe Entspannung und Müdigkeit … Jetzt drücke ich die Fersen in die Unterlage … ziehe die Zehen zu mir ran … und spanne die Muskeln von Ober- und Unterschenkel an … halte auch diese Spannung … und löse sie … beobachte die Beine … die Füße … und inwieweit sich schon Entspannung und Müdigkeit eingestellt haben … Meine Arme und Hände sind angenehm müde und dürfen jetzt schlafen … auch meine Schultern sind müde … ganz müde … und dürfen schlafen … auch mein Gesicht, meine Kopfhaut … all die kleinen Muskeln am Kopf und Nacken sind müde und dürfen schlafen … Oberkörper und Bauch sind müde und dürfen schlafen … die Beine und Füße sind angenehm müde und dürfen schlafen … und schließlich ist auch mein Bewusstsein angenehm müde und darf jetzt schlafen … Die Gedanken sind müde und dürfen schlafen … Gibt es noch Gedanken, die noch nicht schlafen möchten? … Lege ich diese jetzt in eine Kiste … dort können sie schlafen … die Gedanken kann ich morgen nach dem Aufwachen wieder herausholen … dort gehen sie nicht verloren … es reicht, wenn ich mich morgen um sie wieder kümmere … Und so kann sich meine Müdigkeit noch vertiefen … eine Müdigkeit … wie ich sie vom letzte Urlaub her kenne … wo neben der Müdigkeit noch all die schönen Erlebnissen vom Tag spürbar waren … ich kann schöne Umgebung vor meinem inneren Auge nochmal betrachten … bestimmte Geräusche oder Gerüche wahrnehmen … die dazu führen … dass ich weiter in diese angenehme Müdigkeit … und einen tiefen Schlaf … eintauchen kann … mich erinnern … wie es ist … im Urlaub, sich treiben zu lassen … und am Abend müde und zufrieden im Bett liegen … ganz müde … Mein Körper … mein Bewusstsein … können nun schlafen … wenn ich von 1 bis 10 zähle, kann sich mein Schlaf noch weiter vertiefen … 1 … tief und fest schlafen … 2 … in einen erholsamen und tiefen Schlaf sinken … 3 … müde und zufrieden einschlafen … 4 … kann durchschlafen … 5 … sinke in einen tiefen Schlaf … 6 … mein Körper darf jetzt schlafen … 7 … mein Bewusstsein … 8 … meine Gedanken … sinken in einen tiefen Schlaf … 9 … tief schlafen … 10 … und all das trägt dazu bei, dass diese angenehme Müdigkeit sich weiter vertiefen wird … ich schlafen darf … schlafen kann … eintauche in einen tiefen und erholsamen Schlaf … gleite in den Schlaf hinüber … angenehm müde … kann ich jetzt ein schlafen … bin müde und schlafe jetzt ein … schlafe ein."

9.3 Vor- und Nachteile der Selbsthypnose

Der Vorteil der Selbsthypnose besteht in der relativ einfachen Anwendung. Durch den Kauf einer CD oder dem Anhören einer speziell für Sie besprochenen Tonaufnahme können Sie jederzeit Selbsthypnose praktizieren. Sie entscheiden, wie der Ablauf der Selbsthypnose sein soll, die Dauer, die Umgebung. Kostengünstiger als der regelmäßige Gang zu einem geeigneten Therapeuten ist sie auch. Selbsthypnose ohne Rücksprache mit einem Therapeuten ist gut geeignet als Entspannungsverfahren, zur allgemeinen Stressreduktion, Motivationsförderung oder Verbesserung des Schlafs.

Andererseits kann ich mich nicht einfach auf mein Innenleben mit all den bei der Hypnose auftretenden Sinnesqualitäten konzentrieren und vertrauensvoll die Aufmerksamkeit nach innen richten. Bei der Selbsthypnose fehlt eben der Therapeut, der sich um den Ablauf, die geeignete Hypnosesprache, kreative Ideen und die Rücknahme der Trance kümmert. Bei der Selbsthypnose muss ich das alles selber miteinplanen und ausführen. Die bei der Selbsthypnose erreichte Trance ist deshalb oft auch nicht so tief. Allerdings ist die Trancetiefe nicht das alleinige Kriterium einer gelungenen Hypnose.

Liegt eine bereits länger bestehende Erkrankung oder Verhaltenssucht vor, sollte meiner Einschätzung nach eine spezifische Hypnose bei einem geeigneten Therapeuten erfolgen. Hypnose wird hier für eine gezielte Therapie genutzt. Eine individuelle, auf die Bedürfnisse des Einzelnen abgestimmte Hypnose ist so möglich. Zudem ist Selbsthypnose auch ein fester Bestandteil einer hypnotherapeutischen Behandlung. Sei es, in dem Sie geeignete Techniken selbst lernen oder spezielle Hypnosesitzungen für Sie auf einen Tonträger aufgenommen werden. Selbsthypnose wird in diesem Zusammenhang als Übung verstanden, die für eine erfolgreiche Therapie wichtig ist.

Die Wirksamkeit von Selbsthypnose wurde in wissenschaftlichen Studien vor allem für die Anwendung bei medizinischen Maßnahmen und zur Schmerzreduktion nachgewiesen.

Kontraindikationen: Für wen Hypnose nicht geeignet ist – Grenzen der Methode

Matthias Rauscher

© Springer-Verlag Berlin Heidelberg 2016
M. Rauscher, *Hypnose wirkt!*, DOI 10.1007/978-3-662-50282-2_10

Die Hypnose lebt durch die Sprache des Therapeuten, der Fähigkeit des Hypnotisierten, sich innere Bilder vorzustellen und die vom Hypnotherapeuten formulierten Überzeugungen kognitiv und emotional verarbeiten zu können. Die Trancesprache muss dementsprechend vom Behandler angepasst werden. Bestehen bei Patienten **Einschränkungen im Sprachverständnis** oder gar eine **geistige Behinderung**, kann dies die Möglichkeiten für eine erfolgreiche Hypnose beeinträchtigen.

Besteht eine **akute Verwirrtheit** (z. B. als Folge von schweren Entzündungen oder nach einer Operation), bei der die Betroffenen ebenfalls kaum den Worten des Gegenüber folgen oder sogar Raum und Zeit um sich herum nicht mehr richtig wahrnehmen können, darf Hypnose nicht angewendet werden. Diese würde das Krankheitsbild vermutlich noch verstärken.

Bei einer **akuten Psychose** – einer Erkrankung, die mit Wahnvorstellungen, Sinnestäuschungen und einem Verschwimmen der Grenze von Ich und Außenwelt einhergeht – darf eine Hypnosebehandlung nicht durchgeführt werden. Im akuten Stadium der Erkrankung ist die Gefahr zu groß, dass sich das Krankheitsbild verschlimmert. In einer Akutphase einer Schizophrenie oder einer schweren Depression mit Wahnvorstellungen ist Hypnose kontraindiziert. Bei emotional – instabilen Erkrankungen/Borderline-Störungen kann es ebenfalls zu diesem Verschwimmen von Ich und Außengrenzen kommen.

Haben Patienten den **Wunsch zu sterben** oder gar sich etwas anzutun, steht die Abklärung und Einleitung notwendiger Maßnahmen im Vordergrund (z. B. stationäre Aufnahme).

Bestehen eine **starke körperliche oder innere Gespanntheit** und Unruhe (wie sie z. B. bei emotional instabilen Persönlichkeitsstörungen oder ADHS auftreten können), erlaubt diese es Betroffenen oft nicht, sich auf die Sprache des Therapeuten und auf ein Umfeld von Ruhe/Entspannung ausreichend einzulassen.

Andererseits wird Hypnose in diesem Bereich durchaus erfolgreich zur Entspannung und verbesserten Selbstregulation eingesetzt (z. B. durch das Erleben von Sicherheit und Schutz am „sicheren Ort"). Eine Abwägung im Einzelfall ist notwendig.

Sehr zurückhaltend sollte Hypnose bei Menschen, die regelmäßig **Drogen** konsumieren, angewendet werden. Diese haben durch die Drogen oft den Wunsch nach einer Realitätsflucht. Eine Erfahrung, die sie sich auch durch Hypnose wünschen. **Alkoholabhängige**, die unmittelbar vor der Hypnosesitzung getrunken oder noch Restalkohol vom Vorabend in sich haben, sollten nicht hypnotisiert werden. Sie können dem Rapport des Behandlers kaum folgen, sind im Hinblick auf ihre Gefühle durch den Alkohol sehr labil und werden wenig bis gar nicht von der Hypnose in einer solchen Situation profitieren. Besteht bei Drogen- oder Alkoholabhängigen glaubhaft der Wunsch nach einer Suchtbehandlung, ist eine Hypnosetherapie gut möglich.

Zurückhaltend sollte ein Therapeut auf einen Behandlungswunsch durch Hypnose reagieren, wenn ein Patient durch seine Erkrankung einen offensichtlichen **Krankheitsgewinn** hat. Das bedeutet: Durch das Symptom erhält der Patient z. B. starke Zuwendung, Mitleid oder sogar einen finanziellen Ausgleich und er möchte auf diesen Krankheitsgewinn eigentlich nicht verzichten. In einem solchen Fall wird Hypnose nur eine Bestätigung sein: „Das hat auch nicht geholfen – ich habe schon so viel ausprobiert."

Der Behandler muss auch über die **Grenzen einer Hypnosebehandlung** informieren. So ist Hypnose natürlich nicht bei allen Symptomen, Krankheiten oder Verhaltensstörungen wirksam. Eine Übersicht dazu finden Sie im nachfolgenden Kapitel. Zu einem guten Vorgespräch gehört auch, auf alternative Methoden und deren Wirksamkeit hinzuweisen. Wie vor Beginn jeder Psychotherapie muss der Therapeut dafür Sorge tragen, dass **körperliche Ursachen** (z. B. Schilddrüsenerkrankung als ursächlicher Faktor einer Depression) **ausgeschlossen** oder adäquat mitbehandelt werden.

Und schließlich muss der Therapeut auf zu hohe **Erwartungen der Patienten** eingehen. Eine positive Überzeugung im Hinblick auf Wirkungen der Hypnose ist natürlich wichtig und für den Erfolg von Bedeutung. Soll durch eine einmalige Hypnosesitzung aber eine seit Jahren besehende, chronische Erkrankung geheilt werden, ist das einfach unrealistisch.

Hohe Erwartungen an die Hypnose haben Menschen, die durch eine Trance Erinnerungen reaktivieren wollen oder wenn Hypnose der Wahrheitsfindung dienen soll (z. B. die Frage inwieweit Menschen, die Opfer einer Straftat wurden, diese von einer bestimmten Person begangen wurde). Die durch Hypnose wachgerufenen, vergessenen Erinnerungen können echt sei. Genauso wahrscheinlich ist aber auch, dass diese „Erinnerungen" einfach der Fantasie entstammen – sog. falsche Erinnerungen. Eine Objektivierbarkeit der in Hypnose wachgerufenen Erinnerungen gibt es somit nicht. Eine individuelle Wahrheit – z. B. als Fragen an das Unbewusste gestellt – können Betroffene durch aus erfahren. Es ist aber ein Unterschied, ob es um eine persönliche Erfahrung im Kontext eines therapeutischen Rahmens geht, oder ob diese Erfahrung/Erinnerung z. B. strafrechtlich gewichtet werden soll.

Und schließlich darf Hypnose auch nicht nur ansatzweise eingesetzt werden, wenn der Patient dies ausdrücklich nicht wünscht.

Hypnose – Kontraindikationen und Grenzen

Keine Anwendung von Hypnose
- Starke Einschränkung des Sprachverständnis (z. B. schwere geistige Behinderung, akute Verwirrtheit)
- Akute Psychosen (z. B. Schizophrenie, schwere Depression)
- Unmittelbarer Wunsch zu sterben
- Aktueller Drogen- und Alkoholkonsum
- Verstärkung eines Krankheitsgewinns durch Hypnose

Grenzen der Hypnose
- Starke körperliche und/oder innere Anspannung
- Emotional-instabile Erkrankung
- Wahrheitsfindung
- Zu hohe Erwartungen des Patienten
- Vorsicht bei Therapeut, der die Möglichkeiten der Hypnose oder sich selbst überschätzt
- Eventuelle körperliche Erkrankungen sorgfältig abklären lassen

Häufig gestellte Fragen

Matthias Rauscher

© Springer-Verlag Berlin Heidelberg 2016
M. Rauscher, *Hypnose wirkt!*, DOI 10.1007/978-3-662-50282-2_11

❓ Was ist Hypnose?

Hypnose ist eine seit Jahrtausenden angewandte Heilmethode, deren Wirkung wissenschaftlich gut untersucht ist. Durch bestimmte Techniken wird ein Trancezustand erreicht. Dieser ist ähnlich der Phase vorm Einschlafen oder bei einem guten Tagtraum. Die Begriffe Hypnose und Trance werden oft synonym verwandt. Bei der Hypnose werden positive Lebenserfahrungen genutzt und ein besonders guter Zugang zu Emotionen ist möglich. Innere Bilder und andere Kraftquellen (Ressourcen) werden verstärkt, positive Überzeugungen aktiviert und so unwillentliche Lernprozesse angestoßen. Hypnose wird bei psychischen und körperlichen Problemen angewendet. Hypnose als Therapie (Hypnotherapie) ist mittlerweile ein wissenschaftlich anerkanntes Therapieverfahren. Hypnose wirkt: bei vielen Erkrankungen, medizinischen Maßnahmen, zur Stressreduktion und auch bei der Stärkung des Selbstbewusstseins.

❓ Wie ist der Ablauf einer Hypnosesitzung?

Zunächst wird in einem Vorgespräch geklärt, welches Ziel die Hypnose erreichen soll; was ist der Behandlungswunsch? Liegt eine körperliche oder psychische Erkrankung vor oder ist das Ziel ein besseres Stressmanagement, ein stärkeres Selbstbewusstsein. Und welche Vorstellungen über die Wirkweise der Hypnose gibt es. Der Therapeut wird Sie auf die Möglichleiten und Grenzen einer Hypnosebehandlung hinweisen und überprüfen, ob es Gründe gegen eine Hypnoseanwendung gibt. Er bespricht mit Ihnen die passenden Rahmenbedingungen: Hypnose im Sitzen oder Liegen, ist eine Zudecke hilfreich, sind die Lichtverhältnisse angenehm. Möchten Sie bei einer Entspannungshypnose Musik im Hintergrund hören. Außerdem muss genügend Zeit für ihre Fragen zur Verfügung stehen.

Anschließend beginnt der Therapeut mit einer passenden Induktion, bei der die Aufmerksamkeit von außen nach innen gelenkt wird. Danach werden die mit Ihnen zuvor besprochenen Kraftquellen aktiviert und die eigentliche Trance erreicht. Anschließend können spezifische Probleme oder Anliegen durch diese positiven Kraftquellen korrigierend, lindernd oder heilend erfahren werden. Der Therapeut wird durch Verstärkungen oder auch Pausen der Hypnose genügend Zeit geben, um zu wirken. Meistens baut er bestimmte Suggestionen mit ein, damit die erwünschte Wirkung über die eigentliche Hypnose hinaus anhält. Zum Schluss nimmt er die Trance behutsam zurück und gibt Ihnen genügend Raum, sich wieder im Hier und Jetzt zu orientieren, die Aufmerksamkeit nun von innen nach außen zu lenken.

❓ Wie wirkt Hypnose?

Zentraler Bestandteil der Hypnose und ein für die Wirksamkeit wesentlicher Bewusstseinszustand ist die Trance. In diesem Zustand sind wir sehr beeinflussbar und so können positive Überzeugungen über ein intensives inneres Erleben wirken. Das rationale Denken mit seinen Möglichkeiten, aber auch Grenzen tritt in den Hintergrund und hilfreiche Emotionen können aktiviert werden. Störende Wahrnehmungen wie z. B. Schmerzen können leichter ausgeblendet werden. In Trance kommt es zu vielen psychisch und körperlich messbaren Veränderungen, welche die Wirkungen einer Hypnose auch unmittelbar anzeigen: Ein erniedrigter Puls, Veränderungen der Hirnströme und der Hautdurchblutung und eine ruhigere Atmung. Dabei entstehen diese Veränderungen oder auch das Erleben positiver Kraftquellen unwillentlich; d. h. durch die Sprache des Therapeuten und die nach innen gerichtete Aufmerksamkeit des Hypnotisierten entfalten sich positive Wirkungen ganz von alleine. Diese erleben die Hypnotisierten als sehr tiefe, korrigierende und zum Teil völlig neue Erfahrung.

? Bin ich überhaupt hypnotisierbar? War das jetzt Hypnose?

Ungefähr 90 % der Menschen gelten als hypnotisierbar, d. h. Sie können durch die visuelle Vorstellung von Bildern/Erfahrungen/Symbolen oder das Annehmen direkter Überzeugungen in einen Trancezustand gelangen und sind in diesem in positiver Weise beeinflussbar. Durch das Annehmen der Überzeugung „Unempfindlichkeit in der Hand" kann z. B. in diesem Bereich eine Schmerzfreiheit erzielt werden. Die Empfänglichkeit für Hypnose ist durch Skalen messbar (z. B. Harvard Group Scale of Hypnotic Susceptibility). Diese werden für wissenschaftliche Untersuchungen auch verwendet, sind aber – nicht zuletzt aufgrund des zeitlichen Aufwands – für den Gebrauch in der Praxis wenig geeignet. Die Fähigkeit, eine bestimmte Tiefe der Hypnose zu erfahren, unterscheidet sich von Mensch zu Mensch, hängt auch von der Tageszeit, dem Alter (die Hypnotisierbarkeit verringert sich mit dem Alter langsam) und bestimmten Situationen ab: Umgebungsgeräusche, Gedanken, die während der Hypnose mehr als üblich abschweifen oder Auswahl der „richtigen Worte" durch den Hypnotiseur. Anhand der Körperhaltung, der Atmung, einer veränderten Sprache und des Blicks kann der erfahrene Therapeut erkennen, inwieweit eine Trance eingetreten ist. Der Hypnotisierte selbst wird z. B. über ein intensives inneres Erleben während der Hypnose berichten: „Als ob ich wirklich dort (z. B. am Meer) gewesen wäre, habe die salzige Luft riechen können, diese Ruhe wie damals gespürt." Oder er erlebt nach Suggestionen zu Kraft und Stärke, diese in der Trance so deutlich, wie er aus früheren Erfahrungen her kennt. Viele sind auch überrascht, um wie viel länger die Hypnose in Wirklichkeit gedauert hat. Oder sie fühlten sich „wie in einer anderen Welt, alles war so weit weg."

Trance entsteht nicht nur durch Hypnose. Trancephänomene können beim Lesen eines guten Buches, in Tagträumen, kurz vorm Einschlafen, beim Sport oder auch in Alltagssituationen auftreten. Das bedeutet, vielen Menschen gelingt es auch ohne Hypnose, in eine gewisse Trance zu gelangen. Durch Hypnose wird die Trancetiefe jedoch verstärkt und therapeutisch genutzt. Durch Übung kann die Hypnosefähigkeit im Übrigen verbessert werden.

? Wie lange dauert eine Hypnosebehandlung?

Die Dauer einer einzelnen Hypnose – bestehend aus Induktion, Aktivierung von Ressourcen, Verstärken und Vertiefen von positiven Erfahrungen, Rücknahme der Trance – kann unterschiedlich lang sein. Soll durch die Hypnose eine individuelle und tiefe Entspannung ermöglicht werden, kann dies mit einer Dauer von 15 Minuten schon möglich sein. Werden durch Hypnose z. B. spezifische Ängste behandelt und die Betroffenen in Hypnose mit diesen konfrontiert, muss der Therapeut oft verschieden Techniken anwenden. So kann eine Sitzung zur Behandlung einer Prüfungsangst 30 Minuten und länger sein. Soll Hypnose bei einer Operation eingesetzt werden, kann die Hypnose eine Stunde und mehr dauern.

Die Dauer der Hypnose richtet sich zudem nach der individuellen Hypnotisierbarkeit: Fällt der Einzelne schon nach einer kurzen Induktion in eine tiefe Trance oder braucht es einfach länger, diese zu erreichen.

Die Zahl der Hypnosesitzungen insgesamt richtet sich nach den individuellen Wünschen und Zielen des Patienten, den persönlichen Bewältigungsstrategien, seiner Lebenssituation, der Schwere seiner Erkrankung: Vom Wunsch durch eine einzelne Hypnosesitzung, anhaltend auf das Rauchen verzichten zu können, über die Bewältigung einer Prüfungsangst in 5–10 Sitzungen bis hin zur Hypnose begleitend zu einem anderen Psychotherapieverfahren über einen Zeitraum von 50–80 Sitzungen (z. B. bei schweren oder chronischen Erkrankungen).

Sprechen Sie einfach mit ihrem Hypnotherapeuten über ihre Wünsche und Ziele an die Hypnose. Ein erfahrener Therapeut wird Sie auf die Möglichkeiten und Grenzen der Hypnose hinweisen, sodass Sie auch im Hinblick auf die Dauer einer Hypnosebehandlung eine Entscheidung treffen können.

Diese wird natürlich auch finanzielle Aspekte miteinbeziehen. Die Wirksamkeit einer Hypnosebehandlung sollten Sie zudem zusammen mit Ihrem Behandler regelmäßig überprüfen.

? Bei welchen Erkrankungen hilft Hypnose besonders gut?

Hypnose wirkt und heilt – das wurde in den vergangenen Jahren in wissenschaftlichen Untersuchungen immer wieder nachgewiesen. Die Wirksamkeit wurde insbesondere bei folgenden Erkrankungen untersucht und belegt:

Schmerzausschaltung bei akuten Schmerzen oder der Zahnbehandlung, chronische Schmerzen, Reizdarmsyndrom, Tabakentwöhnung (Rauchen). Bei Krebserkrankungen: Durch Hypnose verbesserte Lebensqualität (z. B. Schmerzkontrolle, Abnahme von Ängsten) und Reduktion von Nebenwirkungen einer Chemotherapie (Übelkeit, Erbrechen). Geburtsvorbereitung, Reduktion von Stress und Angst bei chirurgischen Eingriffen sowie Magen- und Darmspiegelung. In Kombination mit einem anderen Psychotherapieverfahren, insbesondere Verhaltenstherapie (VT) wirkt Hypnose nach klinischer Erfahrung bei: Depression, Angststörungen (u. a. Prüfungsangst, Panikattacke, Phobie), Übergewicht, Ein- und Durchschlafstörungen, und zur Stressreduktion. Weitere Studien dazu wären wünschenswert.

Bei folgenden Krankheitsbildern wurde die Wirksamkeit der Hypnose in vielen Einzelfällen, aber kaum in wissenschaftlich fundierten Studien nachgewiesen: Leistungssteigerung im Sport, Zwangserkrankungen, (Auto-)Immunerkrankungen, Allergie, Neurodermitis, chronischer Tinnitus, Zähneknirschen (Bruxismus), Alkoholabhängigkeit, ADHS ,Warzen und Einnässen.

Viele Erkrankungen wurden bisher noch nicht ausreichend wissenschaftlich untersucht, Erfolge im Einzelfall aber immer wieder erzielt. Oft stehen für die wünschenswerten, wissenschaftlichen Untersuchungen auch zu wenig Gelder zu Verfügung. Sie dürfen deshalb ruhig auf klinische Erfahrungen eines geeigneten Therapeuten vertrauen. Das gilt insbesondere für die Krankheitsbilder, die an dieser Stelle noch nicht aufgeführt sind. Im Einzelfall ist vieles möglich – dazu sollten Sie sich aber an einen gut ausgebildeten Therapeuten wenden. Ich bin mir zudem sicher, dass in den nächsten Jahren der wissenschaftliche – durch qualifizierte Studien belegte – Wirksamkeitsnachweis der Hypnose für viele weitere Erkrankungen noch erbracht wird.

? Wann darf Hypnose nicht angewendet werden?

Sollten Sie sich in psychiatrischer oder neurologischer Behandlung befinden, besprechen Sie bitte mit Ihrem Behandler, ob es Gründe gegen eine Hypnosebehandlung gibt. Dies kann z. B. eine akute Psychose sein, also eine Erkrankung, bei der die Betroffenen oft nur schwer zwischen Innen- und Außenwelt unterscheiden können und innere Bilder zu Angst und bedrohlichem Erleben werden können. Berichten Patienten über Selbstmordgedanken, müssen diese zuerst qualifiziert beurteilt werden – evtl. ist zunächst eine stationäre Behandlung notwendig.

Besteht eine akute Verwirrtheit (z. B. als Folge von schweren Entzündungen oder nach einer Operation), bei der die Betroffenen kaum den Worten des Gegenübers folgen oder sogar

Raum und Zeit um sich herum nicht mehr richtig wahrnehmen können, darf Hypnose nicht angewendet werden – diese würde das Krankheitsbild noch verstärken

Hypnose und Selbsthypnose sollte niemals bei aktiver Teilnahme am Straßenverkehr oder beim Arbeiten mit Maschinen angewendet werden. Hier muss sich Ihre Aufmerksamkeit ganz auf das Fahren oder Arbeiten richten können.

Auch Therapeuten haben ihre persönlichen und beruflichen Grenzen. Ist ein Behandler mit einem bestimmten Krankheitsbild gar nicht vertraut, sollten Sie ihn darauf ansprechen und entscheiden, ob Ihr Vertrauensverhältnis zum Hypnotiseur ausreichend ist und Hypnose die richtige Wahl.

Weitere Aspekte zum Thema finden Sie in ▶ Kap. 10.

❓ Kann Hypnose auch schaden?

Nach einer Hypnose können unspezifische Nebenwirkungen wie Kopfschmerzen, Benommenheit, eine veränderte Stimmung oder Übelkeit nach Beendigung der Trance auftreten. Gelegentlich braucht es nach der Hypnose noch etwas Zeit, bis der flüssige Sprachfluss sich wieder einstellt. Solche Nebenwirkungen bestehen meistens nur kurz und bilden sich vollständig zurück.

Hypnose arbeitet unter anderem mit Erfahrungen aus der Vergangenheit. Positive Erfahrungen sollen reaktiviert werden. Unter Umständen kommt es aber auch zur Erinnerung unangenehmer oder sogar bedrohlicher Ereignisse. Der Therapeut sollte darauf vorbereitet und in einem professionellen Umgang damit geschult sein, sodass er dies für die weitere Behandlung im Sinne des Patienten nutzen kann. Dies gilt auch für Symptome, die durch eine Hypnose erst aufgedeckt werden – z. B. Trauer als Ausdruck einer Depression, obwohl der Betroffene vor allem über körperliche Beschwerden klagte.

Es soll an dieser Stelle nicht verschwiegen werden, dass Menschen durch Hypnose in der Geschichte und auch jüngeren Vergangenheit schon versucht haben, andere zu einer Selbstschädigung (wie ungewollte finanzielle Ausgaben) zu bewegen, Sie zu einem Verbrechen anzustiften oder Sie sexuell zu missbrauchen.

In Hypnose sind Sie aber nicht Ihrem Therapeuten willenlos ausgeliefert. Sie behalten die Kontrolle. Eine Anstiftung zu einer Selbstschädigung, einer sexuellen Handlung oder einem Verbrechen gegen Ihren Willen und gegen Ihre Überzeugungen ist nicht möglich.

Die Gefahren der Bühnen- oder Showhypnose werden am Ende dieses Kapitels besprochen.

❓ Beeinflusst Hypnose mein Unterbewusstsein?

Das Unterbewusstsein ist kein spezifischer Ort im Gehirn, der sich durch eine einfache Bildgebung des Kopfes darstellen lässt. Und doch gibt es das Unbewusste, können bewusste und unbewusste Prozesse neurowissenschaftlich nachgewiesen werden. Im Unbewussten können positive oder negative frühere Erfahrungen abgespeichert sein. Oder das Unbewusste stellt eine Art inneren Wissens dar. Ziel einer Hypnosebehandlung ist unter anderem, verborgene Kräfte wieder zu mobilisieren. Und eine Möglichkeit dazu besteht, das Unbewusste mit in die Hypnosebehandlung einzubeziehen. Wie dies am besten gelingt, hängt auch von den Vorstellungen jedes Einzelnen zum Unbewussten ab. Die Suggestion „Und Ihr Unbewusstes wird einen Weg finden, diese Situation zu meistern" kann helfen. Andere empfinden eine solche Formulierung als wenig nicht hilfreich. Mit bestimmten Techniken kann versucht werden, das Unbewusste als ein körperlich sichtbares Zeichen (z. B. Heben eines bestimmten Fingers) wahrzunehmen. Das Heben oder Nichtheben des Fingers wird dann als Ja-/Nein-Antwort des Unbewussten auf bestimmte Fragen gedeutet.

Durch Hypnose kann also das Unbewusste angesprochen werden, muss aber nicht. Eine Beeinflussung dahingehend, dass der Hypnotisierte durch das Unbewusste entgegen seinem Willen manipuliert wird, ist nicht möglich.

❓ Bin ich unter Hypnose dem Behandler willenlos ausgeliefert?

Aufgrund dieser Sorge bestehen vermutlich bei vielen Bedenken im Hinblick auf eine Hypnosebehandlung. Auch in Hypnose behalten Menschen die Kontrolle über ihr Tun. Würde in Hypnose der Versuch unternommen, den Hypnotisierten negativ zu manipulieren, würde der Betroffene schnell in den Wachzustand geraten und die Hypnose wäre damit beendet. Ein Mensch, der z. B. Gewalt ablehnt, kann auch nicht durch Hypnose zu einer Gewalttat „willenlos" angestiftet werden. In der Geschichte gab es immer wieder Gerichtsprozesse, bei denen ein solcher Vorwurf behandelt wurde – z. B. 1936 beim Heidelberger Hypnoseprozess.

Durch Hypnose zum Werkzeug eines Verbrechers zu werden, ist immer wieder auch ein beliebtes Filmmotiv – entbehrt aber jeglicher Realität. Sie behalten in Hypnose die Kontrolle über Ihr inneres Erleben und Ihr Verhalten. Eine Hypnose gegen Ihren Willen oder sogar ohne Ihr Wissen ist nicht möglich.

❓ Besteht die Gefahr, aus der Hypnose nicht mehr zurückzukommen?

Nein! Ein gut ausgebildeter und qualifizierter Therapeut kennt ausreichend Techniken, um auch eine noch so tiefe Hypnose zu beenden. Bisher ist kein Fall bekannt, in dem der Hypnotisierte nicht aus der Trance in den Wachzustand zurückkam.

❓ Wann reicht Selbsthypnose aus?

Selbsthypnose kann als eine Methode definiert werden, ohne die Anwesenheit eines Therapeuten durch gezielte Hypnosetechniken in einen Trancezustand zu gelangen. Selbsthypnose kann z. B. durch Suggestionen, die man sich selbst innerlich vorsagt (Autosuggestionen) oder durch visuelle Vorstellung gelingen. Interessierte können sich auch Selbsthypnosetexte auf einen Tonträger aufnehmen. Oder Sie hören sich eine der zahlreichen Hypnose-CDs/-Apps zu einem bestimmten Thema an. Selbsthypnose kann erfolgreich zur Entspannung, allgemeinen Stressreduktion, Motivationsförderung oder bei Schlafstörungen eingesetzt werden. Wissenschaftliche Untersuchungen zur nachgewiesenen Wirkung der Selbsthypnose gibt es vor allem für die Anwendung bei medizinischen Maßnahmen und zur Schmerzreduktion. Liegt eine bereits längere bestehende Erkrankung oder eine Verhaltenssucht vor, sollte meiner Einschätzung nach eine spezifische Hypnose bei einem geeigneten Therapeuten erfolgen. Hypnose kann hier für eine gezielte Therapie genutzt werden. Eine individuelle, auf die Bedürfnisse des Einzelnen abgestimmte Hypnose ist so möglich. Auch Ihr Therapeut wird Ihnen in der Regel zusätzlich Selbsthypnosetechniken zeigen oder Tonaufnahmen der jeweiligen Hypnosesitzungen zum Üben mit geben.

❓ Was kostet eine Behandlung?

Eine Hypnosesitzung mit einer Dauer von 50 Minuten kostet zwischen 90 und 150 €. Natürlich sind Abweichungen nach oben und unten möglich. Bitte beachten Sie, dass Ihr Therapeut am Anfang viele Informationen von Ihnen braucht und er Ihnen genügend Zeit für Ihre Fragen zur

Verfügung stellt. Die eigentliche Hypnose mit einer Tranceerfahrung ist deshalb in der ersten Sitzung oft noch nicht möglich. Viele Therapeuten bieten aus diesem Grund Doppeltermine an.

❓ Übernehmen die gesetzlichen Krankenkassen die Kosten?

In Deutschland übernehmen die gesetzlichen Kassen in der Regel die Kosten für eine Hypnotherapie nicht. Viele Therapeuten integrieren aber Hypnose in andere Therapieverfahren, die von den Kassen anerkannt und bezahlt werden. Die Hypnose ist dann nur Teil einer Behandlung und wird ergänzend eingesetzt. In Deutschland übernehmen die gesetzlichen Krankenkassen die Therapiekosten für die Verhaltenstherapie, die tiefenpsychologisch fundierte Psychotherapie und die Psychoanalyse.

In Österreich wird Psychotherapie allgemein nur als private Leistung angeboten. Zuschüsse von den Krankenkassen sind jedoch möglich, auch für die Hypnotherapie (synonym: Hypnosetherapie). Diese ist in Österreich als eigenständige psychotherapeutische Methode anerkannt.

In der Schweiz wird Psychotherapie, die von Ärzten für Psychiatrie/Psychotherapie sowie von delegierten Psychotherapeuten durchgeführt wird, über die Grundversicherung bezahlt. Delegiert bedeutet, dass ein ärztlicher oder psychologischer Psychotherapeut bei einem Arzt angestellt ist und dieser die Durchführung der Psychotherapie an den jeweiligen Therapeuten überträgt. Die Grundversicherung übernimmt in der Regel Kosten für eine Hypnotherapie nicht. Je nach abgeschlossener Zusatzversicherung können die Kosten für Hypnotherapie von der Zusatzversicherung vergütet werden.

In jedem Fall ist es sinnvoll, vor Beginn einer Hypnotherapie die Kostenfrage mit der Krankenkasse oder privaten Versicherung zu klären.

❓ Wie finde ich einen qualifizierten Therapeuten?

Ein gutes Vertrauensverhältnis zu seinem Therapeuten/Hypnotiseur ist für eine erfolgreiche Hypnose einer der entscheidenden Faktoren. Dieser beinhaltet eine menschliche Seite, bezieht sich aber auch auf die fachliche Qualifikation des Behandlers. Sie als Patient müssen sich darauf verlassen können, dass Sie „in guten Händen" sind: Ihr Therapeut sollte ein ausreichend gute Ausbildung erhalten haben und sich regelmäßig in diesem Bereich fortbilden. Die im Anhang aufgeführten Fachgesellschaften vermitteln über ihre „Therapeutenliste" geeignete Hypnotherapeuten. Von diesen wird eine ausreichende Vorerfahrung (unter anderem ein abgeschlossenes Psychologie- oder Medizinstudium) gefordert. Seien Sie vorsichtig bei Hypnotiseuren, die in nur wenigen Stunden „Hypnose" gelernt haben. Sind Sie selbst aus welchen Gründen auch immer, nicht von Ihrem Therapeuten überzeugt, lassen Sie sich nicht hypnotisieren.

❓ Ist Showhypnose gefährlich?

Die Bühnenhypnose kann durchaus zu einem deutlichen und anhaltenden Leidensdruck bei den Betroffenen führen. Immer wieder wenden sich Teilnehmer einer Bühnenhypnose an Fachgesellschaften oder erfahrene Hypnotherapeuten mit der Bitte um Unterstützung und Behandlung. Meist belastet eine anhaltende Scham nach der Hypnose mit dem Gefühl, sich lächerlich gemacht zu haben und ausgelacht worden zu sein, die Betroffenen. Oder es kommt zum ungewollten Wiedererinnern traumatischer Erlebnisse und Ängste, mit denen die Menschen nach der Show aber alleine gelassen werden. Gelegentlich kommt es auch zu körperlichen Verletzungen, wenn z. B. „Steifheit" suggeriert wurde, diese zu schnell zurückgenommen wird und die

Betroffenen dann stürzen. Durch unsachgemäße Bühnenhypnose wurde bei einer Epileptikerin auch schon ein Krampfanfall ausgelöst.

Haben Sie Interesse, Hypnose zu erfahren, wenden Sie sich lieber an einen qualifizierten Hypnotherapeuten. Er wird Ihnen gerne helfen und Sie können eine gute, ungefährliche Tranceerfahrung machen.

11

Serviceteil

Anhang

- Gesellschaften für Hypnose

■■ **Deutsche Gesellschaft für Hypnose
und Hypnotherapie e. V.**
Daruper Straße 14
48653 Coesfeld
02541/880760
► www.hypnose-dgh.de

■■ **Milton Erickson Gesellschaft für
klinische Hypnose (MEG)**
Waisenhausstr. 55
80637 München
089/34029720
► www.meg-hypnose.de

■■ **Deutsche Gesellschaft für
Zahnärztliche Hypnose (DGZH) e. V.**
Königstr. 80
70173 Stuttgart
0711/2360618
► www.dgzh.de

■■ **Deutsche Gesellschaft für Ärztliche
Hypnose und Autogenes Training
e. V. (DGÄHAT)**
Postfach 1365
41436 Neuss
02131/4663370
► www.dgaehat.de

■■ **Milton Erickson Gesellschaft
für klinische Hypnose und
Kurzzeittherapie Austria (MEGA)**
Löwengasse 3/Top 1
A-1030 Wien
0043 (0)06605779009
► www.hypno-mega.at

■■ **Österreichische Gesellschaft
für ärztliche und zahnärztliche
Hypnose**
c/o Dr. Allan Krupka
Nußdorferstr. 4
A-1090 Wien
(1)317 63 20
► www.oegzh.at

■■ **Schweizerische Ärztegesellschaft
für Hypnose (SMSH)**
Dorfhaldenstr. 5
CH-6052 Hergiswil
041 281 17 45
► www.smsh.ch

■■ **Gesellschaft für klinische Hypnose
Schweiz**
Bernstr. 103/A
CH-3052 Zollikofen
031 911 47 10
► www.hypno.ch

■■ **Institut Romand d'Hypnose Suisse**
Rue de la Charmette 24
CH-1868 Collombey
024 4711762
► www.irhys.ch

Literatur

Literatur für Laien

Alman BM, Lambrou PT (2012) Selbsthypnose. Ein Handbuch zur Selbsttherapie. Carl Auer, Heidelberg

Bays C (2014) Achtsam durch den Tag. 53 federleichte Übungen zur Schulung der Achtsamkeit, 4. Aufl. Windpferd, Oberstdorf

Bongartz B, Bongartz W (1992) Hypnose. Wie sie wirkt und wem sie hilft. Rowohlt, Hamburg

Faulstich J (2010) Das Geheimnis der Heilung. Wie altes Wissen die Medizin verändert. Knaur, München

Künzler A, Mamie S, Schürer C (2012) Diagnose-Schock: Krebs. Springer, Berlin Heidelberg

Kurz S (2004) Verborgene Kräfte wecken – Stärkende Selbsthypnose bei Krebs. Jungfermann, Paderborn

Litzcke S, Schuh H, Pletke M (2013) Stress, Mobbing, Burn-out am Arbeitsplatz, 6. Aufl. Springer, Berlin Heidelberg

Müller-Rörich T, Hass K, Margue F, van Broek A, Wagner R (2007) Schattendasein – Das unverstandene Leiden Depression. Springer, Berlin Heidelberg

Richter J (2011) Schmerzen verlernen. Springer, Berlin Heidelberg

Riegel B, Gerl W (2012) Nachhaltige Raucherentwöhnung mit Hypnose. Klett-Cotta, Stuttgart

Schmierer A, Schütz G (2008) Entspannt zum Zahnarzt – So überwinden sie ihre Angst. Carl Auer, Heidelberg

Schmidt-Traub S (2008) Angst bewältigen, 4. Aufl. Springer, Berlin Heidelberg

von Wachter W (2012) Chronische Schmerzen. Springer, Berlin Heidelberg

Fachbücher

Bongartz W, Bongartz B (2000) Hypnosetherapie, 2. Aufl. Hogrefe, Göttingen

Grawe K (2004) Neuropsychotherapie. Hogrefe, Göttingen

Kossak HC, Zehner G (2011) Hypnose beim Kinder-Zahnarzt. Springer, Berlin Heidelberg

Möller HJ (Hrsg) (2009) Psychiatrie und Psychotherapie, 4. Aufl. Thieme,, Stuttgart

Olness K, Kohen D (2006) Lehrbuch der Kinderhypnose und -hypnotherapie. Carl Auer, Heidelberg

Revenstorf D, Peter B (Hrsg) (2015) Hypnose in Psychotherapie, Psychosomatik und Medizin, 3. Aufl. Springer, Berlin Heidelberg

Schmierer A, Schütz G (2007) Zahnärztliche Hypnose – erfolgreiche Hypnose und Kommunikation in der Zahnarztpraxis. Quintessenz, Berlin

Stichwortverzeichnis

Printing: Ten Brink, Meppel, The Netherlands
Binding: Ten Brink, Meppel, The Netherlands